すばらしい医学

あなたの体の
謎に迫る知的冒険

山本健人

医師、Twitter@外科医けいゆう

ダイヤモンド社

医者には三つの武器がある。

第一に言葉、第二に薬草、

第三にメスである。

ヒポクラテス

（医師）

はじめに

私は外科医として、毎日のように手術に携わり、生きた臓器に触れている。お腹をメスで切り開くと、そこには自然界が生み出した美しく複雑な構造物が横たわっている。

臓器の様子は、人によって全く違う。黄色い内臓脂肪が分厚く臓器を覆っている人もいれば、内臓脂肪が白っぽくて薄い人もいる。胃が大きく足側に伸びている人もいれば、上方にとどまる人もいる。大腸が蛇のようにお腹の中にとぐろを巻いている人もいれば、比較的短くストレートな人もいる。同じ名前のついた血管でも、その太さや分岐の形態は人によって違う。こうした個人差が、手術の難度に影響を与えることもある。

一見すると不思議に思えるが、考えてみれば当たり前のことだ。

人によって、背丈や顔のつくり、性格は全く違う。それと同様に、臓器の様子にも個人差があるのだ。顔だけで人を区別できるように、臓器の様子によっても人を区別できる。手術中の画像を見るだけで、「誰のお腹の中か」を思い出せることも、外科医であればよくあることだ。

だが、多くの人の体内を見ているうちに、全く逆の感情を抱くこともある。別人であるにもかかわらず、体内の様子は奇妙なほどによく似ている——。

お腹を切り開くと、右上に肝臓があり左上に脾臓《ひぞう》があり、中央には胃と膵臓《すいぞう》、小腸があり、その外周を大腸がぐるりと取り囲む。ごく一部の例外を除き、ほぼすべての人の体内が全く同じ構造である。

生きていくために必須の構造は共通している一方、生存に影響を与えない範囲では「遊び」がある。医師は、共通の構造を深く理解した上で、「遊び」という多様性に臨機応変に対応しなければならない。

これが医学の面白さであり、奥深さである。

医学はこれまで長い年月をかけて、臓器一つ一つの構造と機能を明らかにしてきた。それぞれの臓器が、なぜそのような形態であり、なぜそのような働きを持つのか。医学が解明してきた謎について知ると、自然界が生み出した人体という精緻な構造物に、誰もが畏敬の念を抱くはずだ。

一例をあげてみよう。

生存に必須で、人類が共通して持つ代表的な機能の一つに「消化・吸収」がある。人体は、私たちが何も考えずに他の動物や植物を口の中に放り込むだけでエネルギーを生み出してくれる。これは大変驚くべきことだ。

胃はpH1という強力な酸を分泌するとともに、タンパク質を分解する消化酵素を生成し、食べたものを効率的に消化する。十二指腸に流れ込んだ食物は、さまざまな消化液と混ざり、炭水化物、タンパク質、脂質のそれぞれが、対応する消化酵素によって分解されていく。

一日に分泌される消化液は、七リットルにも及ぶ。身体に無造作に投入された大量の有機物を、吸収可能な形に変えるためだ。自然界にあるさまざまな物質を消化・吸収する、というプロセスは、そう簡単なものではないのだ。

例えば脂肪を想像してみよう。ラーメンのスープに油が浮くように、脂肪は水に溶けない。つまり、「水と油」は混ざらない。よって、水を主体とする消化液が、脂肪と混ざり合うことは容易ではない。

脂肪を栄養として吸収するという難題には、同じ脂肪成分を含む「胆汁《たんじゅう》」が応えてくれる。「乳化」という作用により、食べた脂質を水に吸収できる形に変えるのだ。

ちょうど油汚れを石鹼で落とすのと同じプロセスが、体内で起こっているのである。

一見当たり前のように思えるが、私たちの体が毎日行う「消化・吸収」という営み一つをとっても、そのしくみは恐ろしくよくできたものなのだ。

幸いにして私は、医師として日々人体に触れ、その美しさを実感している。

一方で私は、日々の手術を行う中で、現代医療の凄まじい進歩をも、この手で体感している。


私は日頃、全身麻酔によって意識を失った患者を相手に、お腹を切り開いて病巣を切り取っている。お腹の中の作業が終われば、皮膚を縫い閉じ、その後は麻酔科医が患者を麻酔から覚ます。手術の種類にもよるが、多くの場合、数日～一週間ほどで、患者は元気に自宅に帰っていく。

これは、私にとって至極ありふれた日常的な光景だ。

だが改めて思う。こうした光景が当たり前になったのは、医学の歴史において「ほんの最近のこと」である。

任意のタイミングで患者の意識を失わせ、眠っている間に体を切り開き、臓器を切り取り、再び縫い閉じた後に患者を目覚めさせる。こうした治療が可能になったのは、全身麻酔が普及する十九世紀後半から二十世紀にかけてである。

それまでの手術といえば、痛みに悶《もだ》えながら、時に大声で泣き叫びながら受けるのが当たり前だった。手術中に暴れる患者を抑える人が複数必要で、時に全身を拘束できる手術台が使われることもあった。当時の人々から見れば、今私たちが享受しているのは「奇跡」としか言いようのない技術である。

全身麻酔だけではない。

たとえ辛うじて手術が成功しても、傷に細菌が混入し、手術後に感染症を起こして死亡するケースが昔は当たり前のようにあった。その大きな要因は、かつて「消毒」という概念が存在しなかったことだ。手術時の消毒が普及したのも、やはりごく最近のことである。

世界初の消毒薬を発明し、外科医として初めて男爵の称号を与えられたイギリスの外科医ジョゼフ・リスターは、一八七〇年、権威ある医学雑誌『ランセット』に衝撃的な論文を発表した。彼が消毒を導入する前、四五・七パーセントであった手術後の死亡率が、消毒の導入後に一五・〇パーセントに低下したというものだ。驚くべきは、消毒によって死亡率が三分の一以下に下がったことだけでなく、消毒の発明以前は半数近くの人が手術後に死亡していたという事実だろう。

そもそも人類は、感染症の原因を長らく知らなかった。もちろん経験上、「流行する病」自体の存在は誰もが知っていた。だが、それが目に見えない微小な生物によって起こるという事実を人類が知るのは、十九世紀後半である。

ドイツの医師ロベルト・コッホは、「細菌が病気の原因になる」という事実を世界で初めて発見し、一九〇五年にノーベル医学生理学賞を受賞した。ほんの百年余り前の話である。


ここで興味深い話を紹介しよう。

虫垂炎《ちゅうすいえん》という病気がある。誤って「盲腸」と呼ばれることも多いが、正確には虫垂炎、すなわち虫垂の炎症によって起こる病気だ。虫垂に膿《うみ》が溜まり、ひどい腹痛を伴う。手術によって虫垂を切除するのが標準的な治療だ。

現在、虫垂炎という病気は広く知られている。ところが医学の歴史を紐解くと、驚くべきことが分かる。虫垂炎が初めて医学史に記録されるのは、十八世紀になってからである。

なぜ人類は、これほどありふれた病気の存在を、長らく知ることができなかったのだろうか。その大きな理由の一つが、「生きた人のお腹を切り開いて中を覗《のぞ》き見る」という手段がなかったことだ。

一方、紀元前四〇〇年頃の時点で、乳がんはすでに医学史に記録されている。体表面の病気と体内の病気には、その存在を人類が知った時期に二千年もの開きがあるのだ。

私たちは今や、痛みを感じることなく手術を受け、短期間で元の生活に戻ることができる。かつての人たちが想像すらしなかった未来を、私たちは生きているのだ。

医学がこれまで何を達成し、どのような治療を生み出してきたのか。この途方もない医学の進歩を知れば、誰もが驚嘆するはずだ。

医学を学び、自らの体について知ることは、途方もなく楽しい営みだ。

私が医学生の頃から約二十年間、絶えず味わってきた知的好奇心を満たす喜びを、多くの人に伝えたい。

本書はそんな思いで執筆した。

本書では、まず第1章で、人体が「いかによくできた構造物であるか」「なぜこれほど優れた機能を持っているか」について、頭からつま先まで順に解説していく。

　第2章では、抗生物質やスタチン、ステロイド製剤など、医学史を変えた薬について紹介する。薬のしくみを知ることは、すなわち、人体の機能を知ることと同義である。多くの名薬が、まさに「九九パーセントの努力と一パーセントのひらめき」から生まれたことを知って驚かれると思う。

　第3章では、手術の歴史に革命を起こした外科医たちの功績を紹介する。世界で初めて消毒を発明したジョゼフ・リスターや、外科医として初めてノーベル賞を受賞したエミール・テオドール・コッヘルなど、現代の手術の基礎をつくった外科医たちの生き様を、現代の外科医の目線で解説する。

　第4章では、電気メスから内視鏡、手術支援ロボットまで、手術機器の進歩について紹介する。テクノロジーの進歩が外科学に引き起こした驚くべき変革に、心躍るような知的興奮を感じていただけるだろう。

　第5章では、放射線や一酸化炭素、致死的なウイルスなど、人体に危機を及ぼす脅威について解説する。意外にも私たちの体は脆《もろ》く、周囲の環境は危険に満ちあふれている。こうした事実を知ることで、必然的に医学が果たすべき役割について思いを巡らせるはずだ。

本書では、情報の信頼性を担保するため、一〇〇以上の出典を掲載した（三七二頁）。また、専門領域外の詳細な知識については、各専門医に監修を依頼し、正確性を損なわないよう留意した。

さらに、巻末付録として「超圧縮 医学の歴史」を掲載した（三五七頁）。医学の進歩を語る上で欠かせない重要な出来事や偉人について、ダイジェストで紹介している。これを読めば、医学史の全体像がさらに理解しやすくなるだろう。

本書で語る一つ一つのエピソードは、誰もがよく知る身近な話題から始まるが、奥に続く知識の海は深く広大だ。本書を読めば、「医学」という学問を、まるで高台から俯《ふ》瞰《かん》するような心地良さを味わえるだろう。

それでは、いよいよ出発だ。すばらしい医学の世界へ。

山本健人

目次

はじめに……003

第1章 あなたの体のひみつ

立ちくらみはなぜ起こるのか……024
立ちくらみの謎◆自律神経の働き◆あなたが失神する理由

左右の目は違う世界を見ている……028
目をつむる実験◆3D映像と現代の手術◆弱視という現象

「せん妄」という意識の障害……034
突然の暴言◆せん妄の症状と治療

鼻の中は意外な形……038

人体のもっとも「硬い」部分を知っていますか……044
「鼻咽頭ぬぐい液」とは？◆綿棒の挿入は難しい◆鼻血はどこから出るのか？◆鼻が「詰まっている」状態とは
ニンジンを木っ端微塵◆歯の危険性◆咬む力の「凶暴さ」

食べ物の通り道に迂回路はない……050
口から肛門まで◆人体の交通機能の破綻◆「ステント」というツール

吸う息と吐く息の違い……056
二酸化炭素はごくわずか◆呼吸は意外にも「浅い」◆非効率的な呼吸という作業◆酸素欠乏の恐ろしさ◆死ぬ寸前までやめることのない呼吸

喉の優れたしくみの功罪……066
「死因第六位」は意外な病名◆もっとも恐ろしい「フタの感染症」◆「喉の摘出」を行う手術

日本人がアルコールに弱い遺伝的理由……072
エタノールとメタノール◆アルコールの代謝システム◆フラッシング反応とがんのリスク

「心臓が止まる」とはどういうことか？ 078
医療ドラマの気になる場面◆心停止は複数の状態を含む概念

大動脈が裂ける病気 082
バレー選手の悲劇◆異常な高身長になる病気

肝臓に脂肪が溜まる怖い病気 086
あまり知られていない病気◆NAFLDが怖い理由◆脂肪肝を治す方法

消化液の驚くべき作用 092
消化液は便利なシステム◆胆管と膵管◆時には私たちを傷つける

便の硬さはどのように決まるのか 098
便の硬さと「ブリストルスケール」◆便の滞在時間と大腸の機能◆がんによる症状の出方と便の性状

なくても生きられる臓器、生きられない臓器 104
臓器の役割◆全摘すると補充が必要になる物質◆摘出するとワクチンが必要になる臓器

腎臓のすごい役割 …… 110
水を飲んでも、ラーメンを食べても……◆腎臓の重要な働き◆腎臓は、ろ過装置◆増えている慢性腎臓病

静脈の真相 …… 116
バンザイの姿勢と静脈◆血管は何色をしているか？

新しく生まれた現代の「外傷」 …… 120
「ニンテンディナイティス」とは？◆ゲーム史を変えた新型マシンが生んだ疾患◆さまざまなスポーツ外傷

第2章 画期的な薬、精巧な人体

毒から生まれた新薬 …… 126
ドクトカゲと新薬開発◆抗がん剤は化学兵器から生まれた◆抗がん剤の効果と副作用◆神と悪魔の薬

歴史を変えた抗生物質……134
「ペニシリン」の発見◆狡猾な細菌の逃避手段◆バンコマイシンという古の武器
日本で生まれた画期的な新薬……140
世界中で爆発的に売れた◆カビへの関心が生んだ新薬◆アメリカの社会問題◆コレステロールの働きと合成
ホルモンを世界で初めて抽出した日本人……146
「アドレナリン」の発見◆アドレナリンか、エピネフリンか◆日本史に名を残す化学者兼実業家
奇跡を起こした新薬……152
「物質E」とは？◆さまざまな「ステロイド」◆副腎皮質ホルモンの働き
モルヒネとアヘン……160
モルヒネとギリシャ神話◆植物と痛み止め◆痛み止めの暗い歴史
爆弾の開発から生まれた薬……166
「死の商人」の願い◆ニトロの不思議な作用◆ニトロはなぜ薬になるのか◆心臓の薬が持つ意外な「副作用」

かつては治療薬のなかった胃潰瘍……172
胃潰瘍と手術の痕◆潰瘍はなぜできるか？◆人類と酸の戦い◆創薬のパラダイムシフト
ヒスタミンと「偽アレルギー」……178
「舌がピリピリする」◆アレルギー症状の原因◆抗ヒスタミン薬の開発
胃腸炎で死んでいた時代……186
「平均寿命」の驚異的変化◆数時間で死に至る◆何を注射すべきか
牛の奇病から生まれた薬……192
奇病の原因を探れ！◆人間にも重要な薬に◆ワルファリンの抗凝固作用の謎◆スーパーラットの出現

第3章 驚くべき外科医たち

外科治療のはじまり……200
がんとカニ◆頭蓋骨に穴を開ける◆瀉血とモーツァルト◆病気と臓器を初めて結びつけた医師
感染症と手足の切断……210
「化膿」の正体◆悪い空気◆切断された数々の手足◆外科医と床屋
手術の早業と世界初の救急車……218
手術は痛みに悶えるものだった◆いかに素早く手足を切り落とすか◆世界初の救急車
ドリトル先生のモデルになった外科医……224
恐ろしい好奇心◆破天荒な死体解剖◆産科医の兄ウィリアム
男爵になった外科医……230
「発酵」と「腐敗」の違い◆後を絶たない傷の感染
「清潔」とナイチンゲール……234
かつて病院はあまりにも汚かった◆統計学者、そして教育者

世界で初めて胃がん手術に成功した外科の巨人……238
病巣を切り取るだけでは終われない◆お腹の中は無菌の空間

医療現場でもっとも有名な道具……242
コッヘル鉗子と手術◆ヨードと甲状腺ホルモン◆意外に知らない甲状腺の働き

人気の嗜好品だった薬物……248
コカインとコーラ◆奇跡の麻酔薬コカイン◆外科医の命がけの実験◆アメリカ屈指の外科医ハルステッド◆素手から手袋の着用へ

第4章 すごい手術

現代医療におけるメスの進歩……258
「メスください」◆お腹が切り開かれるまでに見えるもの◆電気メスの愛称は「ボビー」◆モノポーラーと医療ドラマ

器械で腸を切って縫う……266
「縫う」と「切る」を同時に行う◆自動縫合器の凄さ◆縫合器の歴史◆縫合不全という合併症
手術時のガーゼは超重要……274
ガーゼの置き忘れはなぜ起こるのか◆ガーゼを使う目的◆医療と滅菌ガーゼ◆無理難題への挑戦
重力で腸を移動させる……282
逆立ちしたときのお腹の中◆重力を利用して行う腹腔鏡手術◆スペース確保がしづらい患者としやすい患者◆腹腔鏡手術の歴史と進歩
ロボットが牽引する新しい外科学……292
アメリカ陸軍と遠隔手術◆手塚治虫が由来

第5章

人体を脅かすもの

悲惨なウイルス漏洩事件 …… 298
天然痘で死亡した最後の人類◆世界史を変えた感染症◆ワクチンを生んだ天然痘

目に見えない脅威 …… 304
一酸化炭素は怖い◆一酸化炭素中毒の症状

長らく知られなかった肺がんリスク …… 310
急増した肺がん◆たばこはどのように普及したのか◆日本でも爆発的に普及したたばこ

生命を完全に破壊する光線 …… 318
東海村の原子力事故◆放射線に無知であった人類◆マリ・キュリーの功績と不運な死◆放射線を用いたがん治療

発症すると必ず死ぬ病気 …… 328
狂犬病は多くの人命を奪う◆紀元前から知られた狂犬病◆狂犬病ワクチンを生み出した救世主

テロに用いられた神経毒 …… 334
地下鉄サリン事件◆ニューロンの構造と伝達のしくみ◆時間との戦い

おわりに……342
読書案内……346
巻末付録　超圧縮　医学の歴史……357
参考文献……372

第1章

あなたの体のひみつ

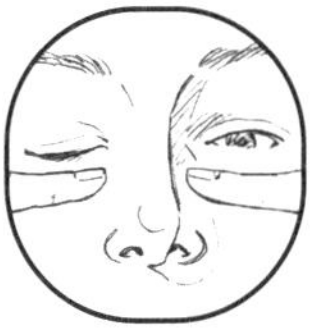

もし私が遠くを見渡せたのだとしたら、

それはひとえに

巨人の肩の上に乗っていたからだ。

アイザック・ニュートン

（科学者）

立ちくらみはなぜ起こるのか

立ちくらみの謎

蛇口をひねると水は下に落ちる。川の水は高いところから低いところへ流れていく。物体が重力に従って移動するこの現象を、私たちは自然に受け入れている。

ところが、私たちの体を流れる血液は、全く違った動きをしている。血液を送り出す心臓は、体の中ほどに存在する。二足歩行の私たちが、心臓より上にある臓器に血液を送るには、常に重力に逆らう必要があるのだ。

心臓より高いところにあり、生きていく上でもっとも重要な臓器が脳である。脳は酸素不足に弱い臓器だ。心停止によって脳への血流が途絶え、酸素供給が滞ると、数秒で意識を失う。三～五分以上心臓が止まると、脳に不可逆的なダメージが起き、生命に危険が及ぶ(1)。

これほどデリケートな臓器を、あろうことか体のもっとも高いところに配置し、四六時中、重力に逆らうシステムで守っているのが私たちだ。大変「危なっかしいしくみ」である。

むろん寝ているときなら心配はない。脳は心臓と同じ高さにあり、血流を維持しやすいからだ。問題は、勢いよく立ち上がったときである。その瞬間、めまいがしたり、平衡感覚が失われ、ふらついたりする現象を経験したことは誰しもあるだろう。いわゆる「立ちくらみ」、正確には「起立性低血圧」である。瞬間的に、重力に逆らって送り出すべき脳への血流が不足するのである。

そう考えれば、「立ちくらみはなぜ起こるのか」ではなく、「普段立ちくらみはなぜ起こらないのか」を考えてみるべきだろう。重力の存在を考えれば、もっと頻繁《ひんぱん》に起こっても不思議ではないからだ。

では、激しい姿勢の変化があっても血液の流れが保たれるのは、なぜなのだろうか？　ここで知っておきたいのが、自律神経の働きだ。

自律神経の働き

立ち上がると、血液は重力に従って足のほうに溜まろうとする。全身に張り巡らされた自律神経のシステムがこれを察知し、脳への血流が減らないよう即座に対処する。

ここでは、ホースを使って水を高く飛ばすにはどうすればいいかを考えるとよい。その方法は二つ。蛇口を大きくひねって流れる水の量を増やすか、ホースの先端を握って径を細くし、水の勢いを強くするか、である。

つまり、自律神経系は即座に心拍数を上昇させ、送り出す血液の量を増やすとともに、全身の血管を収縮させることで、血液を遠くへ送り出しやすくするのだ。こうした働きを担うのが、自律神経の中でも「交感神経」と呼ばれる神経系だ。この働きによって、姿勢が大きく変化しても血圧が保たれ、体の機能が維持されるのである。

一方、立ちくらみが起きやすいのは、こうしたしくみがうまく機能していないときである。何らかの病気や薬の副作用で自律神経の働きが弱まっていると、血圧のコントロールが鈍ることがある。また、出血によって血液が少なくなった状態（貧血）や、水分摂取が不足して体に水が足りない状態（脱水）でも、立ちくらみが起こりやすくなる。まさに、ホースの中を流れる水の量が少ない状態だ。遠くに飛ばそうと先端を絞っても、水量が足りなければどうしようもない。

心臓の機能が悪い場合も、血圧のコントロールが難しくなる。いわば「蛇口の開き方が十分でない状態」だからだ。

あなたが失神する理由

採血や点滴の際、注射針を刺された瞬間に、痛みや心理的なストレスでふらついて倒れてしまう人がいる。この反応を、血管迷走神経性失神（血管迷走神経反射）という。自律神経系のバランスが崩れて心拍数が落ち、血管が拡張して脳への血流が一時的に減ることが失神の原因だ。蛇口が十分に開かず、かつホースが十分に細くなれなくなった状態である。

迷走神経とは副交感神経の一種で、ちょうど交感神経と真逆の働きをする。自律神経系は、交感神経と副交感神経という二つの相反するシステムがバランス良く働くことで、体の機能を維持している。副交感神経が過剰に働く一方、交感神経の働きが抑えられることで起こるのが、血管迷走神経性失神なのである。

学校の朝礼中、長時間立ちっぱなしでいるうちに、ふらついて倒れた経験のある人がいるだろう。これも、血管迷走神経性失神の一つだ。長時間、同じ姿勢でいることで自律神経系のバランスが崩れることがあるのだ。

すぐに脳への血流が回復して意識は戻るため、ほとんどの場合、特別な治療は必要ない。ある意味で、二足歩行の人類が宿命的に背負う弱点ともいえるだろう。

左右の目は違う世界を見ている

目をつむる実験

ここで一つの実験をしてみよう。この本を閉じ、背表紙を顔の正面に持ってきて鼻筋に沿うように当て、左右の目を交互につむってみてほしい。右の目と左の目で見える世界が、あまりにも異なることに気づくだろう。私たちの右目と左目は、いつもこれほどに違う景色を見ているのだ。

不思議なことに、私たちは普段この「違い」に気づかず生活している。左右の目から入ってくる情報が脳で統合され、脳によって形作られた映像を、私たちは「目で見た」と感じているからだ。

私たちが世界を認識するとき、異なる角度から映した二つの像を必要とするのはなぜだろうか？　この理由もまた、実験によって実感できる。

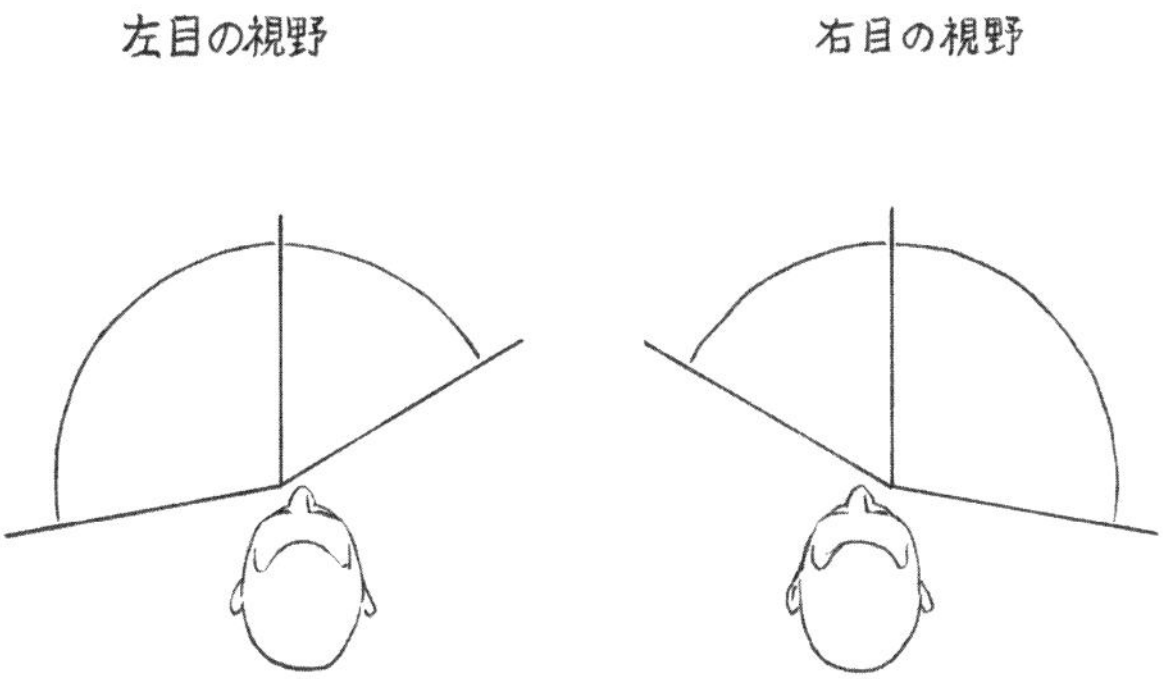

視野の違い

片目をつむり、両肘を軽く曲げて左右の人差し指を伸ばし、二本の指の先端を正確に接着させてみよう。前後の距離感がひどくつかみにくいことに気づくはずだ。つまり、両目の映像を利用することで初めて立体視が可能になり、奥行きを認識できるのだ。片目だけでは、脳に入力すべき情報が不足するのである。

私たちは目を使って世界を「見ている」つもりだが、目はあくまで、情報の受容器であり、入り口にすぎない。脳で世界を「見ている」のだ。

3D映像と現代の手術

近年、内視鏡を用いる手術が普及してい

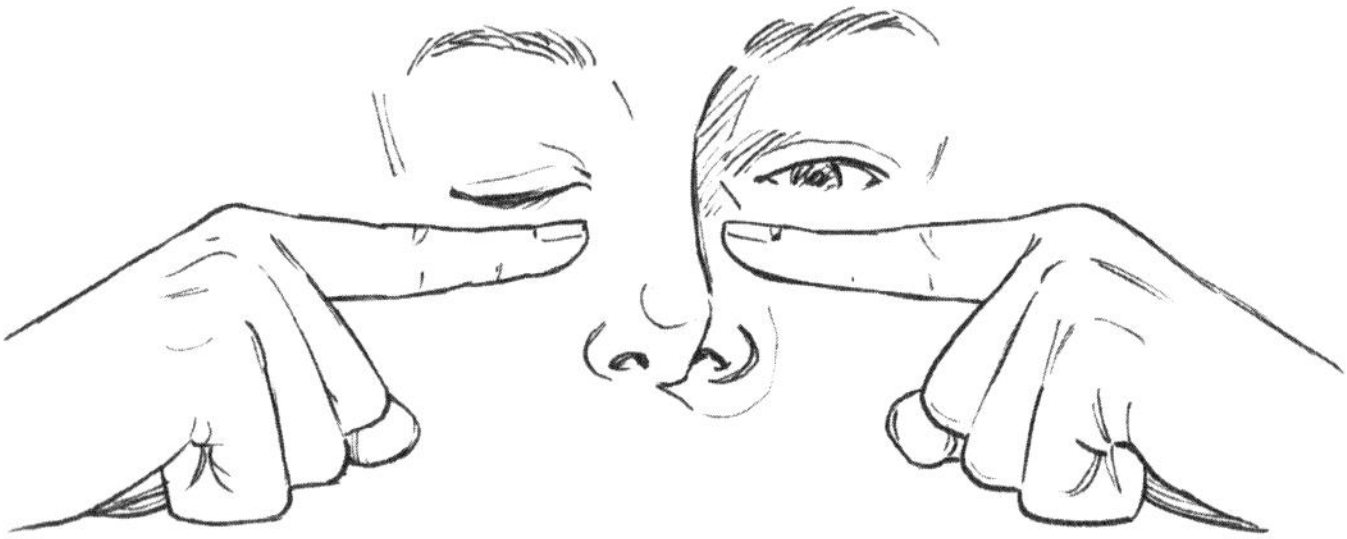

片目をつむる実験

る。例えば大腸がんの手術は、全国的には八〇パーセント以上が内視鏡を用いて行われる（2）。お腹の中の空間（腹腔）で用いる手術用の内視鏡を特に「腹腔鏡《ふくくうきょう》」と呼ぶ。

大腸の中でも特に直腸は、骨盤という狭い空間の奥底に存在する部分だ。従来のようにお腹を切り開いて行う開腹手術では、外科医が暗い空間を懸命に覗《のぞ》き込んで手術を行う必要があった。腹腔鏡は、こうした狭い空間にも入り込み、クリアな視野を外科医に提供する。外科医はその映像をモニターで見ながら手術を行える。これが腹腔鏡手術の大きな利点だ。

一方、腹腔鏡手術には「奥行きが認識しづらい」という欠点がある。外科医はモニターに映った2Dの映像を見ながら手術をするからだ。まさに、片目の映像を見ながら手術をするに等しい。

しかし近年、３Ｄ内視鏡が普及しつつある。裸眼で見ると二重に見えるモニターの映像は、専用のゴーグルを装着することでクリアな３Ｄ映像に変化する。最近の手術室では、大きなサングラスのようなメガネをかけた外科医たちがモニターを見ながら手術するという、一見すると異様な光景をしばしば目の当たりにできる。

現在全国的に普及しつつある手術支援ロボットを用いた手術でも、術者は３Ｄ映像を見ることが可能だ（第４章で詳述）。ロボット手術では、術者は「操縦席」に座り、患者から少し離れた位置でラジコンのごとくロボットアームを遠隔操作する。例えば、現在もっとも普及している手術支援ロボット「da Vinci」では、術者は双眼鏡を覗き込むようにして映像を見る。左右の目に映る映像は脳で統合され、術者は３Ｄ映像として認識できる。まさに、私たちの目が現実世界から情報を受け取るときの、そのやり方を踏襲しているのだ。

弱視という現象

三～四歳までの幼い子どもに「眼帯は厳禁」という事実をご存じだろうか。幼い時期に視界を遮ると、視力の成長が妨げられる恐れがあるからだ。

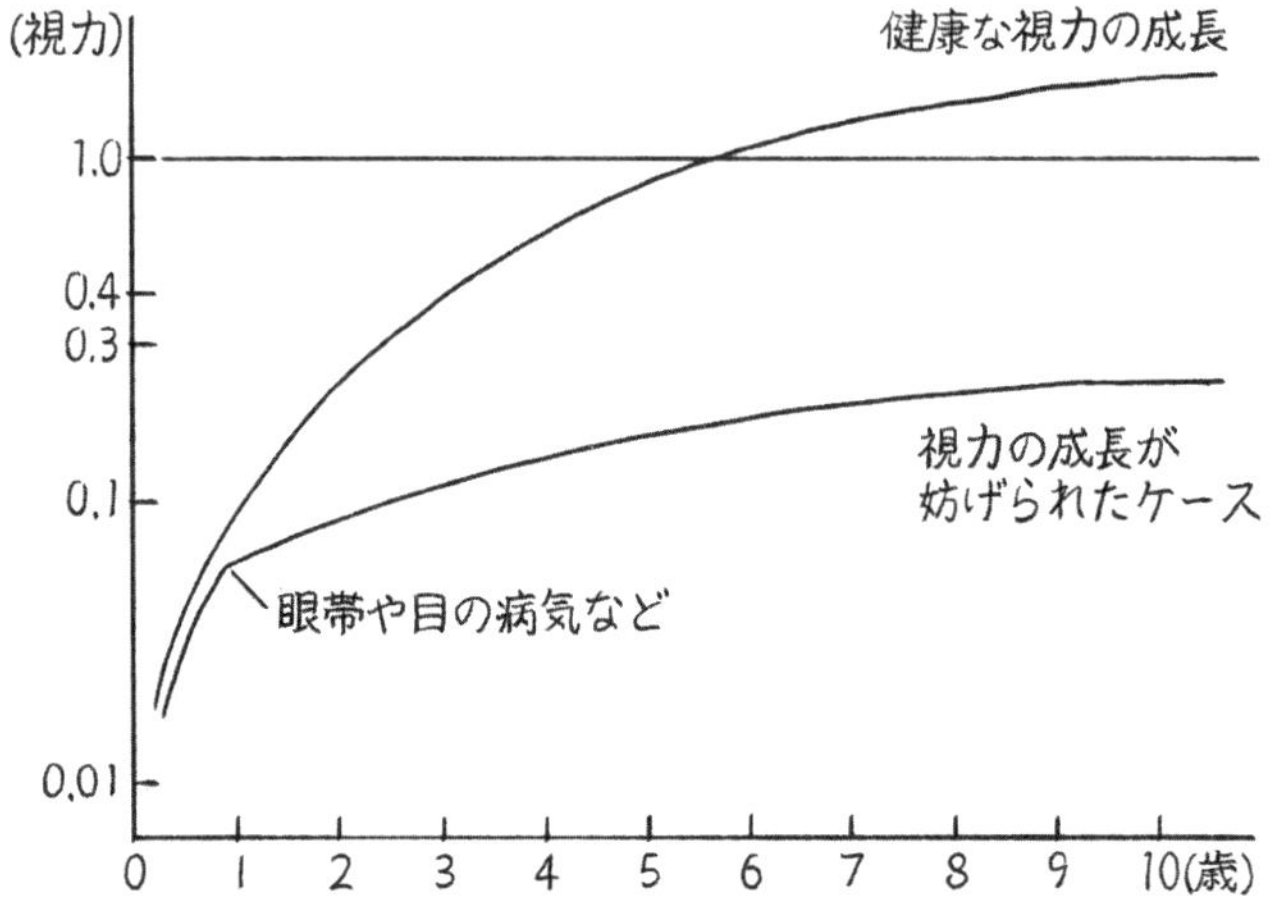

視力の成長

視力が成長しない、というのは、俗にいう「目が悪くなる」という意味ではない。つまり「メガネが必要になる」という意味ではない。「たとえメガネで矯正しても良い視力が得られない」という意味だ。眼球そのものは正常でも、眼で光をとらえて脳へと情報を伝え、脳で情報を処理する力が育たないからである。こうして視力が低下した状態を「弱視（医学的弱視）」という。

実は赤ちゃんでも、眼球の構造自体は大人と同程度に成熟している。一方、網膜に映った映像を脳で認識するしくみは、年齢とともに成長する。

生まれたばかりの赤ちゃんの視力は〇・〇一程度とされ、明るいか暗いかの程度しか認識できない。だが年齢とともに視力はゆっくりと上がり、六歳で大部分が大人と同じ視力に到達する（3・4）。視力は、ものを見ることによって成長する。目から脳に繰り返し情報が伝わり、これが刺激となって、目に映った世界を脳で認識する力が身についていくのだ。

視力の成長を妨げる要因が、眼球それ自体にあることもある。例えば、近視や遠視があると、クリアな像が網膜に映らないため、見えたものを脳で認識する力が育たない。このまま視力が完成してしまうと、将来的にメガネを使ってもクリアな視界は得られない。幼い頃にメガネを使って矯正し、はっきりした映像を脳に入力することで弱視を防ぐ必要があるのだ。

斜視も、程度によっては弱視の原因になる。斜視とは、ものを見つめるときに左右の目が同じ方向を向かず、片方の目だけが異なる方向に向く状態のことだ。このとき脳は自然と、斜視があるほうの目からの情報を利用せず、健康な目からの入力で世界を認識する。ものが二重に見えるのを防ぐためだ（4）。結果的に、斜視があるほうの目が弱視になってしまうのである（5）。

最初は歩くことも話すこともできなかった赤ちゃんが、歩行と言語を徐々に獲得するのと同じように、視力もまた成長とともに徐々に身につける能力である。その成長過程においてもっとも重要な局面は乳幼児期にあり、この機を失えば取り返しがつかなくなるのだ。

「せん妄」という意識の障害

突然の暴言

今から書くのは、私が創作した架空のストーリーである。だが、医療現場で非常によく遭遇する、ごくありふれたワンシーンである。

『礼儀正しく穏やかな性格の六十代男性。全身麻酔手術を受け、病室に戻ったその夜、突然に豹変《ひょうへん》し、医療スタッフに暴言を吐き、暴れて抑制がきかず、暴力を振るおうとする。付き添っていた家族は「一体何事か」とびっくり仰天する。ところが翌朝には嘘のように元に戻り、本人は前夜の記憶が全くない――。』

これは、「せん妄」と呼ばれる病態を描いたものだ。せん妄とは、病気や外傷、手術、薬などが原因になって起こ

	せん妄	認知症
意識	意識の障害がある	意識の障害がない
発症の様式	急に発症する	ゆっくり発症する
症状の特徴	1日のうちで 症状が変動する 数日から数週続く	症状の 日内変動は少ない 年単位で 慢性的に進行する

せん妄と認知症の違い

る意識の障害である。入院することによる環境の変化や、睡眠リズムの乱れなど、さまざまな心身へのストレスが重なると、せん妄は起きやすくなる。特に認知症を持つ方や高齢者に起こりやすいが、せん妄は認知症とは全く異なる病態である。

認知症は意識が清明で、症状は年単位で慢性的に進行する。一方、せん妄は一時的に起こる意識の障害であり、症状が短時間で変動するという特徴がある。

せん妄は入院患者の一〇〜三〇パーセントに起こるとされ、医療現場で極めてありふれた現象だ(6)。よって医療従事者は、前述のストーリーを読んでも特段の驚きを感じない。特に病棟で勤務する医療スタッフにとっては、毎日のように遭遇する光景だ。

一方、一般にはせん妄の実態が全く知られていない。豹変した患者を見た家族が決まって驚愕《きょうがく》してしまうのも、それが理由である。

せん妄の症状と治療

せん妄に陥った患者は、あたかもはっきり目が覚めているかのように見えるが、実際には睡眠と覚醒のはざまで意識が朦朧《もうろう》とした状態にある。辻褄《つじつま》の合わない発言をし、幻覚が現れることも多い。「たくさんの虫が壁を這っている」「病室に観音様がやってきた」と幻視を訴えたり、「大音量でラジオ体操の曲が流れている」と幻聴を訴えたりする。これらはすべて幻なのだが、本人にとっては、まさに現実そのものに感じられてしまう。

また、注意が散漫になり、集中するのが難しくなる。周りの状況が正確に把握できず、興奮状態になることも多い。こうしたケースでは、病気の治療を行う上でせん妄が大きな妨げになることがある。例えば、点滴などの大切な管を自分の身体から引き抜いたり、ベッドから転落したりするなど、患者にとって危険な事故が起こりやすくなるからだ。

さらに、「見当識障害《けんとうしきしょうがい》」という症状も特徴的だ。「見当識障害」とは、日付や時刻、自分がいる場所、身近な人の名前などがわからなくなることである。

医療ドラマで、救急車で搬送されてきた患者に医師たちが、「ここはどこかわかりますか？」「今日は何月何日ですか？」と聞く姿をよく見るが、これは「見当識障害の有無」を確認するシーンである。せん妄に限らず、軽い意識障害で見られる代表的な症状の一つが「見当識障害」だからだ。

せん妄の治療には、さまざまなアプローチがある。最も重要なのは、せん妄の原因と思われる病気や外傷を早期に発見し治療することだ。また、せん妄の原因となりうる薬剤を中止することで、せん妄から回復するケースもある。その上で、入院中であれば時計やカレンダー、家族の写真をベッドサイドに置くなどして現実を把握しやすくし、心理的なストレスを減らすのも大切だ。睡眠リズムを整える目的で、せん妄に有効な種類の薬を投与する場合もある。病院によっては、医師や看護師からなる専門の多職種チームが設置されているところもある。さまざまな専門性を持つ医療スタッフが協力しあい、適切に対処する必要があるためだ。治療が困難な場合は、精神科が介入して治療に参画する。

せん妄のように患者の意識状態を大きく変化させる病態は、とりわけ見た目がショッキングである。大切な家族が辻褄の合わないことをいい、攻撃的になると、計り知れない不安を抱くのは当然だ。こうしたとき、何より助けになるのは、十分な「知識」に他ならないのだ。

鼻の中は意外な形

「鼻咽頭ぬぐい液」とは？

新型コロナウイルス感染症が世界的に流行した結果、これまで一部の専門家にしかなじみのなかった医学知識が、広く一般に知れ渡るようになった。例えば、「ポリメラーゼ連鎖反応（polymerase chain reaction：PCR）」という自然科学の専門用語が、まさか街中の看板やコンビニエンスストア、ドラッグストアのパッケージに踊る日が来るとは想像すらしなかった。

他にも重要な例としてあげられるのが、検査に用いるサンプルの一つ「鼻咽頭《びいんとう》ぬぐい液」だ。鼻から綿棒を挿入し、喉の奥をぬぐって得られる液体のことである。

一般的に病気の診断を行うためには、患者の体からさまざまなサンプルを得る必要がある。血管に針を刺し、血液を抜いて行う血液検査や、尿を採取して行う尿検査、腰に針を指して行う髄液《ずいえき》検査など、例をあげれば枚挙にいとまがない。医療現場では毎日のように、数々のサンプルが患者の体から採取され、検査されている。

中でも「鼻咽頭ぬぐい液」は、喉の奥の粘膜に巣食う病原体を検出するために採取されるサンプルだ。このエリアを、医学的には「上気道」と呼ぶ。多くの種類の微生物が感染症を起こす領域だ。

私たちは一日に約二万五〇〇〇回も呼吸をする。何度も外気から繰り返し微生物を迎え入れる、その玄関口が「上気道」なのだから、感染症を起こしやすいのは当然のことだ。

新型コロナウイルス感染症を疑われ、鼻咽頭ぬぐい液を採取された経験のある人は非常に多いだろう。

しかし、コロナ禍以前の日本で鼻咽頭ぬぐい液といえば、第一に想像するのはインフルエンザの検査だった。毎年インフルエンザのシーズンになれば、医師はおびただしい数の鼻腔《びくう》に綿棒を挿入し、鼻咽頭ぬぐい液を採取し続けてきたからだ。

綿棒の挿入は難しい

実は、鼻の穴に綿棒を挿入し、喉まで到達するのは意外に難しい。少なくとも、何の事前知識もなく初めてやってみると、ほぼうまくいかない。鼻の中の空間は、私たちが直感的に想像するような形態をしていないからだ。

そこで、医師になると必ず綿棒の挿入方法を事前にレクチャーされる。といっても、注意点はただ一つ。「鼻の穴は下を向いているが、綿棒を入れる方向は顔に垂直に」ということだ。人間の鼻の穴は豚のように正面を向いていないため、何も知らないと「下から上に」綿棒を挿入しがちだからである。実際、「鼻をほじる」といえば、指は下から上に入れるものだ。だが、喉の奥に到達するには、地面に水平に、まっすぐ綿棒を挿入する必要があるのだ。

想像してみてほしい。自分の鼻の穴と、喉の奥との位置関係はどうなっているだろうか？少なくとも、喉は決して鼻の穴より「上」にはないはずだ。このことを知っていれば、綿棒を挿入する方向は自ずと明らかなのだ。

鼻血はどこから出るのか？

鼻血が出たとき、まず行うべきは「圧迫」である。出血は、血管を圧迫することで止まるからだ。だが、鼻のどの部分を圧迫するのが効果的かを知らない人は多い。何となく鼻の奥のほうから出ていると錯覚し、鼻の穴の上流、すなわち鼻の上の硬い部分（鼻骨）を圧迫して失敗するケースは少なくないのだ。

実は、鼻血の九〇パーセントは「鼻の穴から入ってすぐのところ」から出る(7)。この部位を「キーゼルバッハ部位」と呼ぶ。毛細血管が豊富で、出血しやすいエリアだ。

したがって、鼻血が出たときに圧迫すべきなのは鼻の入り口、すなわち丸く膨らんだ柔らかい「鼻翼」と呼ばれる部分である。ここを親指と人差し指でしっかり押さえ、五〜十分は離さない。これで止まらなければ、圧迫を繰り返す。ほとんどのケースは、これで止血できる。逆に、鼻血が止まらないケースの多くは、圧迫する時間が短すぎるか、圧迫する部位を間違えているか、である。ただし、二十〜三十分、正しい場所を圧迫しても止まらない場合は、医療機関を受診するのが良いだろう(8)。

「鼻の中の空間がどのような構造か」を正確に理解するのは意外と難しい。人体の中でも「自分の顔」だけは直接見ることができず、まして自分の鼻の穴を覗き込むことは決してできないからだ。

手足のどこかから出血したときに、血の出どころを見つけるのは難しくない。だが鼻の中の出血となると、「どこから出ているのか」を知ることすら一苦労なのである。

ちなみに、鼻血が出たときに上を向いて止まるのを待つ人がいるが、血液を飲み込むリスクがあるため推奨できない。血液を飲み込むと、吐き気や頭痛の原因になるからだ。また、ティッシュペーパーを丸めて詰め込む人もいるが、圧迫が不十分なため、止血には効果的ではない。

やはり、出血したときにもっとも重要なのは圧迫止血だ。これは鼻血に限らず、あらゆる出血について当てはまる原則である。私たち外科医が手術中、不意の出血に遭遇したときも、まず行うのは「圧迫」である。

もしあなたが、けがをして激しい出血に見舞われたとき、試みるべき応急処置は、やはり出血点の圧迫である。

鼻が「詰まっている」状態とは

幼い頃から不思議に思っていたことがある。風邪や花粉症などで鼻が詰まった時、鼻をかむと鼻水が多量に出てスッキリするケースと、何度かみ続けても通りが良くならないケースがあるのだ。

鼻を何度もかみ続けたら、最終的には溜まっていた鼻水がすべて排出されるはずではないか？　にもかかわらず、繰り返し鼻をかんでも、どこかで限界に達し、「何も出ないのに鼻は詰まったまま」になることがある。誰しもそんな経験をしたことがあるのではないだろうか。私自身も、幼い頃にアレルギー性鼻炎をわずらい、この謎に悩まされていた。

医学を学ぶと、この謎は容易に解けた。何度鼻をかんでも鼻の通りが良くならない時、実は「鼻水が鼻の中を占拠している」わけではないのだ。鼻の粘膜が腫れて分厚くなり、「通り道が狭くなっている」のである。

私たちは、顔や手足のやけどや虫さされで炎症が起き、その部分が「腫れる」という現象に何ら疑問を抱かない。幼い頃から、こうした体の変化を何度も見てきたからだ。鼻の感染症やアレルギーでも、鼻の粘膜に同じような現象が起きていると考えれば、特に不思議ではないはずだ。

体の見えない部分に起こる変化を想像するのは、かくも難しいものだ。だが医学的な知識があれば、理屈で理解することは容易なのである。

人体のもっとも「硬い」部分を知っていますか

ニンジンを木っ端微塵

あなたは、ニンジンを手で握りつぶすことができるだろうか。できる、という人はいるかもしれないが、極めて少数だろう。手どころか、道具を使ってもなおニンジンをつぶすのは容易ではない。

今あなたの身の回りにあるものを眺めてみよう。スマホ、ペン、コップ、パソコン。おそらく、それなりに「硬いもの」が複数あなたの視野に入ったであろうが、そのどれを使ってもニンジンをつぶすのは難しいはずだ。

だが実は、あなたの体にはニンジンをいとも簡単に、それも木っ端微塵《みじん》にできる機能が備わっている。歯である。

ニンジンをひとかじりし、口の中に放り込み、何度か咀《そ》嚼《しゃく》するだけでニンジンはあっという間に粉々になる。一本まるごと粉々にせよ、といわれても、そう難しいことでは

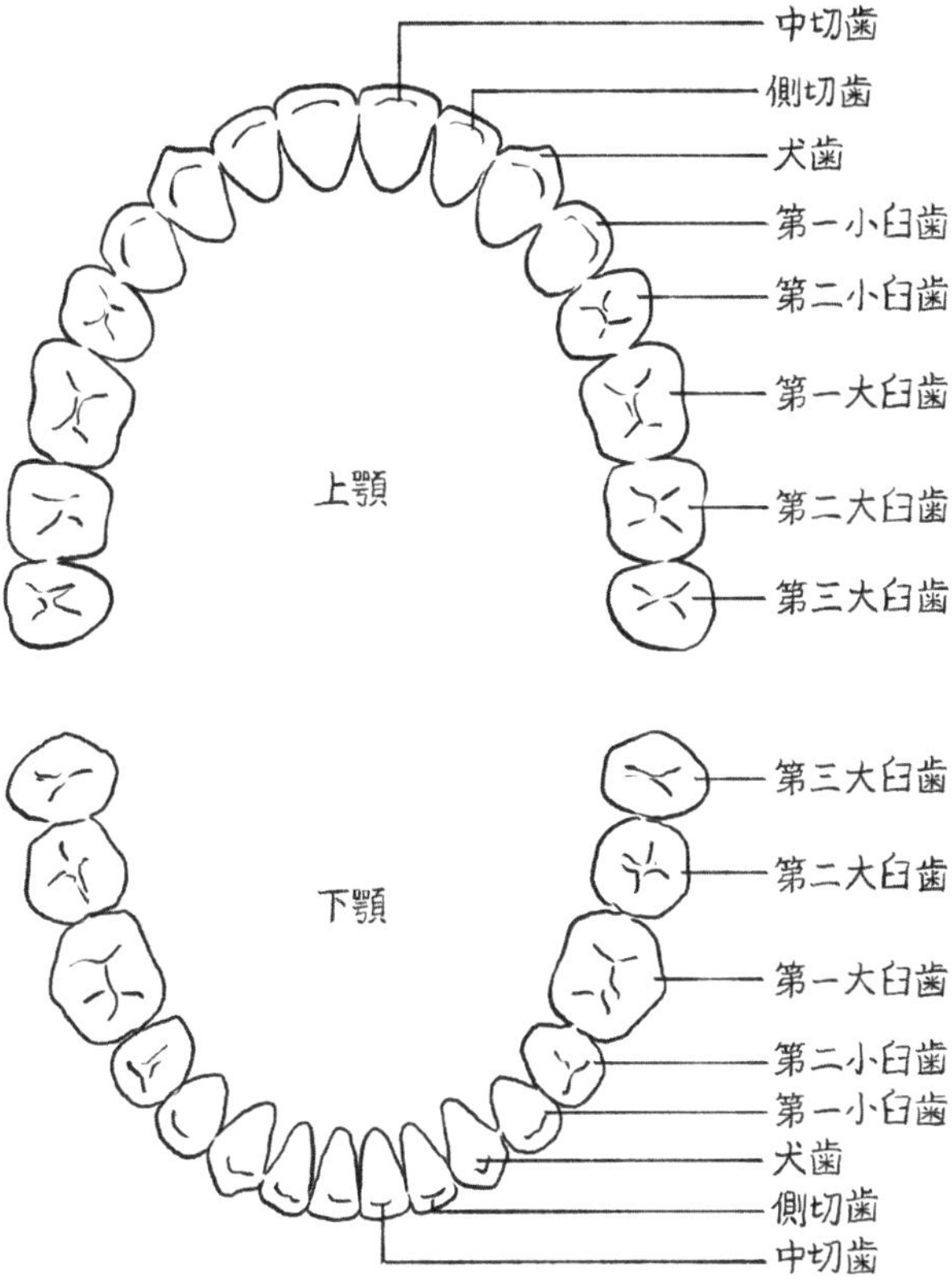

永久歯の一覧
（※図の左側の歯も同様の名称）

ダイヤモンド	10	硬い
エナメル質	5 ~ 8	↑
象牙質	5 ~ 6	
セメント質	4 ~ 5	
ガラス	5	
鉄	4	
骨	4 ~ 5	
爪	2.5	↓
チョーク	1	柔らかい

モース硬度

ない。味が許容できるかどうかはさておき、健康な歯さえ備わっていれば、ものの数十秒で誰もがニンジンを粉々にできる。凄まじい機能である。

歯の表面のエナメル質は、人体でもっとも硬い部分である。硬さを表す指標に「モース硬度」があるが、この指標によるとエナメル質は五~八であり、鉄（四）より硬い（9・10）。エナメル質の下にあるセメント質や象牙質の硬度も、ガラスと同程度に硬い。とにかく歯は、とてつもなく硬いのだ。

そう考えれば、私たちが「食べ物を噛み砕いて消化しやすい形態に変える」という大切な作業を行う上で、歯がいかに便利なツールかを実感できるだろう。

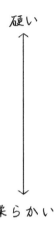

歯の危険性

歯の「硬さ」は、ある意味で「凶暴さ」の裏返しである。歯を使えば、体の他のどの部位を使うよりも容易に、誰かを傷つけられるからだ。

医療現場では動物に咬《か》まれた傷を診療する機会が多く、この外傷を「動物咬傷《こうしょう》」と呼ぶ。特に遭遇する頻度《ひんど》の高い三種の動物が、イヌ、ネコ、ヒトである。ペットとして身近なイヌやネコに咬まれるケースが多いのは当然として、「ヒト」に咬まれるケースも少なくない。

実は医師や看護師は、「ヒト咬傷」の被害に遭うことが多い職種だ。せん妄状態の患者や、認知症の患者に医療スタッフが咬まれた、といった事例は非常によくあるからだ。

また、誰かの顔を殴った際に、相手の歯に握りこぶしが当たると、手の甲に傷ができることがある。これもヒト咬傷の一種だ。

咬傷を受けた本人（暴力を振るった側の人）はその経緯を隠し、「転んで怪我をした」といった虚偽の理由を話すことが多いが、私たち医師はこれが「咬傷なのか、その他の外傷なのか」を正確に見抜かなければならない。なぜなら、傷の感染リスクが全く異なるからだ。

口の中は、人体で「もっとも汚いエリア」の一つである。口腔内にはおびただしい数の細菌が存在するからだ。しかも咬傷では、歯によってえぐられた皮膚の奥深くに細菌が押し込まれ、深部に感染が起こりやすい。感染症が全身に広がり、重篤な問題を引き起こすリスクは高いのだ。この点もまた、歯が「凶暴」である理由の一つである。

殴ったときにできるヒト咬傷を俗に「ファイトバイト（Fight bite injury）」と呼ぶ（バイト〔bite〕は「噛む」の意）。受傷した経緯を話したくない患者が多いため、しばしば状態が悪化してからの受診になり、治療開始が遅れやすい。医師にとって、決して見逃せない危険な外傷だ。

余談だが、イヌやネコ咬傷で生じる感染症でもっとも恐ろしいのが、カプノサイトファーガ感染症である。イヌやネコの口腔内に常在するカプノサイトファーガ属の細菌がヒトに感染すると、ときに全身に感染が広がり、敗血症を引き起こす。まれな病気だが、敗血症例での致死率は二五パーセントと高く、早急に抗菌薬（抗生物質）での治療を行わなければ救命できない(11)。

動物咬傷の傷そのものは、たいてい小さな穴にすぎず、専門家でないと危険性を認識しづらい。だが、そこから侵入する微生物は、ときに全身性の病気を引き起こし、人命を奪う。

歯の「凶暴さ」を見くびってはいけないのだ。

咬む力の「凶暴さ」

歯が凶暴である要因は、歯の「硬さ」だけであるのではない。動物は、凄まじく大きな咬《こう》合力《ごうりょく》、つまり「咬む力」を持っているからだ。一般に咬合力は、一平方インチにかかる重さ（ポンド）で表現する。単位はＰＳＩ（pounds per square inch）である。

人間の咬合力は、平均で一六一ＰＳＩ、すなわち一平方インチあたり約七三キログラムである(12)。鉄より硬いものが大人の体重以上の重さで圧迫すると思うと、想像を絶する破壊力である。

だが自然界においては、人間の咬合力など微々たるものだ。地球上でもっとも強い咬合力を持つのは、アフリカ大陸に生息するナイルワニである。その咬合力は五〇〇〇ＰＳＩ、すなわち、一平方インチあたり約二・三トンである。

ちなみに、カバは一八〇〇ＰＳＩ、ゴリラは一三〇〇ＰＳＩと、同じ哺乳類でも人間の一〇倍近く咬合力が強い。

動物は、他の生物を食べることによってしか生きられない。歯の硬さと咬合力は、生き延びるために必要不可欠な能力なのである。

食べ物の通り道に迂回路はない

口から肛門まで

食べ物の通り道は、口から肛門まで一本道である。そこに一切の迂回路《うかい》はない。一度入れば途中で外には出られない。当たり前のように思えるが、実は人体にとってこれは大きな弱点でもある。

想像してみよう。東京から大阪まで、たった一本の高速道路しか使えないとしたら——。途中に出口はなく、バイパスはなく、一般道もない。交通手段は一本の高速道路だけだ。

東京から大阪に行きたい人にとって、何もトラブルがなければ全く困らない。だが、ひとたび事故が起こればどうなるか。例えば、途中で車両が横転し、使える車線が減少したら。あるいは複数台の車が絡む玉突き事故が起き、道路が完全に封鎖されてしまったら——。

その手前では、とんでもない大渋滞が起きてしまうだろう。迂回路もなければ出口もない。ただひたすら、道路が再開通するのを待つ以外にできることはない。

もちろん現実には、東京から大阪までに起こったたった一つの事故で、交通機能が破綻するようなことはありえない。途中で一般道へ降りるなり、迂回路を使って事故現場を回避するなり、新幹線や飛行機のように他の経路を使うなり、解決策はいくらでもある。

だが残念なことに、人体は「たった一つの事故で交通機能が破綻する」ようなつくりになっている。繰り返すが、口から肛門まで、たった一本しか道がないからだ。

人体の交通機能の破綻

人体における交通機能の破綻とは、どういうことか。

例えば、胃にがんができ、胃の出口を塞《ふさ》いでしまう現象がある。胃の出口は「幽門《ゆうもん》」と呼ばれ、胃の中程に比べ、いくぶん狭くなっている。食べたものが胃に逆流しないよう、一つの関所として働く部位だからだ。

よりによって胃がんは出口に近い位置にできやすく、幽門付近までがんが広がることがしばしばある。すると、食べた物が通らなくなり、その手前で大渋滞が起こる。たとえ何も食

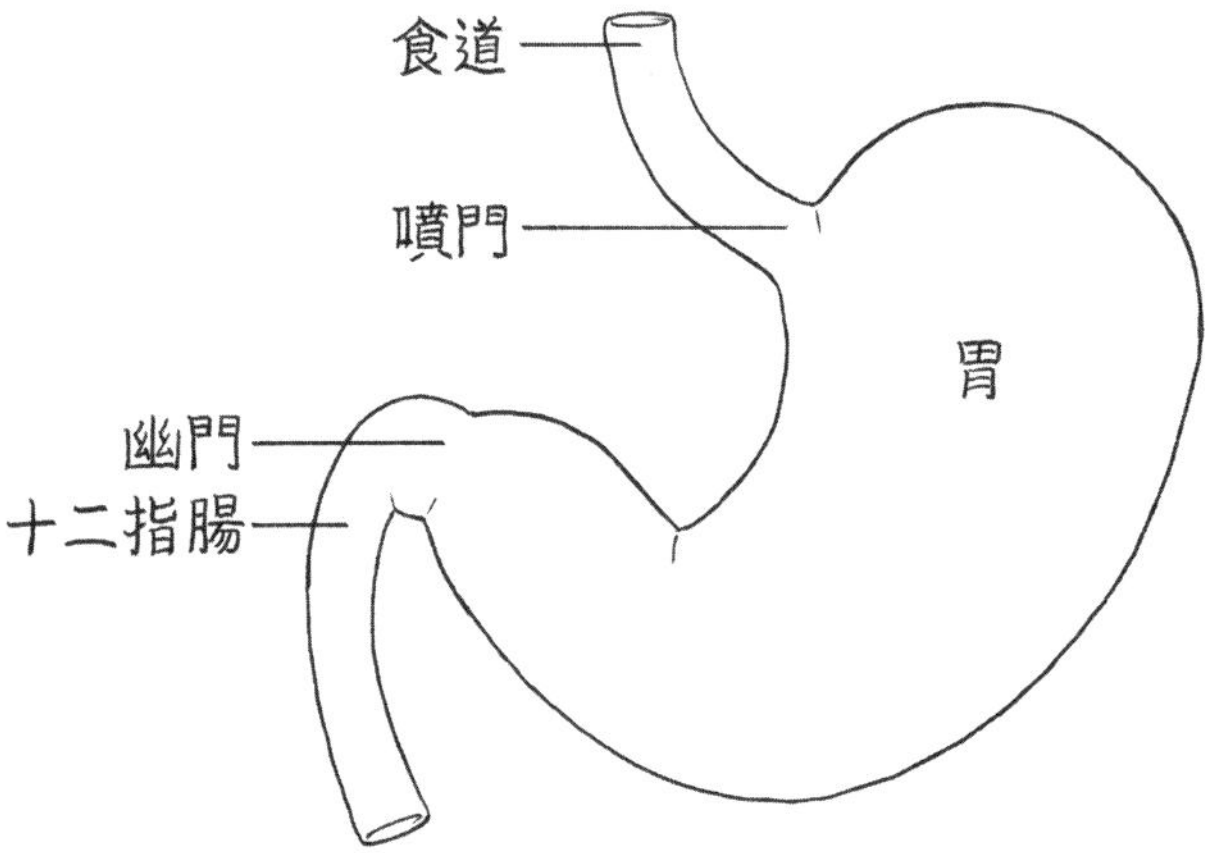

胃の全体像

べなくとも、唾液や胃液は分泌され続ける。胃や食道が大きく拡張し、激しい嘔吐が起こる。この状態を「幽門狭窄《きょうさく》」という。まさに、迂回路の全くない一本道に交通事故が起きた状態だ。

もちろん胃の封鎖が自然に解消されることはない。胃がんによって幽門狭窄が起こったときは、手術によってがんを切除するか、狭窄した（狭くなった）部位より手前の胃と下流の小腸をつなげる「バイパス手術」が行われる。これを交通事故にたとえれば、前者は「レッカー車を投入して事故車を除去すること」に相当し、後者は「突貫工事で他に迂回路（バイパス）をつくって交通を復旧させること」に相当する。

一方、大腸にがんができ、これが便の通

り道を塞いでしまうこともある。上流で大渋滞が起き、大腸と、その手前の小腸は大きく拡張し、お腹はパンパンに膨れ上がる。排便がなくなり、激しい腹痛と嘔吐が起きる。この状態を「腸閉塞《へいそく》」という。やはり、たった一本しかない道に交通事故が起きれば一大事なのだ。

大腸がんによる腸閉塞に対しては、さまざまな治療法がある。一つ目は、手術でがんを切除する、すなわち事故車両を強制的に除去する方法だ。二つ目は、事故現場の手前で新たに出口をつくる、つまり人工肛門をつくる方法だ。上流の大腸を、お腹の壁を貫いて外に出し、新たな便の出口をつくるのである。いずれも外科手術が必要となる方法だ。

そして三つ目は、狭くなった通り道に、内視鏡（大腸カメラ）を使って細い網目状の形状記憶合金の筒を挿入し、内側から無理やり押し広げる方法だ。この網を「ステント」と呼ぶ。金属の網目ががんに食い込むようにして、通り道を広げるのである。交通事故にたとえるなら、事故車両を無理やり左右に押しのけ、プレス機で押しつぶすようなものだ。路肩にひしゃげた車両は残るが、ひとまず全車線が開通する。患者は再び食事ができるようになり、栄養状態を改善させることができる。

ただし、車両と違ってがんは押しつぶされた後も成長を続けるため、やがて再び道を塞ぐことになる。したがって、体の状態が安定した時点でがんのある部位を切除し、ステントとともに体から摘出する（全身麻酔手術が受けられる体の状態であれば）。

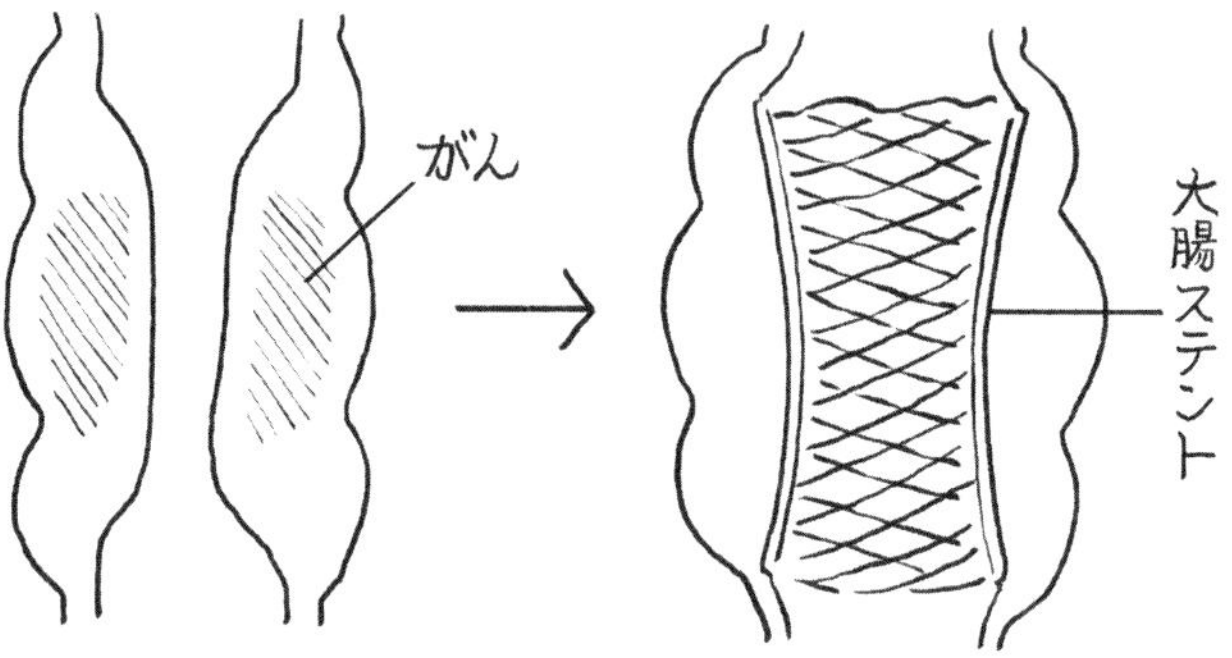

大腸ステント

大腸がんの手術では、がんのある部位の大腸を切除して摘出する。ステントが挿入された後の手術で、大腸を切り開いてステントを外してみると、そこにはまるで焼き目が入ったステーキのごとく、格子状に押しつぶされた禍々《まがまが》しい腫瘍を目の当たりにできる。破壊されてもなお網目の中へ増殖し、成長を続けようとするがんの姿はまさに忌々《いまいま》しい。

ちなみに、日本人に多いがんの第一位は大腸がんであり、胃がんは第三位である（第二位は肺がん）。よりによって、迂回路のない長い一本道にがんができやすいというのは、何とも喜ばしくない話である。

「ステント」というツール

人体にあるさまざまな「道」の交通を維持したり、再開通させたりするツールを「ステント」と総称する。その語源には諸説あるが、歯の治療用の素材を開発した十九世紀のイギリスの歯科医チャールズ・トーマス・ステントの名前に由来する、という説が有力だ(13)。

前述の大腸がんで用いるステントは特に「大腸ステント」と呼ぶが、他にも、さまざまな「道」にステントを使う。例えば、尿管に用いるステントは「尿管ステント」、胆管に用いるステントは「胆管ステント」である。

中でも一般に広く知られているのが、心臓を取り巻く冠動脈に用いるステントだろう。冠動脈が動脈硬化で狭くなって起こる病気が、狭心症や心筋梗塞だ。血管の狭くなった部位に、ステントを挿入して押し広げることで血流が再開通する。

また、冠動脈の詰まった部位を迂回するルートをつくる手術を行うこともある。前述した通り、これも「バイパス手術」の一つである。文字通り、迂回路を新たにつくる手法だ。

ともかく、全身にはさまざまな道が張り巡らされていて、道中にはよくトラブルが起こる。これらの「交通事故」に対処するため、医療はさまざまな手段を進歩させてきたのである。

吸う息と吐く息の違い

二酸化炭素はごくわずか

酸素を吸って二酸化炭素を吐き出す。「呼吸」という活動を、漠然とこんなふうに捉えている人は多いのではないだろうか。あるいは、植物は二酸化炭素を吸って酸素を出し、動物は酸素を吸って二酸化炭素を出す。そう対照的に考える人もきっと多いはずだ。

一九九〇年代の人気バンド「たま」のヒット曲「さよなら人類」は、「二酸化炭素をはきだして　あのこが呼吸をしているよ」で始まる。だがこの歌詞が真実なら、心肺停止で倒れた人にマウストゥーマウスで人工呼吸を行うとき、患者の体内には二酸化炭素が送り込まれるのだろうか？　酸素が足りないはずの患者に二酸化炭素を送り込んで人命を救助できるのだろうか？

むろん、そんなはずはない。つまり私たちは、「酸素を吸って二酸化炭素を吐き出す」わけではないのだ。

吸う息を「吸気」、吐く息を「呼気」という。ここで、吸気と呼気の組成を見てみよう。吸気はもちろん、大気と同じ組成である。つまり、窒素が七八パーセント、酸素が二一パーセント、二酸化炭素は〇・〇三パーセントである。

では、呼気はどうだろうか。実は呼気も、窒素が約七八パーセントともっとも多く、酸素は一七パーセント、二酸化炭素が四パーセント。こうして比較してみると、実は吸気も呼気も組成は大きく変わらない。私たち動物は、吸い込んだ空気のうちごく一部の酸素を利用し、残りの大部分を排出する作業を繰り返しているだけなのだ。

呼吸は意外にも「浅い」

今あなたは何気なく、空気を吸ったり、吐いたりしているだろう。いつも通り、吸う、吐く、吸う、吐く……と繰り返して、一旦「吸う」の後で止めてみよう。さてここから、さらにどのくらい吸えるだろうか？　最大限吸ってみると、驚くほどたくさん吸えることがわかるはずだ。吸える最大量と比較すると、普段はわずかな量しか吸っていないのである。

逆の実験もしてみよう。今度は吸う、吐く、吸う、吐く……と繰り返して、「吐く」の後で止めてみよう。ここから、さらにどのくらい吐けるだろうか？　やはり吐ける量が意外にも多く残っていることに気づくはずである。

以上の実験からわかるのは、私たちは想像以上にしっかりと「余力」を残して吸ったり吐いたりを繰り返している、ということだ。

普段、ふつうに呼吸をしているときに出入りする空気の量を、「一回換気量」という。読んで字のごとく、一回の呼吸で換気される容積のことだ。健康な成人であれば、一回換気量は約五〇〇ミリリットルである。つまり、呼吸によって毎回、小さなペットボトル一本分の空気を出し入れしている、というわけだ。

一方、五〇〇ミリリットル吸った時点から、さらに吸える量を「予備吸気量」という。量に個人差はあるが、おおむね二～三リットルほどある。先ほどの実験で「驚くほど吸える量が残っていた」と感じた人は多いと思うが、予備吸気量は一回換気量の四倍以上もあるのだから、さもありなんである。

逆に、五〇〇ミリリットル吐いた時点から、さらに吐ける量を「予備呼気量」という。これが、約一リットルある。一回換気量の二倍である。先ほどの実験を思い出そう。「意外にも吐ける量が残っていた」と感じた人は多いと思うが、「吸えるほうの余力」よりは少ないと感じたはずである。

さて、あなたはこれまで「最大限吸った位置（最大吸気位）」と、「最大限吐いた位置（最大呼気位）」を両方とも体験した。最大吸気位から最大呼気位までの容積を「肺活量」という。最大限吸った後に、どのくらい吐き出せるか、を示す数字だ。「肺活量」は日常会話でよく使われる言葉だが、医学的にはこのような定義がある。

さらに、重要な点がもう一つある。実は、「最大限吐いた位置」にたどり着いても、肺の中の空気がすべて排出されるわけではないということだ。このとき残っている空気の量を「残気量」と呼び、これが約一・五リットルある。思い切りため息をついて、すべての空気を吐ききったつもりでも、かなりの量の空気がまだ体内に残っているのだ。

余談だが、私が幼い頃に初めてシュノーケルを使って泳いだとき、ふと頭をよぎった疑問がある。シュノーケルの筒を長くすれば、どれほど深く潜っても呼吸し続けられるのではないか。

もちろん、そんなことは不可能なのだが、その理由はわかるだろうか？

例えば長い筒を用意し、その中の容量が五〇〇ミリリットルだとしよう。ちょうど一回換気量と同じである。このとき普段通り呼吸をしても、筒の中の空気だけが体の内外を出入りし、新鮮な空気はほとんど入ってこない。さらに筒の容量を大きくして、肺活量と同じ四リットルほどにするとどうだろう。こうなると、思いきり吸って思いきり吐いても、行き来

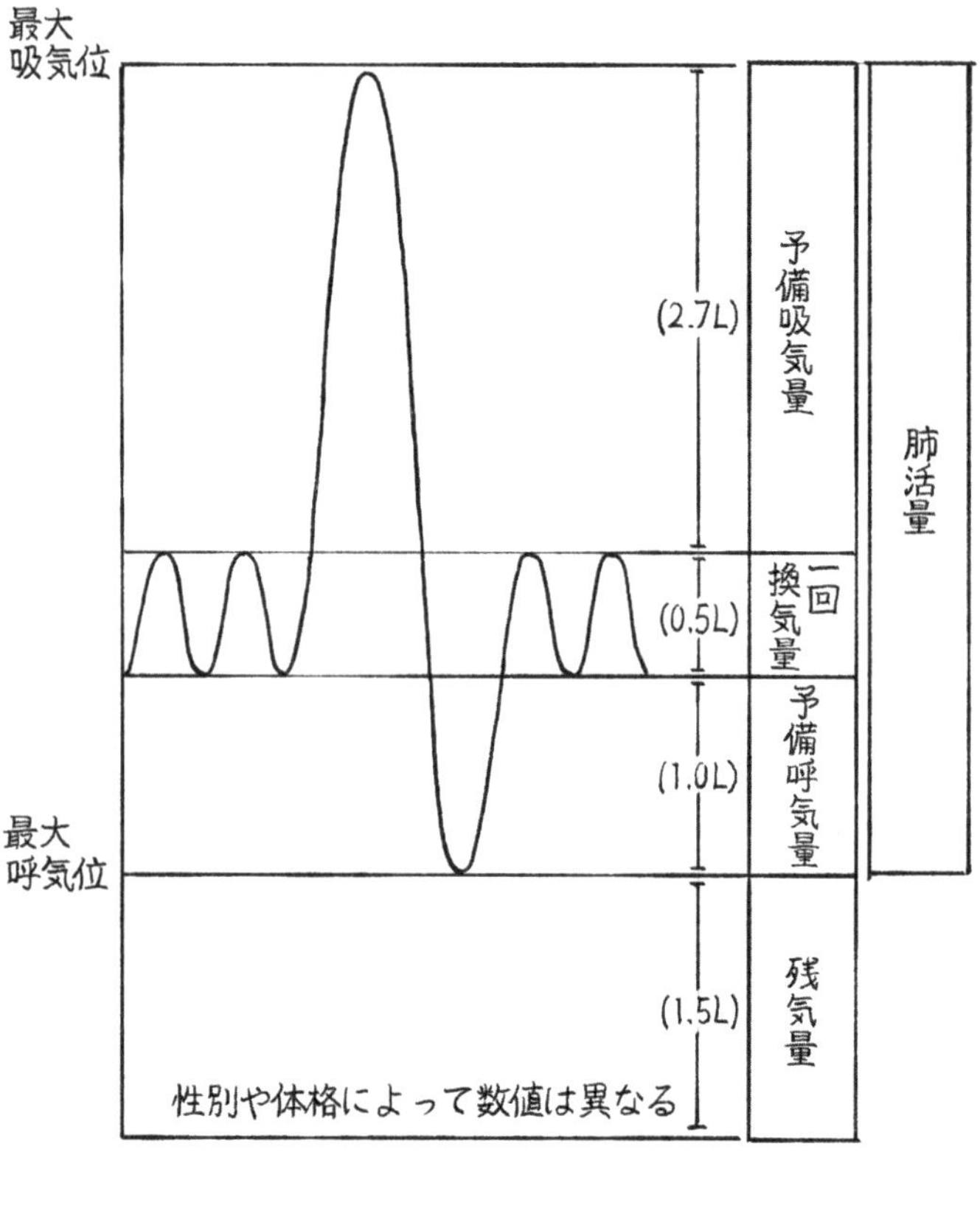

最大吸気位と最大呼気位

するのは筒の中の空気だけである。あっという間に酸素が消費され、酸欠状態になってしまうのだ。

むろん容量だけが問題なのではない。深く潜れば潜るほど大きな水圧が胸にかかるため、その水圧を上回る力で胸を広げなければ呼吸ができないという制約もある。厳密に議論すれば話はもっと複雑になるため、ひとまずここまでにしておこう。

非効率的な呼吸という作業

そもそも、私たちはなぜ呼吸をするのだろうか。それはもちろん、全身の臓器が働くために酸素を外気から取り込む必要があるからで、かつエネルギーを生み出す過程で出た老廃物である二酸化炭素を排出する必要があるからだ。

肺には「肺胞」と呼ばれる微小な袋がぎっしり詰まっていて、これが約三億から五億個ある。この表面積を合計すると一〇〇～一四〇平方メートルとなり、これはテニスコートの半分くらいに相当する。これによって、肺胞の周囲を取り巻く無数の毛細血管に効率良く酸素が取り込まれ、二酸化炭素が排出される。この現象を「ガス交換」という。酸素と二酸化炭素という二つの「ガス」を「交換」しているからだ。酸素は血流に乗って全身に運搬され、代わりに二酸化炭素が回収されて肺に戻ってくる。

だが、口から肺胞までの道のりは長い。口の中や鼻の中、喉、気管など、「通り道として機能するもののガス交換には寄与しない領域」は広い。このエリアを「死腔《しくう》」と呼ぶ。実は成人の死腔の容量は一五〇ミリリットルもある。一回の呼吸で吸い込む五〇〇ミリリットルの空気が、すべてガス交換に利用されるわけではない。ずいぶん無駄が多いのだ。

しかも、私たちの体は一分間に約二五〇ミリリットルの酸素を消費してエネルギーを生み出し、常に呼吸を続けなければ約二分で酸素は底をつく。体に十分な酸素を貯蔵しておく場所もない。恐るべき「自転車操業」である。

呼吸とは想像以上に「効率の悪い」営みだ。食事は一日三回で済むのに、呼吸は一日に二万五〇〇〇回もしなければならないのは、それが理由なのである。

酸素欠乏の恐ろしさ

一九九二年八月十日、とある大学の研究室で、男性二人が低酸素血症で死亡する事故があった。いきさつはこうだ。

彼らはその日、冷却装置の故障によって低温室内の温度が上昇するという危機に見舞われていた。氷を用いた研究を行っていた彼らにとって、室温を下げることは急務であった。そこで彼らが思いついたのは、実験室に豊富にある液体窒素を散布することだった。

二〇平方メートルにも満たない小さな部屋に撒《ま》かれた大量の液体窒素はまたたく間に気化し、目論見通りに室温を下げただけにとどまらず、室内の空気を急速に窒素に置き換えた。酸素濃度が著しく低下した空気を吸い込んだ彼らは、瞬時に意識を失い、そのまま死亡したと見られている。

私たち人間は、酸素の欠乏に極めて弱い生き物である。酸素濃度の低い環境に置かれると、即座に命の危機に直面する。大気中の酸素濃度は二一パーセントだが、これが一六パーセントを下回ると頭痛や吐き気などの症状が現れ、六パーセント以下で瞬時に昏倒、呼吸が停止して死亡する(14)。

一般的にリスクが高いのは、酸素が欠乏しやすい現場作業に従事するケースだ。特に井戸やマンホールの中など長時間水が滞留する半閉鎖空間では、汚水中の細菌に酸素が消費され、酸素濃度が著しく低くなっていることがある。こういう場所では、たった「一呼吸」で意識を失い、そのまま死に至る事故が起こりうるのだ。

したがって、こうしたリスクの高い現場で作業を行う事業者は、特定の講習を修了した作業主任者を選任することが義務づけられている。そして、作業現場では絶えず酸素濃度を測定し、一八パーセント以上に保ち続けなければならない。酸素濃度に関していえば、これほどまでに「人体の安全マージン」は小さいのである。

死ぬ寸前までやめることのない呼吸

遺体が水中で見つかったとき、「溺れて死亡したのか、別の原因で死亡した後に水中に落ちた（落とされた）のか」をどのように区別すればいいだろうか？

区別する手立てはいくつかある。一つは、溺死体に特徴的な、口や鼻、気管内の中の白い小さな泡である。水中で溺れた場合、死亡するその瞬間まで体は必死に呼吸しようとするため、気管の中を水が激しく出入りする。これが細かな泡沫《ほうまつ》となって空気の通り道に充満するのだ。一方、死亡してから水中に移動したなら、すでに呼吸は止まっているため、このような現象は起こらない。

また、体内に侵入したプランクトンの存在も、溺死体を見分けるのに役立つ（15）。水中での呼吸運動によって気道から入ってきたプランクトンは、そのまま血流に乗って体を循環する。肝臓や腎臓など、死後の臓器にプランクトンの存在を証明できれば、「水中ではまだ生きていた」とわかる。呼吸と血液循環が最期の瞬間まで続いていたことを意味するからだ。

実は、遺体が火災現場で見つかったとき、「焼死したのか、別の原因で死亡した後に焼かれたのか」を区別する際にも、死の間際の呼吸運動が決め手になる。

一つは、気管内の煤《すす》である。焼死体の場合は、死の直前の呼吸運動によって、気管支の奥深くまで煤が吸い込まれる。また、口の中や喉の粘膜に熱傷（やけど）の跡が見られるのも焼死体の特徴である。最期の瞬間まで呼吸を続け、高温の気体を吸い込むからだ。同様のことは目の中の煤についてもいえる。これは煙の中で目を開けていたこと、つまり火災現場でまだ生きていたことが推測できるサインである。

また血液中の一酸化炭素ヘモグロビン濃度の上昇も、焼死体に見られうる現象だ。火災現場で吸い込んだ高濃度の一酸化炭素は血液中に取り込まれ、赤血球内のヘモグロビンに次々と結合する。これが一酸化炭素中毒の原因となるのだが、これについては第5章で詳述する。血液中に高濃度の一酸化炭素ヘモグロビンが検出されれば、火災発生時に「まだ血液が循環していたこと」の証明になる。

このように、死後には起こらず、生きている人体だけに起こる現象のことを「生活反応」という。溺死や焼死と、死体の遺棄、死体の損壊を区別する上で、体に生じた変化が「生前に起こったものなのかどうか」を知ることは非常に大切だ。

これは医学の中でも特に、「法医学」と呼ばれる分野の知識である。

喉の優れたしくみの功罪

「死因第六位」は意外な病名

二〇二一年の死因順位を見ると、約四分の一を占める一位のがん（悪性新生物）をはじめ、心疾患や老衰など、誰もがよく知る病気が並んでいる。この中で特に知名度が低いと思われるのは、六位の「誤嚥《ごえん》性肺炎」である。

国立国語研究所の調査によれば、「誤嚥」という言葉の認知率は五〇・七パーセントと低く、発音のよく似た「誤《ご》飲《いん》」と誤解している人は一三・九パーセントいるという(16)。

「誤飲」は、食べ物でないものを誤って飲み込んでしまうことだ。おもちゃや電池、たばこを小児が飲み込んだり、高齢者が義歯（入れ歯）を飲み込んだりするケースが多い。

一方、「誤嚥」は全く別の現象だ。食べ物や飲み物が空

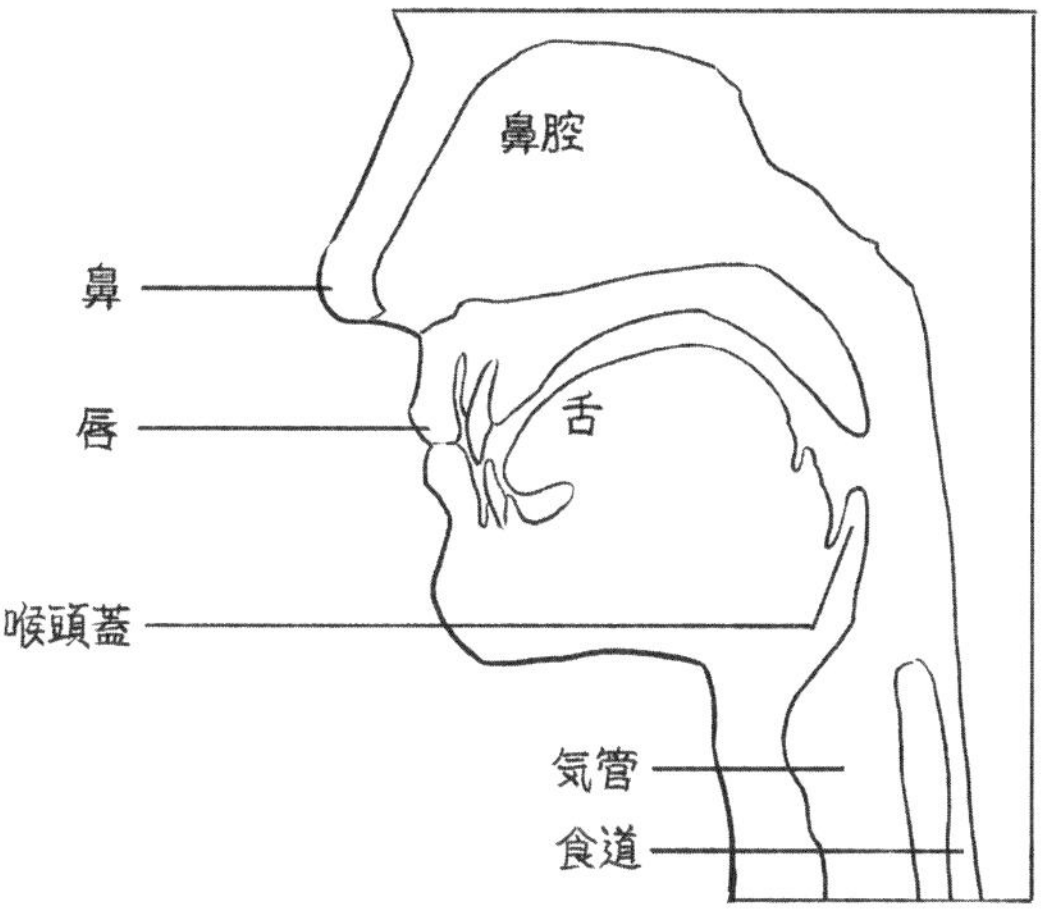

喉頭蓋

気の通り道（気道）に誤って入ってしまうことを指す。誤嚥の「嚥」は「飲み込む」という意味を持ち、何かを飲み込む動作を「嚥下《えんげ》」という。いずれも、日常生活ではあまり使われない医学用語だ。

実は私たちの体は、飲食物と空気を同じ入り口から取り込み、そのすぐ後で二つに選り分ける、という煩雑な仕事を日常的に行っている。

喉の奥には、気道に向かう道と、食道に向かう道が二股にわかれている。食べ物や飲み物を飲み込むときは、その瞬間に気道の入り口のフタが閉じるため、食道側にしか流れない。このフタを「喉頭蓋《こうとうがい》」という。「蓋」は「フタ」という意味だ。

想像してみてほしい。会食の席で気のお

けない友人とおしゃべりをしながら、無意識に呼吸をしつつ、おつまみを口に運び、ビールを味わう。この間、喉の奥はせわしなく動き、飲食物と空気を常時選り分ける。私たちはこのことを一瞬たりとも意識せずに会話に興じ、食事を楽しむことに熱中できる。恐ろしくよくできたしくみである。

では、口から取り込んだ食事が誤って気道に流れ込むと、何が起きるのだろうか？　誰もが経験するように、激しくむせて、ひどく苦しい思いをすることになる。気道に侵入してきた異物を、体が反射的に追い出そうとするからだ。

若くて健康な人であれば心配ないが、高齢になるとそうはいかない。誤って気道に入ってきた異物を排出する機能が衰えているからである。

その上、年齢とともに飲み込む力は落ち、飲食物と空気の「選別ミス」自体も増える。食べ物や飲み物が、口腔内の細菌と一緒にしばしば肺に入り込み、そこで肺炎を起こしてしまう。悪化すれば命に関わることもあるのだ。こうして起こるのが、誤嚥性肺炎である。

「誤嚥」というリスクは、空気と飲食物を「同じ穴」から取り込む私たちが背負う、一つの宿命なのである。

もっとも恐ろしい「フタの感染症」

気道の入り口にある高性能の「フタ」、すなわち喉頭蓋は、私たちが食事をする上で必須の存在だ。だが、何らかの理由でこの「フタ」が閉じたままになってしまったら――。私たちは窒息死してしまう。

「フタ」が分厚く腫れ上がり、気道をふさいでしまう病気を「急性喉頭蓋炎」という。喉に起こる感染症の中でも最も恐ろしい、あっという間に人命を奪う病気だ。

ところが、どれだけ口を大きく開けても喉頭蓋は見えないため、その腫れを直接観察できない。よって「喉が痛くてつばが飲み込めない」と訴える患者に出会ったとき、それが急性喉頭蓋炎なのか、風邪や咽頭炎のような他の病気なのかを医師は判別しなければならない。前者の可能性があれば、緊急での精密検査や抗菌薬治療が必要になるからだ。

急性喉頭蓋炎はこれまで多くの子どもたちを呼吸困難に陥らせ、命を奪ってきた。その原因菌の多くは、インフルエンザ菌b型（ヘモフィルス・インフルエンザb）と呼ばれる細菌だ。「インフルエンザ」という名前がついているが、インフルエンザの原因になるインフルエンザウイルスとは全く別物である。前者は細菌、後者はウイルスだ。

ところが近年、子どもの急性喉頭蓋炎は激減した。その理由は「H・iB（ヒブ）ワクチン」の普及である。「H・iB（ヒブ）」とは、ヘモフィルス・インフルエンザbの頭文字をとった通称だ。ヒブ以外の細菌による急性喉頭蓋炎は今も起こりうるが、ヒブによる急性喉頭蓋炎が激減した結果、急性喉頭蓋炎は小児より成人に多い病気へと様変わりしたのである。

ヒブワクチンは、小児に致命的な髄膜炎の予防にも凄まじい力を発揮した。ヒブワクチン導入前の日本では、毎年一〇〇〇人が細菌性髄膜炎にかかり、その約六〇パーセントがヒブによるものであった。二〜五パーセントが亡くなり、約三〇パーセントが脳に後遺症を残す、厳しい病気だったのだ(17)。

ところが、二〇一三年にヒブワクチンが定期接種となった結果、ヒブによる細菌性髄膜炎は九九パーセントも減少し、もはや医療現場ではめったに出会わない病気になったのである。

ヒブワクチンを接種することで、ヒブによって起こる重症感染症はほぼ一〇〇パーセント防ぐことができる。このワクチンによって、どれほど多くの子どもたちが命を救われたか。まさに人類の叡智《えいち》である。

「喉の摘出」を行う手術

二〇一四年に喉頭がんの手術を受けた音楽プロデューサーのつんく♂氏は、メディアに登場する際、決まって首にストールやスカーフを巻く。その後ろにあるのは永久気管孔である(18)。永久気管孔とは、喉頭を摘出する手術を受けた後にできる、新たな空気の出入口だ。

喉頭は、空気と飲食物の選別の場である。喉頭には声帯があり、ここを通る空気が声帯を振動させることで発声できる。

喉頭がんをはじめ、病気の治療などを目的に喉頭を摘出する手術が必要になることがある。この手術では、首の前面に穴を開け、気管の上端を縫いつけて新たな空気の通り道をつくる。これが永久気管孔だ。

この手術を受けると、口や鼻から呼吸はできなくなり、気道と食道は完全に分離される。誤嚥は起きなくなる反面、声帯を失うことになる。

私たちが日常的に行う、口を使った複雑な発声は、気道と食道の入り口が共通であるからこそ獲得し得た大きな強みだ。だが、それを武器に繁栄を極め、とてつもない長寿を実現した人類が、老後に誤嚥という死のリスクを背負うのは皮肉な現実である。

日本人がアルコールに弱い遺伝的理由

エタノールとメタノール

二〇一二年九月、チェコでウォッカやラム酒などのアルコール飲料を飲んだ人たちが次々と体調不良を起こし、結果的に四〇人以上もが死亡するという事件があった(19)。失明などの重度の症状を起こす人も多く、被害は大規模に及んだ。原因はメタノール中毒である。

メタノールは、アルコールの一種である。そもそも「アルコール」とは、炭素原子Cと水素原子Hでできた炭化水素の水素原子一つをヒドロキシ基(-OH)に置き換えた物質の総称だ。

メタノール、エタノール、プロパノールなど、異なるさまざまな化合物が「アルコール」に含まれる。中学校の化学の授業を思い出した人も多いだろう。

日常的には、お酒を単に「アルコール」と呼ぶことが多いため誤解されがちだが、お酒に含まれるアルコールは「エタノール」である。エタノールは中枢神経系に作用し、「酩酊《めいてい》」の症状を引き起こす。過量摂取すると生命を危機に至らしめる物質だが、もちろん適量であれば健康に大きな問題はない。つまりエタノールは、「人間が飲んでも大丈夫なアルコール」である。

一方、メタノールは人体にとって猛毒であり、名前は似ているもののエタノールとは全く別の物質だ。頭痛や嘔吐、腹痛などの多彩な症状を引き起こし、視神経にダメージを与え、視力障害、ひいては失明に至らせることもある。医学部の講義では、このメタノールの特徴的な中毒症状を覚えるため、メタノールの別名「メチルアルコール」をもじって「目散るアルコール」と表現される。ともかくメタノールは、少量でも死に至る恐れのある恐ろしい化合物なのである。

当時のチェコではアルコール飲料の流通システムが十分に整っておらず、メタノールを含む密造酒が市場に出回っていた。不運にも、スーパーやキオスクなどで酒を安価で購入した人たちが、悲惨な被害に遭ったのだ。この事件では、アルコール飲料を製造した二人が終身刑を言い渡されている(19)。

アルコールの代謝システム

人体には、アルコールを分解、代謝するシステムが備わっている。その重責を担う臓器は、肝臓だ。

私たちがお酒を飲むと、胃や小腸で吸収されたエタノールは肝臓に運ばれ、まずアルコール脱水素酵素によってアセトアルデヒドに分解される。アセトアルデヒドは、アルデヒド脱水素酵素によって無害な酢酸《さくさん》に分解される。酢酸は、いわゆる「酢」である。最終的に酢酸は二酸化炭素と水に分解され、体外に排出されるしくみだ。

一方、メタノールが体内に入ると、同様にアルコール脱水素酵素によってホルムアルデヒドに、アルデヒド脱水素酵素によってギ酸に分解される。このギ酸こそが人体にとって有害な酸性の物質であり、体内に蓄積することでさまざまな臓器に障害を引き起こすのである。

エタノールの中間代謝産物であるアセトアルデヒドは、二日酔いの原因としてよく知られた物質だ。肝臓で処理しきれないほどのお酒を摂取すると、多量のアセトアルデヒドが体をめぐり、頭痛や吐き気などの症状を長引かせるのである。

アセトアルデヒドを分解するアルデヒド脱水素酵素には、1型（ALDH1）と2型

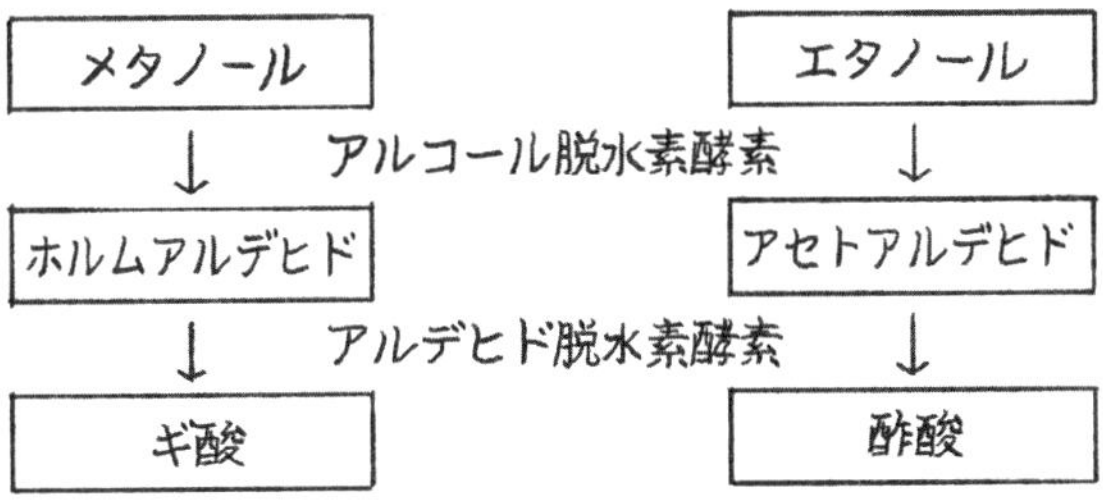

エタノールとメタノールの違い

（ＡＬＤＨ２）の二つのタイプがある。実はＡＬＤＨ２の働きの強さは、両親から引き継いだ遺伝子のタイプによって個人差がある。人によってお酒に「強い」「弱い」の差があるのはそのためだ。お酒に「弱い」のは、酵素の活性が弱い、あるいは酵素を持たないことが理由であり、遺伝子によって決まる生まれ持った性質だ。よって、「訓練すればお酒に強くなる」ことはない。

一方、メタノールの中間代謝産物であるホルムアルデヒドが水に溶けたもの（水溶液）が、「ホルマリン」である。生物の標本を作成する際に、防腐・固定処理に使う物質だ。学校の理科室でホルマリン漬けにされた標本を見たことがある人も多いだろう。

ちなみに、ホルマリンは私たち外科医が毎日のように用いる液体でもある。手術で切除した組織や臓器は、何もせずに放置すればたちまち腐敗してしまうため、なるべく早くホルマリンに浸す必要がある。ホルマリンによって組織の変化を完全に停止させることを「固定」という。固定された組織や臓器は、病理検査に提出され、病理診断科のスタッフが顕微鏡で観察して病気を診断する。患者の治療方針を左右する、極めて重要なこのプロセスにおいて、ホルマリンはなくてはならない液体だ。

なお、手術や病理診断に関わらない医師たちも、ホルマリンの鼻をつく独特の臭いを誰もがよく知っている。なぜなら、医学部の解剖学の講義で、ホルマリンで固定されたご遺体を用いて人体解剖を行った経験があるからだ。

フラッシング反応とがんのリスク

お酒を飲んで顔が赤くなることをフラッシング反応と呼び、少量の飲酒でもこうした反応が現れる人を「フラッシャー」という。「flush」とは、「顔が紅潮する、ほてる」といった意味の英語だ。

フラッシャーの多くはＡＬＤＨ２の働きが弱いとされ、アセトアルデヒドの分解が遅いために、「酔い」の症状を呈しやすい。実はＡＬＤＨ２の働きが弱い、またはない（低活性または非活性）タイプは東アジアの人々（黄色人種）に多く、フラッシング反応は「アジアンフラッシュ」と呼ばれることもある。

特に日本人は世界的に見てもトップクラスにＡＬＤＨ２が低活性または非活性型が多く、その割合は四〜五割に上る(20)。とにかく日本人には、「お酒に弱い人」が多いのだ。宴会に参加したことがある日本人は、周囲の半数近い人たちが顔を赤くしている様子を見ても、見慣れた光景だと感じるはずである。

ＡＬＤＨ２の働きが弱いタイプでも、長年の間、習慣的に飲酒をすれば体に「慣れ」が生じ、不快な症状を感じにくくなる。しかし酵素の働きが変わるわけではなく、体にアセトアルデヒドが蓄積しやすいのは変わらない。

飲酒は食道がんの最大のリスクだが、特にフラッシャーは食道がんになりやすいことが知られている。「少量の飲酒で顔が赤くなる」または「飲み始めた頃の一〜二年間は顔が赤くなる体質だった」という人は、フラッシャーである可能性が高い(21)。

「どのくらい効率良くアルコールを無害な物質にまで代謝できるか」は、人によって違う。体が「お酒に弱い」にもかかわらず、多量に飲酒するのは禁物なのである。

「心臓が止まる」とはどういうことか？

医療ドラマの気になる場面

医療ドラマを見て、医学的に不自然な表現が気にかかるのは、医師の持つ「職業病」のようなものだ。大人げないと思いながら、リアリティに欠けるシーンをチクリと指摘してしまう。

中でも医療ドラマの定番シーンといえば、心臓マッサージである。心停止が起こった患者に、ドラマの主役は決まって「戻ってこい！」などと声掛けをしながら必死に心臓マッサージを行う。そして、たいてい次に行うのが電気ショックである。胸に二つの電極を当ててスイッチを押すと、大きな衝撃とともに患者の体が浮き上がる。

さて、こういった場面でよくある「間違ったシーン」が、心電図モニターには脈が全くなくなったフラットな一本線が表示されている、というものだ。

全く拍動がなくなり、心臓が完全に停止した状態を「心静止」という。心臓を構成する筋肉がピクリとも動かず、心臓内を走る電気信号を心電図で検知することもできない。文字通り、心臓が「静かに止まった」状態だ。

実は、この「心静止」に対して電気ショックは効果がないため、実際の医療現場で行うことはない。心電図モニターがフラットなときに電気ショックを行うのは、ドラマの世界だけなのだ。では一体、どのようなときに電気ショックを行うのだろうか？

心停止は複数の状態を含む概念

実は「心停止」は、「心臓が止まった状態」だけを指すのではない。前述の通り、心臓が完全に動きを止め、電気的な活動も生じていない状態は「心静止」であり、心停止は心静止を含む広い概念である。

心停止に含まれる状態は、以下の四つである。

・心室細動
・無《む》脈性心室頻拍《みゃくせいしんしつひんぱく》
・無脈性電気活動

・心静止

難しい医学用語が並んでいるが、共通するのは、心臓が効果的に働かず全身に血液を送ることが全くできない点だ。この中には、必ずしも心臓の動きが「止まって」いないものもある。つまり、たとえ心臓が動いていてもポンプとしての機能を失っているなら、人体にとっては「止まっているのと同じ」であり、それゆえ「心停止」と呼ばれるのである。

いずれの場合も脳に血流が送られなくなるため、即座に意識を失う。体内の臓器も次々に動きを止める。まさに死の一歩手前の状態である。

それぞれの用語について簡単に説明しよう。

無脈性電気活動は、心電図上、波形は確認できるものの、心臓そのものは動いていない状態である。心臓を動かそうとする電気信号は走っているが、心臓を構成する筋肉は反応していない。一方、心室細動と無脈性心室頻拍は不整脈の一種で、心臓が細かく震えたり、細かく収縮したりするなど、心臓そのものは動いているが血液は全く送り出せない状態である。

さて、ここで重要なのは、電気ショックの効果が見込めるのは心室細動と無脈性心室頻拍だけ、ということである。電気ショックとは、強制的に電気刺激を加えて「乱れた心臓の動きを正常な拍動に戻す」ためのものだからだ。たとえるなら、運動場で走り回る小学生たちに号令を出して、整列させるようなものである。

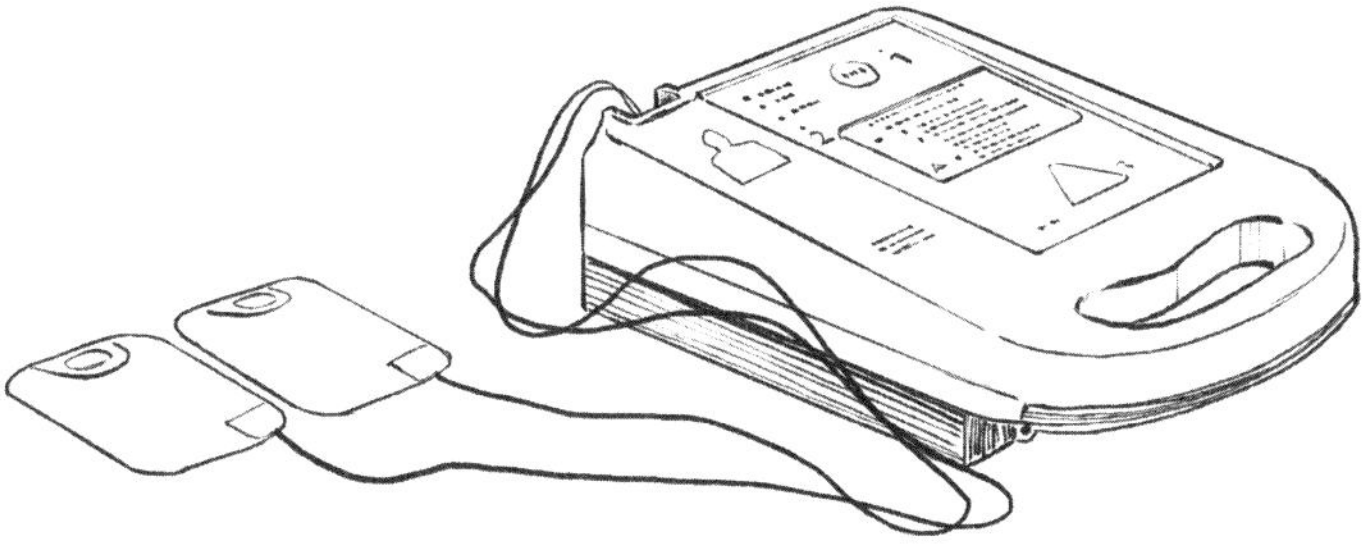

AED

　では、街中にあるAEDを一般市民が使う際、「電気ショックが有効かどうか」をどう判断すればいいのだろうか？　実はその答えは「知らないまま使ってもよい」である。

　AEDは「Automated External Defibrillator」の略で、日本語では「自動体外式除細動器」という。「細動」とは、心臓が細かく痙攣《けいれん》するように動くことで、その動きを止めるのが「除細動」だ。これを「自動」で行ってくれるのがAEDである。

　AEDは、自動的に心電図波形を読み取り、電気ショックが必要なケースのみ、そのことをユーザーに音声で伝えてくれる。専門知識なしに使えるからこそ、これだけ普及しているのだ。

大動脈が裂ける病気

バレー選手の悲劇

元オリンピック女子バレー銀メダリストのフローラ・ハイマンは、一九八六年一月二十四日、松江市総合体育館で行われた日本リーグの試合中に意識を失って倒れ、そのまま搬送先の病院で息を引き取った。ベンチに座っていた彼女が突如うつぶせに倒れたとき、周囲の人たちは呆然《ぼうぜん》と立ち尽くし、何の蘇生処置もできなかった。

当時この映像は米国のテレビでも放送され、日本人は強い非難を浴びた（22・23）。日本ではまだ、心肺蘇生の重要性が十分に周知されていなかったのである。

では、彼女は一体、何が原因で命を落としたのだろうか？　その答えは、大動脈解離である。

大動脈解離とは、大動脈の壁が裂ける病気だ。何らかの理由で大動脈の内壁に傷が入ると、その裂け目に勢いよく

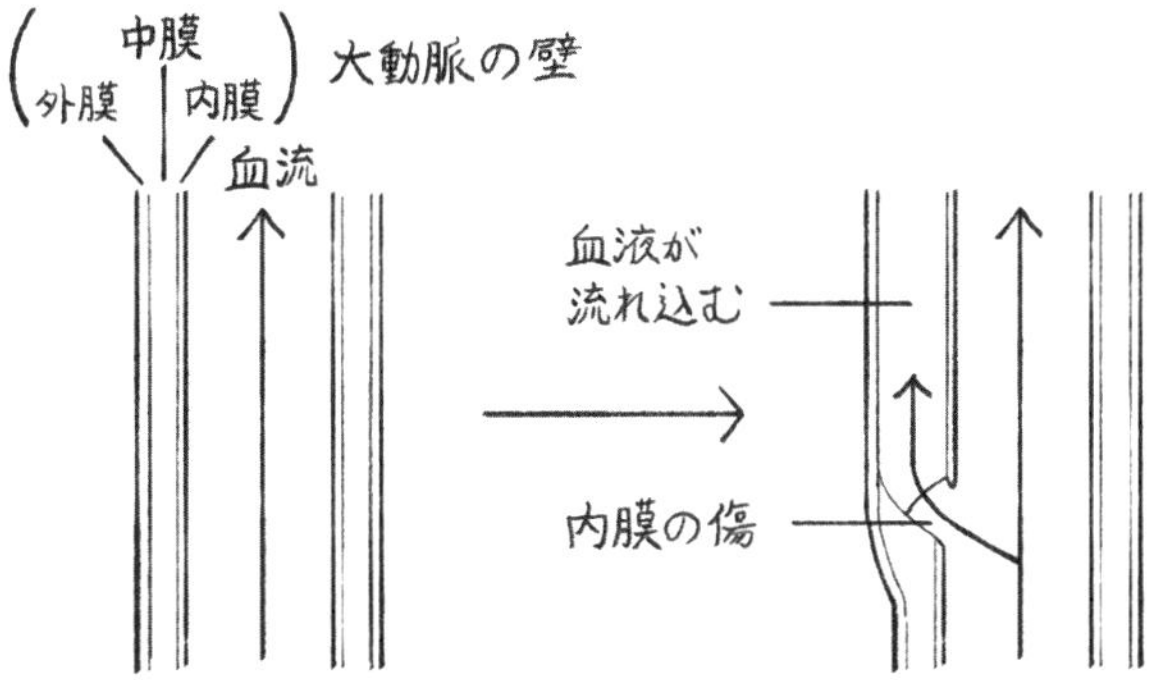

大動脈解離

血液が流れ込み、ますます亀裂が広がっていく。背中や腰の激烈な痛みを伴い、その痛みが移動するのが特徴だ。

大動脈は体の中心を貫くもっとも太い幹線で、その中を血液が激しい勢いで流れている。血圧が一二〇（ミリメートル水銀柱）なら、一センチメートルの穴から約一・六メートルの血液が吹き上がる勢いである。

大動脈の壁は内膜、中膜、外膜の三層構造だが、大動脈解離で裂けるのはもっとも弱い中膜である。

大動脈解離が起きると、血液を十分に全身に送れなくなる。重度の場合は、一気に血圧が保てなくなり、心停止に至って突然死することもある。

では、どのような人に大動脈解離が起こ

るのだろうか？

高血圧、脂質異常症（コレステロールや中性脂肪の値が高い）、糖尿病、喫煙などが原因で起こる動脈硬化は、血管の壁を弱くし、弾力性を失わせるため、大動脈解離のリスクになる。つまり、生活習慣病が大動脈解離の大きな発症リスクだ。特に高血圧は、それ自体が血管の内壁を傷つけ、大動脈解離を起こしやすくする要因になる。

だが、健康の象徴ともいえるオリンピック選手の大動脈を脆弱《ぜいじゃく》にしたのは、むろん生活習慣病ではなかった。「マルファン症候群」と呼ばれる遺伝性疾患である。

異常な高身長になる病気

マルファン症候群とは、生まれつき全身の結合組織が弱くなる遺伝性疾患のことだ。結合組織とは、さまざまな器官を結びつけて支持する組織の総称である。

全身の至るところに結合組織は存在するため、マルファン症候群では全身に多様な症状を引き起こす。血管の壁を構成する組織が弱いため、大動脈瘤《りゅう》や大動脈解離を生じやすい。目のレンズ（水晶体）を支持する組織も弱く、視力の低下も起こりやすい。

フランスの小児科医アントワーヌ・マルファンは、一八九六年、四肢や手足の指が異常に長い五歳の女児に関する最初の症例報告を行った。この特徴的な手足の症状は「クモ指症」と呼ばれ、マルファン症候群に特有の骨格の異常が原因だ。

高身長で手足が長いという身体的特徴は、スポーツの世界で大きなアドバンテージだ。だが激しい運動中に血圧が乱高下すると、心血管系には大きなストレスになってしまう。

常人をはるかに上回る手指の長さは、楽器を演奏する音楽家にとっても大きな強みになる。例えば、フランツ・リストの編曲した『パガニーニによる超絶技巧練習曲』で知られる作曲家、バイオリニストのニコロ・パガニーニはマルファン症候群だったとされる(24)。

また、同じくマルファン症候群とされるセルゲイ・ラフマニノフは二メートルを超える長身で、その長い手指は、片手で「ド」から一オクターブ上の「ソ」まで届くほどだったという。ラフマニノフもまた、数々の難曲で知られる作曲家である。

ともすれば死のリスクを背負いながら、それと引き換えに得た先天的な身体的特徴が音楽史に残る名作を生んだのである。

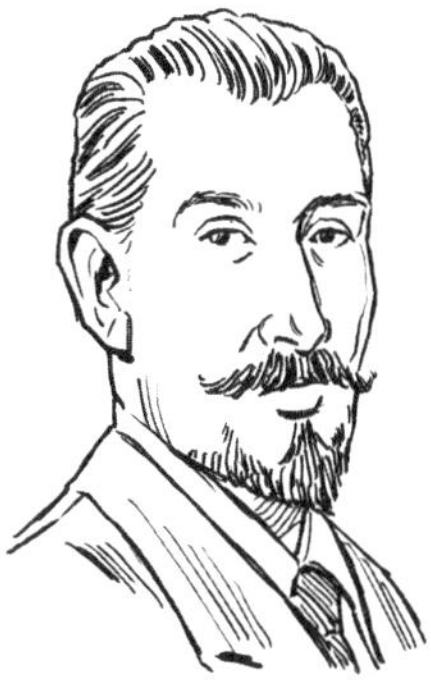

マルファン

肝臓に脂肪が溜まる怖い病気

あまり知られていない病気

肝臓の病気というと、何を思い浮かべるだろうか?

まずよく知られているのが、アルコールによる肝炎だろう。前述した通りアルコールは肝臓で代謝され、最終的には水と二酸化炭素まで分解されて体から排出される。ところが、多量飲酒を繰り返すと肝臓が徐々に傷み、慢性的なアルコール性肝炎を引き起こす。ひいては肝硬変、一部が肝臓がんへと進行することもある。

次に思い浮かぶ肝臓の病気が、ウイルス性肝炎だ。肝炎ウイルスは、A型、B型、C型、D型、E型などがあるが、そのうち肝硬変や肝臓がんを起こすのがB型とC型である。実は肝臓がん(肝細胞から発生するがん)の約七割はB型肝炎かC型肝炎が原因だ(25)。ピロリ菌が最大の発症要因となる胃がんと同様に、肝臓がんも多くは感染症が原因なのだ。

だが近年、抗ウイルス薬の劇的な進歩により、ウイルス感染症を背景とした肝臓がんは減少しつつある。一方で、意外に危険性が知られておらず、その予防法も一般にあまり認知されていない肝臓の病気が増加している。それが脂肪肝だ。

脂肪肝とは、その名の通り肝臓に脂肪が過剰に溜まる病気であり、大きく二つに分けられる。「飲酒が原因となるアルコール性脂肪肝」と「飲酒が原因でない非アルコール性脂肪性肝障害（nonalcoholic fatty liver disease：NAFLD）」である。

アルコール性脂肪肝は、エタノール換算で、男性では一日三〇グラム以上、女性では二〇グラム以上の飲酒を毎日続けると起こりうる病気である（エタノールの量は日本酒一合で約二八グラム、三五〇ミリリットルの缶ビール一本で約一四グラム）。一方、これより飲酒量が少ないケースでの脂肪肝をＮＡＦＬＤ（ナッフルディー）と呼ぶ。

では一体、ＮＡＦＬＤは何が原因で起こるのだろうか？　ＮＡＦＬＤのリスク因子は、肥満や高血圧、糖尿病、脂質異常症（中性脂肪やコレステロールの値が高い）などである。つまり、メタボリック症候群がＮＡＦＬＤの大きなリスクなのである。

NAFLDが怖い理由

NAFLDは、その名前も実態もあまり知られていない。だが、日本人男性の約四一パーセント、女性の約一八パーセントがNAFLDにかかっているとされ、世界的にも患者数は増加傾向にある(26)。

NAFLDが恐ろしいのは、放置すると将来的に約五~八パーセントが肝硬変に進行することだ(27)。ひとたび肝硬変になれば再び元通りに戻ることはなく、肝臓がんに進行するケースもある。NAFLDの中でも特に、「非アルコール性脂肪性肝炎(NASH《ナッシュ》)」と呼ばれるタイプは、肝硬変や肝臓がんのリスクが高いとされている。

またNAFLDは、心筋梗塞などの心血管系の病気や脳卒中など、肝臓以外の重い病気を併発するリスクも高い(28・29)。健康診断で「脂肪肝」といわれてもそれほど重く捉えない人は多いかもしれないが、実は極めて恐ろしい病気であることがわかってきたのだ。

脂肪肝を治す方法

脂肪肝を治す上でもっとも大切なのは、生活習慣の改善である。まず、食事習慣の改善と適度な運動によって肥満を解消する必要がある。体重を七パーセント減らせば脂肪肝が改善するというデータがあるため、これが一つの目標になる（30）。もちろん、糖尿病や高血圧、脂質異常症など、原因となっている病気の治療も有効だ。

なお二〇二〇年には、新たにＭＡＦＬＤ（metabolic dysfunction-associated fatty liver）という概念が提唱された（31）。高血圧や糖尿病、脂質異常症など、メタボリック症候群に含まれる代謝異常を合併する脂肪肝は、そもそもアルコール性・非アルコール性を問わず前述のリスクが高いことが分かってきたためだ。メタボリック症候群が肝硬変や肝臓がんにつながると思えば、その恐ろしさがよく分かるだろう。

なお、脂肪肝の特効薬といえる薬はない。近年、一部の糖尿病薬や脂質異常症の薬（スタチン・第2章で解説）などの効果が期待されているが、まだエビデンスは不十分だ。今後の有効性、安全性を検証すべき段階である。

肝臓は「沈黙の臓器」と呼ばれる。肝臓の病気は、よほど進行しない限りほとんど症状が

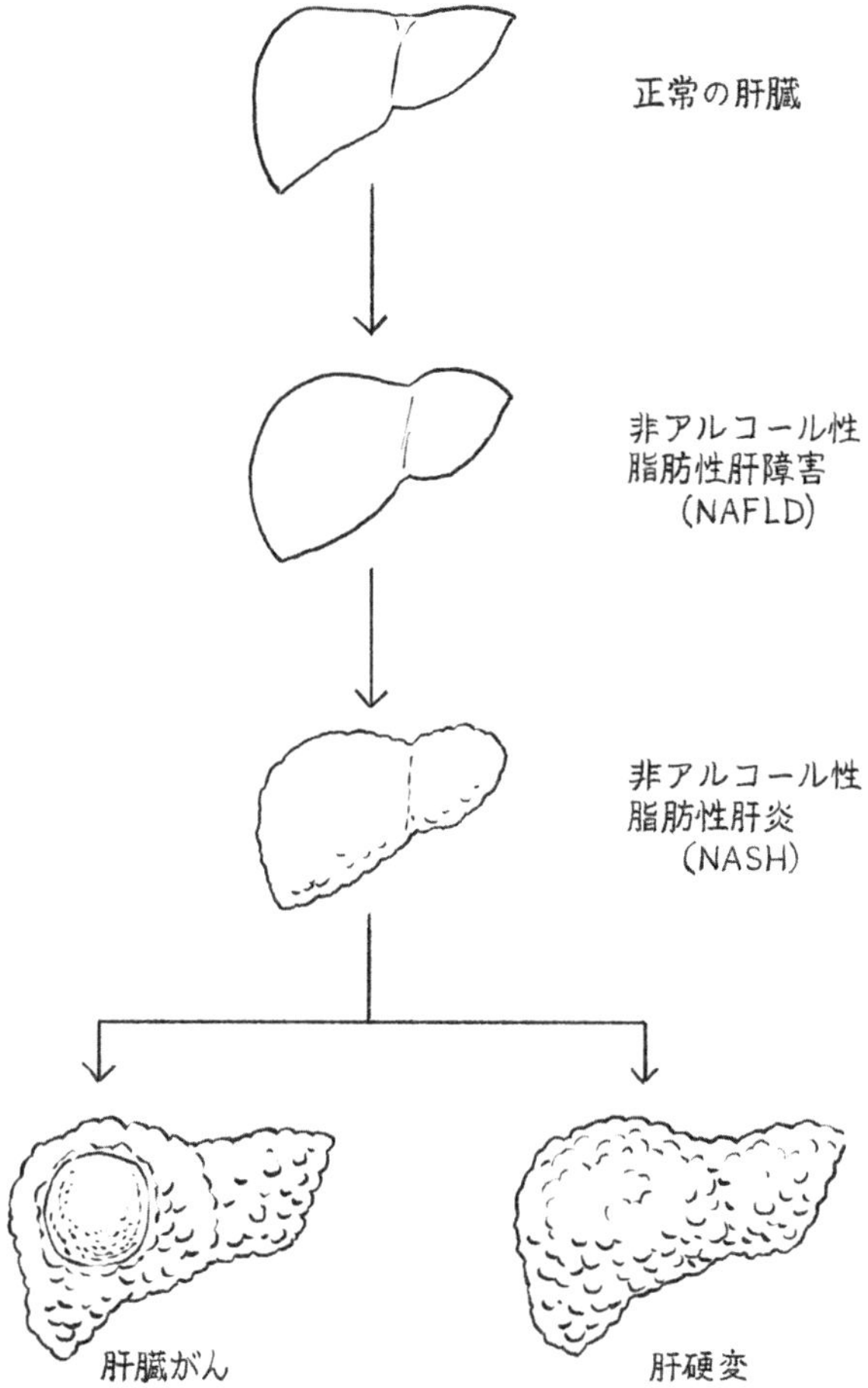

正常な肝臓と病気の肝臓

ないためだ。たとえ脂肪肝を患っていても、それだけなら無症状であり、本人は病気の存在に気づけない。こうした背景から近年は、より体に負担の少ない方法で、肝疾患の早期発見、早期治療が目指されている（32・33）。健康診断などの血液検査で肝臓の数値の異常を指摘されたときは、放置せず専門家に相談することが大切だ。

ＮＡＦＬＤの概念が初めて提唱されたのは一九八五年である。これが疾患として注目を集め始めたのは、一九九八年に米国国立衛生研究所（ＮＩＨ）がその疾患の重要性を提言してからだ（34）。

医学はまさに日進月歩だ。ほんの数年前には誰もが認識していなかった事実も、あっという間に世界的なスタンダードになり、治療開発が進んでいく。脂肪肝も、近年になって危険性が詳《つまび》らかにされた疾患の代表例といえるだろう。

消化液の驚くべき作用

消化液は便利なシステム

あなたは、自宅で定期的に充電を要するデバイスを、どのくらい持っているだろうか。例えば、スマートフォンやノートパソコン、タブレットは多くの人が毎日充電するであろうし、中にはスマートウォッチやワイヤレスイヤホン、電動自転車、掃除機などを日々充電している人もいるだろう。

当然、充電によって絶えずエネルギーを継ぎ足さなければ、これらの機器は動いてくれない。

人体も同様である。電子機器よりはるかに高性能で、はるかに複雑な機能を持ち、そして莫大《ばくだい》なエネルギーを絶えず必要とするのが私たちの体だ。当然のことながら、何らかのエネルギー源を継ぎ足さなければ機能しない。

自宅のコンセントに繋いだスマートフォンのように、寝ている間にエネルギーがチャージできれば便利だが、そういうわけには行かない。私たちに備わっているのは、「他の生物」を口から取り込み、それを燃料にエネルギーを生み出すシステムである。

自然界に存在する動物や植物は、とにかく多様である。これらを取り入れて消化し、栄養分を吸収するのは、容易なことではない。そのプロセスの中で重責を担うのは、数々の「消化液」である。私たちの体は、炭水化物、タンパク質、脂質のそれぞれを分子レベルに分解する、多彩な消化酵素を含む消化液をつくれるのだ。

例えば、脂肪を分解するリパーゼや、炭水化物を分解するアミラーゼは膵液《すいえき》に含まれる消化酵素だ。膵液は膵臓《すいぞう》でつくられ、膵管《すいかん》という管を通って十二指腸に分泌される。また、胃液にはペプシノゲンが含まれ、胃酸によってペプシンに変わってタンパク質を分解する。

胆汁《たんじゅう》に含まれる胆汁酸は肝臓でつくられ、胆管を通って十二指腸に分泌され、脂肪を分解するのに役立つ。本来、「水」と「油」は混ざらないため、他の栄養素のように水に溶かしてそのまま吸収することができない。ラーメンのスープの液面に、水に溶けずに浮かぶ脂肪滴を想像するとわかりやすい。

胆汁酸は、この脂肪を水に溶ける形に変化させる。この作用を「乳化」という。胆汁酸はコレステロールから生成され、それ自体も脂質の一種といえる。まさに、石油からつくった洗剤で油汚れを落とすのと同じ理屈で、胆汁酸は脂質を吸収しやすくするのである。

他にも数々の消化液が、さまざまな栄養素の吸収に役立っている。私たちは、ただ何も考えずに食べ物を口に放り込むだけでいい。体は自動的に必要な栄養分を吸収し、老廃物を便や尿として排出してくれるからだ。恐るべき便利なシステムである。

胆管と膵管

十二指腸は、胃の下流に存在する短い管である。その特徴的な名前は、長さが指を一二本並べたときの幅に近いことに由来する。

十二指腸には膵管と胆管が接続し、膵液と胆汁が分泌される。胆管と膵管は、さながら水源を異にする川のような構造だ。前者は肝臓から、後者は膵臓から流れ、この二つの山から流れてきた川は、河口である十二指腸の壁の中でようやく合流する。この合流地点には「オッディ括約筋《かつやくきん》」と呼ばれる筋肉があり、必要時以外はこの二つの管の出口を締めつけている。

重要なのは、「胆管と膵管の合流地点は厳密に、十二指腸の壁の中でなければならない」という点だ。この二本の管が少しでも手前で合流すると、括約筋の作用が及ばなくなる。こ

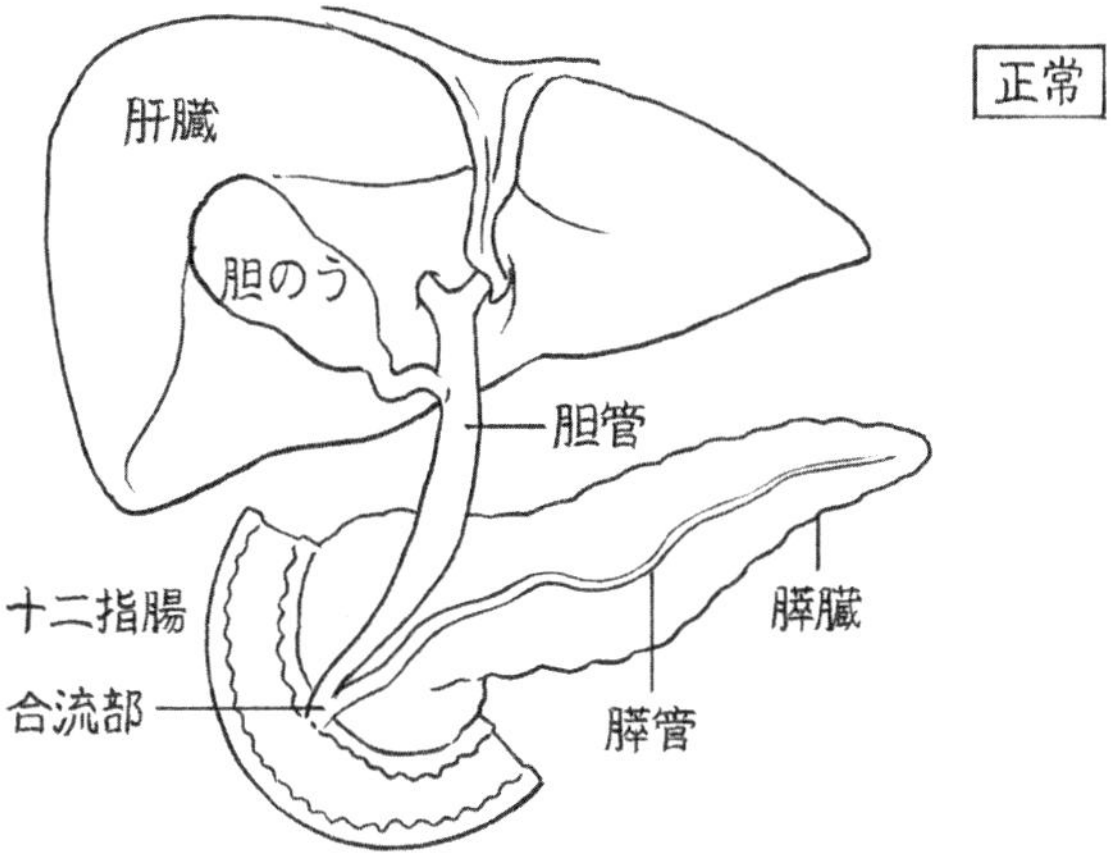

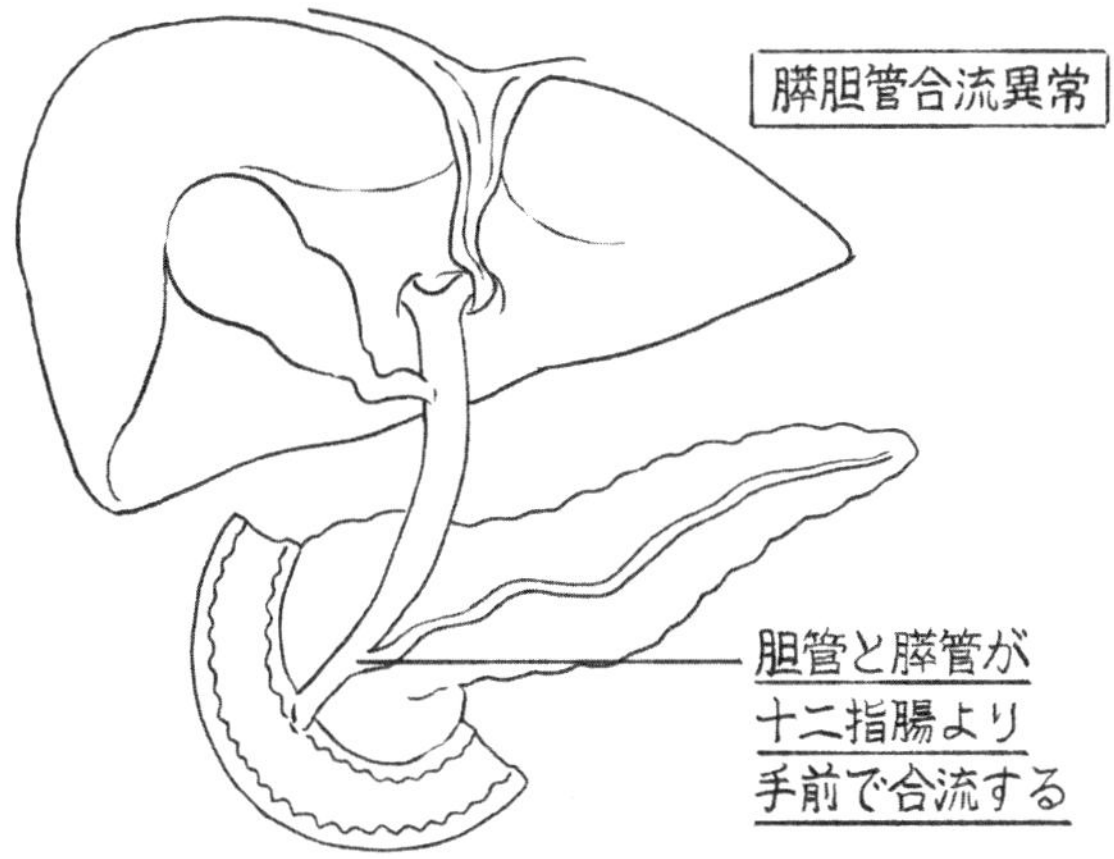

膵胆管の正常な合流（上）と膵胆管合流異常（下）

れは「膵胆管合流異常《すいたんかん》」と呼ばれる、先天的な奇形の一つである。

合流地点が十二指腸より手前になると、何が起こるのだろうか？

もっとも大きな問題が、膵液が胆管側に逆流して胆道がんを高確率に発生させることだ。膵液は、消化酵素を豊富に含む消化液である。これが日頃から胆管へ流れ込んでいると、胆管の壁が気づかないうちに傷めつけられるのだ。

膵胆管合流異常は、胆管が拡張するタイプ（先天性胆道拡張症）と、拡張しないタイプ（胆管非拡張型）の大きく二つに分けられ、前者の約二割、後者の約四割という恐るべき頻度で胆道がんが発生する。また、通常より十五～二十歳ほど若くしてがんになるのも特徴だ(35)。胆管が幼い頃から膵液によってダメージを受け続けることで、くり返し炎症が起き、これががん細胞の出現を誘発するのだ。

逆に、胆汁が膵管側へ逆流することで、小児期から急性膵炎《すいえん》が発症しやすくなる問題もある。その頻度は、約二八～四三パーセントと非常に高い(35)。

時には私たちを傷つける

私たちの人体は、炭水化物、タンパク質、脂質からできた有機物だ。当然ながら、自然界に存在する動物や植物と何ら変わらない。私たちが摂取した生物を消化してくれる消化液は、翻って私たち自身にとっても有害だ。体内で上手に保管されなければ、容易に私たちにも牙を剥き、臓器を傷つけてしまうのである。

ちなみに、膵胆管合流異常に対しては、胆汁と膵液の通り道を分ける手術が行われる。これを「分流手術」という。まさに川の流れを整える「治水工事」のごとき治療によって、川の不自然な合流が生む問題を解決に導くのだ。

便の硬さは
どのように決まるのか

便の硬さと「ブリストルスケール」

あなたの大便は、硬くなったり柔らかくなったりと日によってさまざまに形状を変えるだろう。実は、この多様な便の形状を数値で表現する「ブリストルスケール」というツールがある。イギリスのブリストル大学で一九九七年に提唱されたものだ。

この基準では、便の形状は「硬くてコロコロの便」から「固形物を含まない液体状の便」まで全部で七段階に分けられる（次頁の図を参照）。

3～5が正常だが、1～2のような硬い便なら、排便時に肛門が傷ついたり、排便しづらくなったりする恐れがある。一方、おむつを着用する人にとって6～7のような水分の多い便は、肛門周囲の皮膚炎などのリスクがある。医療、介護の現場では、必要に応じて便を柔らかくする薬を

1 	硬くてコロコロの便
2 	ソーセージ状の硬い便
3 	表面にひび割れのある ソーセージ状の便
4 	なめらかで柔らかい ソーセージ状、あるいは 蛇のような便
5 	境界のはっきりした 柔らかい便
6 	境界がほぐれて ふにゃふにゃの泥状の便
7 	固形物を含まない 液体状の便

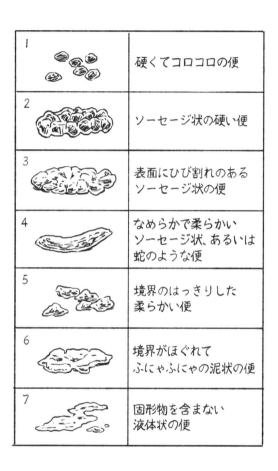

ブリストルスケール

使ったり、整腸剤を使ったりして、このスケールを適切なレベルに保つことが重視されるのだ。

さて、ではこの便の硬さは一体どのようにして決まるのだろうか？

便の滞在時間と大腸の機能

ふつうに飲食をすると、一日あたり約九リットルもの水分が小腸～大腸に入る。このうち、約二リットルは口から摂取したもので、残りの七リットルは消化液である。消化液の分泌量は非常に多く、例えば膵液だけでも一日あたり一・五リットルも分泌されている。

もしこれだけの量の水分がそのまま肛門から出てきたら、毎日恐ろしい量の下痢をすることになってしまう。だが、もちろんそのようなことは起こらない。九リットルもの水分のうち、ほとんどが小腸と大腸で吸収され、便として排出される水分は二パーセント以下になるからだ。消化液として一旦多量の水分を失っても、役目を終えたのち、その大部分を回収することで水分不足を防ぐのである。

水分は、八〇～八五パーセントが小腸で吸収され、一〇～二〇パーセントが大腸で吸収される。便に含まれる水分量が少ないと便は硬くなり、水分量が多くなるにつれて便は柔らかくなる。

では、どんなときに便に含まれる水分量が多くなるのだろうか？　ここでは、どんなときに下痢しやすいかを想像してみよう。

例えば、暴飲暴食をすると消化液の分泌が多くなり、大腸の吸収能力を超える量の水分が大腸に流れ込み、下痢が起こる。また、食べたものが小腸や大腸に滞在する時間が短いと、水分を吸収できる量が減るため、やはり下痢が起こる。例えば、腸炎になるとお腹がグルグルと音を立て、蠕動《ぜんどう》運動が激しくなり、食べたものの通過速度が上がる。これが下痢の原因になるのだ。

一方、便が硬くなるのはどのようなときだろうか？　これも水分吸収の過程を考えれば理解できる。例えば、大腸の蠕動運動が低下していると、内容物の通過速度が遅くなる。大腸内での便の滞在時間が長くなり、より多くの水分が吸収されるため、便が硬くなるのである。

加齢によって蠕動運動が落ち、慢性的な便秘になることはしばしばある。この場合は、緩《かん》下剤《げざい》（便秘の薬）などを上手に使う必要があるのだ。

がんによる症状の出方と便の性状

大腸は、長さが一・五～二メートルほどある管状の臓器である。実は大腸がんは、大腸の上流にできたものより下流にできたもののほうが早い段階で見つかりやすい。過去の研究によれば、早期の段階でがんが発見される割合は、下流（左側）が一六・一パーセントであるのに対し、上流（右側）はわずか五・六パーセントであり、上流のほうが遥かに少ない（36）。上流のがんのほうが、自覚症状が現れにくいためだ。

なぜだろうか？　その理由は、大腸の中で便の性状が変化するメカニズムを知っていると容易に理解できる。

大腸は、右下から時計回りにお腹を一周する形で存在する。便は大腸を通る間に水分を失い、徐々に硬くなっていく。したがって、大腸の上流（右側）を流れる便は水分量が多い下痢便で、大腸の下流（左側）を流れる便は水分量が少ない固形便となりやすい。実は、この部位ごとの便の性状の違いが、症状の現れ方に影響を与える。

大腸がんが発見される契機として、血便、腹痛、便秘などの症状や、血液検査でわかる貧血などがある。大腸の上流を流れる便は水分量が多くて柔らかいため、管の内腔にがんがあっても詰まりにくい。水っぽい便なら、がんによって狭くなった管の隙間を通ることができるからだ。したがって、硬い便が通る下流に比べて、便秘や腹痛のような自覚症状が現れにくい。

また、がんの表面は組織がもろくなり、物理的な刺激で出血しやすくなっている。便に血が混じったり、繰り返す出血によって貧血が起こったりするのはそのためだが、これも便が硬いほうが起こりやすく、柔らかいほうが起こりにくい。水っぽい便はがんの表面を傷つけにくいからだ。したがって、上流にできたがんのほうが、血便や貧血が起こりにくい。むろん、上流のがんのほうが単純に「肛門から遠い」というのも、血便が現れにくい理由の一つである。

上流の大腸がんが早期の段階で見つかりにくいのは、これらの要因によるものだ。がんによる症状の現れ方は、大腸の構造と機能を知っていると理解しやすいのである。

なくても生きられる臓器、生きられない臓器

臓器の役割

私たちの体に無駄な臓器は一つもない。ただし、「なくても生きられる臓器」は多い。いくつか例をあげてみよう。

胆石などが原因で、胆嚢《たんのう》を摘出する手術を受ける人は多い。胆嚢は、なくても生活に大きな影響を与えない臓器である。肝臓でつくられた胆汁を一時的に溜めておく「ため池」が胆嚢であり、何かを産生するわけではないからだ。

大腸も、実はすべて摘出できる臓器である。さまざまな大腸の病気で「大腸全摘」が必要になる。もちろん、生活に不便が生じるのは事実だ。大腸がないと便の水分量が多くなり、排便回数が増えてしまう。大腸全摘は、やむを得ないときのみに行われる手術である。

一方、小腸をすべて摘出すると生きられない。小腸は、

生きるために必須の栄養分の吸収を行っているからだ。点滴で栄養分を補えばある程度は生き続けられるが、厳密にすべての栄養素を点滴のみで補うのは難しい。ただし、数メートルもの長い臓器であるため、部分的に切除することは容易にできる。

膀胱《ぼうこう》がんなどで、膀胱をすべて摘出することもある。膀胱はなくても生きていけるが、「代役」が必要だ。小腸を使って尿を溜める袋（人工膀胱）をつくるのが一般的である。これを尿路変向術と呼ぶ。

腎臓は左右に二つあるため、片方を摘出しても生きていけるのはもちろんだが、両方摘出しても生きていける。ただし機械に腎臓の代わりをしてもらわなければならない。これが「透析」である。もちろん、生きている限り定期的に病院に通って透析を受け続けなければならないため、生活に与える影響は大きい。

一方、肝臓をすべて摘出しては生きられない。肝臓は五〇〇以上の化学反応を担う人体の化学工場といわれ、その機能をすべて肩代わりできる機械は実用化されていない。機能があまりに多様すぎるのだ。

ただし、肝臓がんなどの病気で肝臓を部分的に切除することはある。健康な肝臓であれば、六～七割くらいまでは切除が可能だ。残りの肝臓が再生し、もとの機能を維持するからである。

なお、腎臓や肝臓は他人から移植することができる。肝臓も、他人の臓器で替えがきくという意味では、全摘出は一応可能だ（なしでは生きていけないが）。

似たようなことは、肺や心臓にもいえる。肺や心臓なしで人は決して生きてはいけないが、他人から移植することはできる。

では、胃はどうだろうか？

正解は、「すべて摘出が可能な臓器」である。胃がんなどで、胃をすべて摘出する手術を「胃全摘」と呼ぶ。また、胃を部分的に切除し、三分の一から四分の一ほど残す手術もある。病変の位置によって胃を残せるか否かが決まるのだ。

全摘すると補充が必要になる物質

胃をすべて摘出すると、数ヶ月から数年で貧血が起きる。貧血とは、赤血球の数が減ることである。なぜだろうか？

実は、赤血球をつくるのに必要な鉄分とビタミンB_{12}の吸収に、胃が関わっているからである。胃を摘出すると、食べたものから鉄とビタミンB_{12}が吸収できなくなり、貧血が起きるのだ。ビタミンB_{12}を吸収するのは小腸なのだが、胃から分泌される「内因子」という物質と結合していなければ、ビタミンB_{12}を吸収できない。

いずれもある程度の貯蔵があるため、胃全摘後、即座に足りなくなるわけではない。鉄は半年から三年ほどかけて欠乏するが、ビタミンB_{12}は二～五年分ほど貯蔵があるため、欠乏するのは数年後である。もちろん、いずれも体外から適切に補充すれば命に別状はない。

胃のように、「すべて摘出はできるが、何かの補充が必要になる臓器」は他にもある。代表的なのが膵臓だ。

意外に思われるかもしれないが、膵臓は「すべて摘出が可能な臓器」である。膵臓がんなど、膵臓の病気によって「膵全摘」を行うことはある。

膵臓の主な役割は、食べ物の消化に役立つ膵液を分泌することと、血糖値を下げるホルモン「インスリン」を分泌することだ。よって膵臓をすべて摘出した場合は、これらの補充が必要になる。

特に、インスリンがないと血糖値は病的に上がり、即座に命に関わるため、毎日定期的なインスリンの皮下注射が欠かせない。「なくても生活できる」とはいえ、生活に大きな不便をもたらすのは事実である。

摘出するとワクチンが必要になる臓器

内臓の中でもあまり知られていない、もっとも地味な臓器といえば脾臓《ひぞう》である。脾臓はお腹の左上にある、握りこぶしほどの大きさの臓器だ。

表面は暗い赤色をしていて、中には血液がたっぷり含まれている。スポンジのように柔らかいため、周囲の手術をする際はもっとも出血に注意すべき臓器でもある。

脾臓の重要な役割の一つに、免疫機能がある。脾臓は私たちの免疫を担う、人体では最大のリンパ器官ともいわれる。全身の各所で免疫を担うリンパ節の親玉的な存在だ。

脾臓には、免疫に関わる細胞であるリンパ球やマクロファージが多く存在し、これらは細菌などの病原体が体に侵入した際に戦ってくれる。病原体を直接攻撃する、あるいは「抗体」と呼ばれる武器をつくって攻撃するのだ。

脾臓は、さまざまな理由で摘出が必要になる。例えば、交通事故などの外傷で損傷すると大出血を起こし、脾臓を摘出しなければ救命できないケースがある。また、脾臓は胃のすぐそばにあるため、胃がんができた部位によっては、手術で胃と一緒に摘出しなければならないケースもある。

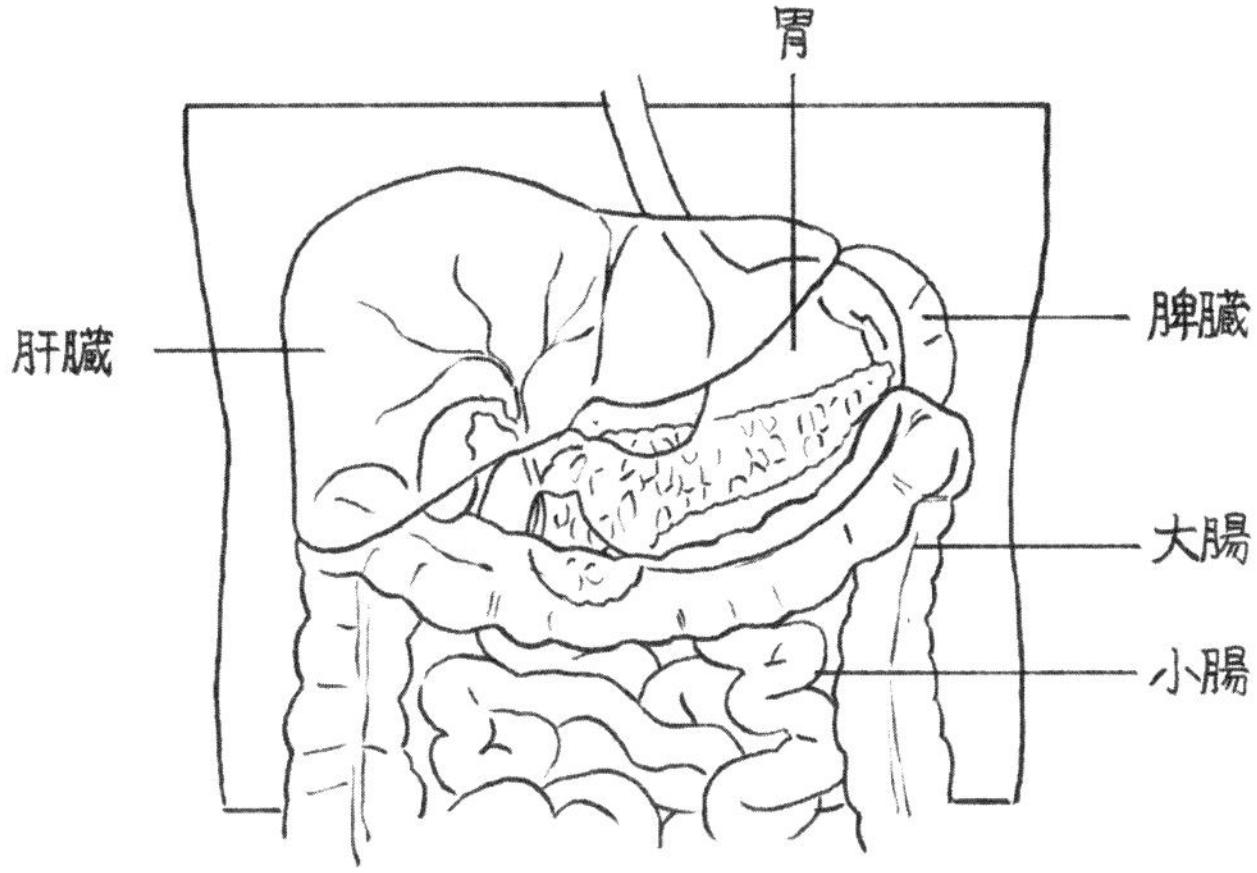

腹部の臓器

脾臓は「なくても生きられる臓器」の一つだが、前述の理由により、一部の感染症に対して防御力が弱くなる。代表的なのが、インフルエンザ菌や肺炎球菌、髄膜炎菌などの細菌感染症だ。脾臓を摘出した後に起こる重篤な感染症を、「脾臓摘出後重症感染症（ＯＰＳＩ）」と呼ぶ。ひとたび発症すると、約半数が死亡するともいわれる恐ろしい病気だ。

特に肺炎球菌によるＯＰＳＩは頻度が高いため、脾臓を摘出した人に対して、肺炎球菌ワクチンの接種が健康保険で認められている。「なくても生きられる」とはいえ、感染予防が必要になるという点で注意が必要な臓器なのだ。

腎臓のすごい役割

水を飲んでも、ラーメンを食べても……

私たちは、真水を飲むこともできるし、塩分の多いラーメンのスープを飲み干すこともできる。当たり前のようだが、これは人体の持つ凄まじい機能である。

血液中の塩分濃度は約〇・九パーセントで、これは一般的な味噌汁に近い。味噌汁にお湯を入れれば味は薄くなり、塩を入れれば味は濃くなる。ところが、私たちの人体にこのような変化は起こらない。体を構成する水分の電解質イオン濃度や、浸透圧、pHなどの環境は、常に一定に維持されるからだ。

電解質イオンの濃度はmEq/L（メック・パー・リットル）という単位で表現するが、例えば血液中のナトリウムイオン濃度は一四〇mEq/L前後、カリウムイオン濃度は四

mEq/L前後、塩化物イオンは一〇五mEq/L前後の狭い範囲に、厳密に維持されている。

これは、臓器が正常に働くために人体が絶えず行う「環境整備」であり、このバランスが崩れると臓器の機能は破綻してしまう。

血液をポタポタと水中に落とすと、血液中の赤血球が一瞬で破壊され、水中に赤い色がもやのように広がっていく。入浴中に鼻血が出たことのある人は、この奇妙な現象を見たことがあるだろう。

水のように浸透圧が低い液体に赤血球が放り込まれると、赤血球内の浸透圧との差に応じて水が赤血球内に勢いよく入り込む。これによって赤血球はあっという間に破裂する。学校の理科の授業で行った、半透膜を使った浸透圧の実験と同じである。

だが体内では、たとえ水をたくさん飲んでも、このようなことは起こらない。血液中の浸透圧は常に一定に保たれているからだ。

では、こうした体液のバランスを、人体はどのように維持するのだろうか？　ここで注目すべき臓器が腎臓である。

腎臓の重要な働き

腎臓の役割は何かご存じだろうか？　そう問うと、多くの人は「尿をつくること」と答えるだろう。だが、この答えは腎臓の機能を表面的に捉えたにすぎない。もっと正確に書くなら、「体液の量、電解質、浸透圧、pHなどの組成を一定の範囲内に維持すること」である。腎臓は、この働きを担う唯一の臓器なのだ。

例えば、真夏の暑い日に大量に汗をかいたり、摂取する水分量が減ったりすると、体液が減少し、イオン濃度と浸透圧は上昇する恐れがある。その場合、腎臓は尿を濃縮することで、失われる水分を減らす。逆に、多量の水を摂取すると、体液量が増え、イオン濃度と浸透圧は低下する恐れがある。その場合、腎臓は尿を薄くして体外に余分な水分を排出する。

このようにして、血液の浸透圧は常に二八〇mOsm/kgH_2O前後の狭い範囲に維持される一方、尿の浸透圧は五〇～一四〇〇mOsm/kgH_2Oという、驚くほど広い範囲で変化する。つまり、尿の「濃さ」は三〇倍近く変化できるのだ。

誰しも、自分の尿の色が濃くなったり薄くなったりするのを見慣れているはずだ。その理由はもうわかるだろう。体に水分が足りないときは濃縮された黄色の尿が出る一方、水分が余っているときは薄い色の尿が出るからだ。

腎臓は、ろ過装置

全身を巡る血液は約五リットルである。その一部は絶えず腎臓に流れ込んでいて、ここで濾過《ろか》されて尿がつくられる。腎臓には「糸球体《しきゅうたい》」と呼ばれる濾過装置が左右それぞれ約一〇〇万個ずつ存在する。その名の通り、毛細血管が糸玉のような形状になったもので、一つは直径〇・一～〇・二ミリメートルと目に見えないほど小さい(37)。

この濾過装置は、捨ててはならない血液中の細胞成分、つまり白血球や赤血球、血小板や、重要なタンパク質（アルブミンやグロブリン）を通さないが、それ以外の水分や電解質は通過する。

何らかの病気で糸球体の機能が障害されると、この濾過作業がうまくいかなくなり、赤血球が漏れ出したりタンパク質が漏れ出したりする。健康診断の尿検査で、尿潜血（目に見えない尿中の赤血球）や尿タンパクの有無を調べる目的の一つは、本来漏れ出すはずのないこれらの物質を検出し、腎臓の病気の存在を知ることだ。

実は糸球体で濾過される血液量は、一日あたり約一五〇リットルもある。のちに尿となる

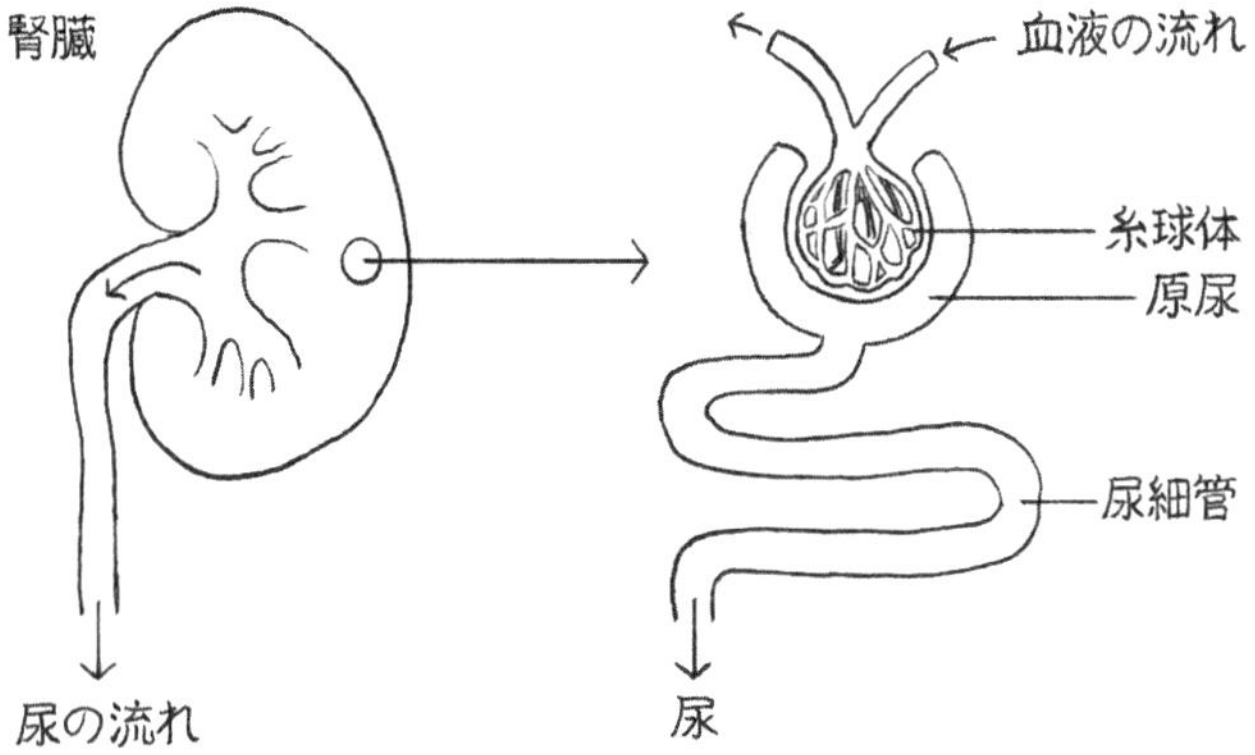

腎臓の機能

この「濾過液」を「原尿」と呼ぶ。これが尿細管という細い管を通る間に、必要な成分が再吸収され、不要な老廃物が排出されるという選別が起こる。この際、約九九パーセントの水分が吸収され、結果的に一日あたりの尿は、一・五〜二リットル程度になるのだ。

この壮大な「濾過」と「再吸収」の過程において、必要なだけの水分と電解質などが回収され、また不要な分が捨てられるという緻密な調節が行われる。これこそが、腎臓が体液の組成と量を調節するプロセスなのである。

増えている慢性腎臓病

腎臓の機能が低下すると、体液バランスを維持することが難しくなる。これによって生命に危険が及ぶ場合は、機械に腎臓の機能を肩代わりしてもらう。これが血液透析である。

一般的な血液透析の場合、月水金や火木土のように週に三回、一回あたり数時間の透析に通うパターンが多い。普段、知らないうちに腎臓が行ってくれる仕事の代理を機械に依頼すると、これだけの手間がかかってしまうのだ。

健康な自分には透析など馴染《なじ》みの薄い存在だ、と思っただろうか？　実は必ずしもそうではない。慢性的な腎機能低下、すなわち慢性腎臓病（chronic kidney disease：CKD）は、近年増加しているのだ。

ＣＫＤは、糖尿病や慢性糸球体腎炎と呼ばれる病気が原因になるほか、肥満、喫煙、高血圧、脂質異常症などのメタボリック症候群もＣＫＤの発症に大きく関わっている。

ひとたび失われた腎臓の機能は元には戻らない。よって、病気の進行を遅らせる治療、すなわち、血糖値や血圧のコントロール、適度な運動、禁煙、食事制限などが必要になる。

唯一無二の機能を持つ腎臓は、丁寧に守らねばならないのである。

静脈の真相

バンザイの姿勢と静脈

腕をぶらりと下げ、その表面を見てみてほしい。多くの人は、皮膚に浮き出た血管を見ることができるだろう。これらはすべて静脈である。静脈は、体の末梢《まっしょう》から心臓へ戻っていく血管だ。したがって、腕に見える静脈の中の血液は、指先から肩の方向へ流れている。

このことは、簡単な実験で確認できる。腕を上げてバンザイの姿勢をとり、その状態で同じ血管を見てみてほしい。驚くほど速やかに、浮き出ていた血管はすべて凹んでしまうはずだ。

重力に従って、静脈の中の血液が心臓のほうへ流れ去ったためである。逆にいえば、腕を下ろしているとき、静脈は重力に逆らって流れていることになる。

実は静脈の中にはたくさんの逆流防止弁がある。動脈ほど流れに勢いのない静脈血が、腕を下ろしているときも指先へ逆流せずに心臓に戻ってくるのは、この弁のおかげだ。

血管は何色をしているか？

不思議なことに、よく見る人体のイラストでは、たいてい動脈は赤、静脈は青で描かれている。だが、実際の動脈と静脈は全く違った色である。

先ほど確認した通り、腕の静脈は、皮膚の表面からは薄い紫から緑色に見える。皮膚を切り裂いて静脈を直接見ると赤みは増すが、やはり中の血液がうっすら透けて見える程度で、色味としては紫から緑に近い。

一方、動脈の表面は白い。血流の勢いが強いため、動脈の壁は丈夫で分厚く、神経でできた白い鞘で覆われ、赤い血液が透けることはない。図鑑などで見られる血管の色はあくまでイメージにすぎず、リアルな色調からは意外なほどかけ離れているのだ。

動脈は静脈よりはるかに血圧が高いため、手術の際に傷がつくと、血液が吹き上がるように出血する。人気医療ドラマ『ドクターX 外科医・大門未知子』では、手術の腕が凡庸な外科医が血管を傷つけ、顔に血しぶきを飛ばして慌てふためくシーンが定番だ。確かに、傷つけたのが動脈であれば、小さな血液の飛沫《ひまつ》が顔に飛ぶことは現実にもある。

ドラマと現実との違いは、この現象が必ずしも「緊急事態」を意味するものではないことだ。止血のための道具は多くあるため、すぐに処置をして事なきを得るのが常である。むしろ顔に血が飛ぶほど出血源が明白な動脈出血であれば、かえって止血しやすいケースも多いのだ。

一方、ゆっくりとわき上がるように出血し、出血源が即座にはわからないような静脈出血のほうが、よほど恐ろしい。静脈の壁は動脈より薄く、ひとたび傷つけると、慎重に操作しなければ裂け目がさらに広がって収拾がつかなくなる。ドラマより「地味な」出血のほうが、現実には「緊急事態」なのだ。

ドラマの世界では、いかにも「緊急事態」であることが伝わりやすい表現が求められる。だからこそ、顔に血液が飛ぶ、という派手なシーンが好まれるのだろう。

ちなみに、ドラマでよく見る血液の色調もリアリティを欠くことが多い。たいてい透明度が高すぎるからだ。

人間の血液は、その四五パーセントが細胞成分である。細胞成分の九九パーセントは赤血球で、残りが白血球と血小板だ。つまり血液の中には、おびただしい数の目に見えない細胞が浮いている。よって実際の血液は、透かして向こう側を見ることができないほど透明度が低く、赤みが濃い。たくさんのプランクトンが発生した川のごとく、血液は「淀んで」いるのだ。

人体を構成する成分は、すべてが複雑にできていて、人工的に表現するのが難しい。ドラマを見るたび、この「難しさ」を痛感し、人体の神秘に思いを馳《は》せるのである。

新しく生まれた現代の「外傷」

「ニンテンディナイティス」とは？

一九九〇年、世界的にもっとも権威ある医学雑誌の一つ、『New England Journal of Medicine』に興味深い症例報告が掲載された（38）。その論文では、親指の痛みを訴えて病院を受診した三十五歳の女性の病状について述べられていた。

彼女は、息子がクリスマスプレゼントにもらった任天堂のテレビゲームを、五時間に渡って一度も休むことなくプレイし続けたという。右手の親指で繰り返しボタンを押し続けたことによる、親指の腱の炎症が痛みの原因であった。

人類史上初めて、自宅用のテレビゲームが爆発的に普及した時代だ。むろん医学史上も、それまでこの種の外傷が記録されたことはなかった。論文の著者である米国ウィスコンシン州の医師は、この新たなタイプの外傷に

「Nintendinitis（ニンテンディナイティス）」と名づけることを提唱した。「-itis」とは「～炎」を意味する接尾辞で、「colitis（大腸炎）」「gastritis（胃炎）」「arthritis（関節炎）」など、「-itis」がつく病名は数え切れないほどある。ここに、Nintendinitis（任天堂炎）という新たな病名が加わったわけだ。

ゲーム史を変えた新型マシンが生んだ疾患

さらに、二〇〇七年には同じ『New England Journal of Medicine』に新たな症例報告が掲載された(39)。

ある日曜日の朝、二十九歳の研修医が激しい右肩の痛みで目覚めた。特段、肩に怪我をした覚えのない彼は不思議に思い、リウマチ科の同僚に相談したところ、右肩の腱の炎症が痛みの原因であるとわかった。

さらに記憶を探ったところ、彼はついに原因となりうる行動を思い出した。実は、彼は任天堂の新型ゲーム機「Wii」を購入したばかりで、数時間に渡ってテニスのゲームをプレイしていた。このゲームでは、プレイヤーは画面の前に立ってリモコンを握り、体を動かすことであたかもテニスをプレイするような体験を味わえる。彼はゲームプレイ中に繰り返し肩を酷使しており、それが腱の炎症を引き起こしたのである。

ゲーム業界がやや停滞しつつあった当時、任天堂が社運をかけて投入したのが、Wiiであった。特にWii本体と同時に発売されたソフト「Wii Sports（ウィースポーツ）」では、テニスの他、野球、ボクシング、ゴルフ、ボウリングなど、実際に体を動かしてバーチャルなスポーツ体験ができた。

この画期的な仕様が、それまでゲームをあまりプレイしてこなかった層に広く受け入れられ、ゲーム人口は一挙に拡大した。結果的に、Wiiの出荷台数は一億台超、Wii Sportsは八〇〇〇万本超という恐るべき売り上げを記録し、テレビゲームの歴史を塗り替えるにとどまらず、医学史上初めて「自宅における新たなスポーツ外傷」を生み出したのである。

件《くだん》の論文の著者であるバルセロナの医師は、この肩の外傷を任天堂ゲーム機による「Nintendinitis」の一形態としつつも、もはや新たな疾患概念の構築が必要と考えた。そして、この外傷を特に「Wiiitis（ウィーアイティス）」と呼ぶことを提唱した。

原因のはっきりしない痛みを訴える患者に対し、医師が適切な診断を下す目的において、疾患名を定義し、言語化することは極めて重要だ。「Nintendinitisではないか」あるいは「Wiiitisではないか」という疑いを想起することこそが、正しい診断に至る道をつくるからである。

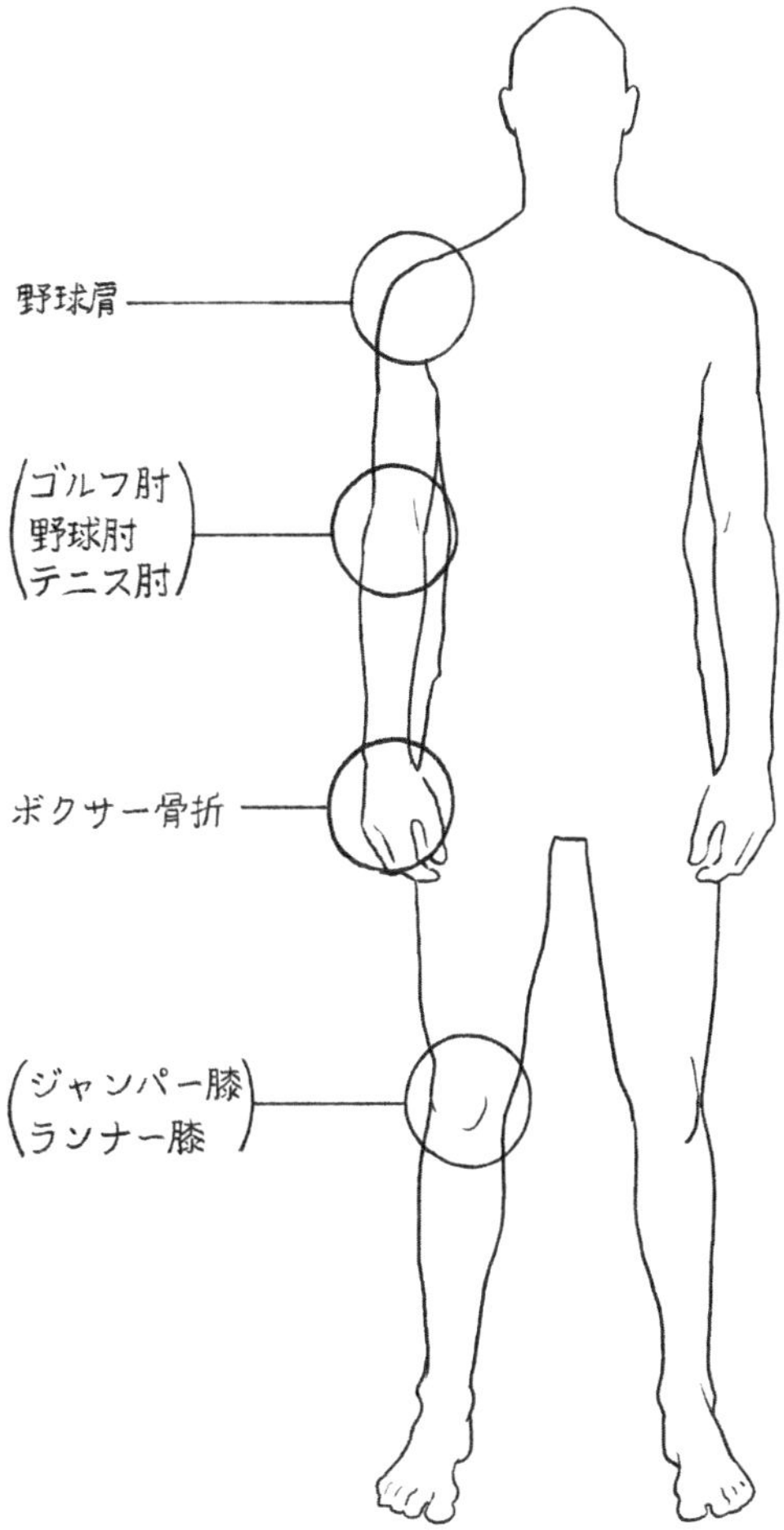
野球肩
ゴルフ肘
野球肘
テニス肘
ボクサー骨折
ジャンパー膝
ランナー膝

おもなスポーツ外傷

さまざまなスポーツ外傷

ゲーム機の進化が新たな疾患を生みだしたのは事実だが、それまでにはもちろん、古典的なスポーツ外傷として定義された疾患は多くあった。

例えば、テニス愛好家に起こりやすい肘の腱の炎症「上腕骨外側上顆炎《じょうわんこつがいそくじょうかえん》」は「テニス肘」と呼ばれ、繰り返しボールを投げることで起きる肘の骨や軟骨、靱帯《じんたい》、腱などの傷害は「野球肘」、肩関節の傷害は「野球肩」と呼ばれる。

他にも、スイング動作で起こる肘の内側の炎症「ゴルフ肘」(上腕骨内側上顆炎)、拳による強打で起こる中手骨(手の中央の骨)の骨折「ボクサー骨折」、ランニングによる膝関節周囲の傷害「ランナー膝」、バレーボールやバスケットボールなどでジャンプと着地を繰り返して起こる膝蓋骨(膝の皿)周囲の傷害「ジャンパー膝」など、スポーツ外傷は数多くある。

生物は本来、種の存続を目的に生きている。だが不思議なことに人類は、趣味や娯楽によって自らの体を繰り返し酷使し、傷めつけ、新たな疾患を次々と生み出してきた。生物学的な観点では全くもって不可解で非合理的だが、ここに大きな価値を見出し、幸福を感じられることこそが、私たち人類の取り柄なのだろう。

第2章

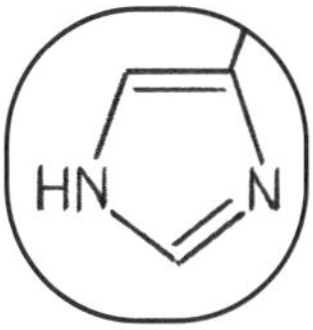

画期的な薬、精巧な人体

あらゆるものは毒であり、毒なきものなど存在しない。
あるものを無毒とするのは、
その服用量のみによってなのだ。

パラケルスス
（医師）

毒から生まれた新薬

ドクトカゲと新薬開発

アメリカ南西部からメキシコにかけての乾燥地帯に生息するアメリカドクトカゲは、「ヒーラモンスター」とも呼ばれ、猛毒を持つトカゲである。一九九二年、アメリカの科学者ジョン・エングは、このトカゲの毒に含まれる物質に注目し、「エクセンディン－4」と名づけた。これが、糖尿病の新薬開発に繋《つな》がる第一歩だった。

彼がエクセンディン－4に目をつけたのには理由があった。人間の持つホルモンの一つ「GLP-1」によく似た構造をしていたことだ。GLP-1は食後に小腸から分泌されるホルモンで、インスリンの分泌を促したり、食欲を抑えたりなど、血糖値を下げる方向に働く。

だがGLP-1は寿命が短く、生体内でDPP-4という酵素によって一～二分で分解されてしまう。一方のエクセンディン－4は、構造上はGLP-1とよく似ていながら、DPP-4には分解されにくい性質があった。つまり、血糖値を下げる作用が長持ちし、薬として使える可能性があったのだ。

エクセンディン－4がヒントになって生まれた新たな糖尿病薬は「GLP-1受容体作動薬」と総称され、二〇〇五年に初めてアメリカで承認された。現在、トルリシティやオゼンピック、リベルサスなどさまざまなタイプの商品が販売され、現役の糖尿病薬として活躍している。それどころか、二〇二二年の医薬品売り上げ世界ランキングでトルリシティとオゼンピックはベスト10にランクインし、ともに売り上げ一兆円を超えるベストセラーだ。

二〇一三年、ジョン・エングはその功績から、革新的な基礎研究に与えられる「ゴールデングース賞」を受賞した。トカゲの毒から、まさに名薬が生まれたのである。

創薬の歴史を振り返ると、実は毒から生まれた薬の例は枚挙にいとまがない。むしろ、すべての薬は毒でもある。人間に都合が良い時は薬、都合が悪い時は毒と勝手に呼び分けているだけだ。

中でも印象的なのは、人間が殺戮《さつりく》を目的につくった猛毒から薬が生まれた例だ。それが、抗がん剤である。

抗がん剤は化学兵器から生まれた

第二次世界大戦中の一九四三年十二月、イタリアのバーリにある連合国軍の重要な港に、ドイツ軍が大規模な空襲を行った。この攻撃は「バーリ空襲」と呼ばれ、連合国軍にとっては恐るべき大失態となった。その理由が、マスタードガスの流出だ。

被害を受けたアメリカの輸送船の一つ、ジョン・ハーヴェイ号は、二〇〇〇発ものマスタードガス爆弾を極秘裏に積んでいた。ドイツ軍が化学兵器を使用した際の報復が目的であったが、これが大惨事を招いた。ドイツ軍の爆撃によって、この七〇トンにも及ぶ猛毒が海水に流出。一部は蒸発して毒ガスとなり、港町に拡散したのである。

マスタードガスは、これまでもっとも多くの人命を奪ってきた毒ガスの一つだ。マスタードやニンニクに似た独特の臭いが名前の由来である。

事故当時、大勢の負傷者が医療機関に搬送されたが、マスタードガスの存在は秘匿されていたため、誰もが中毒に気づけなかった。結果としてマスタードガスの被害を受けた八〇人以上の兵士が死亡し、数カ月のうちに民間人も含め一〇〇〇人以上が亡くなった（1）。

マスタードガスは「びらん剤」に分類され、皮膚のびらん（ただれ）を引き起こす化学兵器だ。だが、この大規模な被害によって明らかになったのは、皮膚症状にとどまらないマスタードガスの真の恐ろしさだった。

マスタードガスの被害を受けた患者の血液には、奇妙な変化が起きていた。白血球の数が激減していたのだ。恐ろしいことに、この猛毒は骨髄を狙い撃ちし、人体の造血機能を破壊する作用があった。白血球や赤血球、血小板などの血球は骨髄でつくられる。この機能が失われれば、血液中に新たな血球を供給できない。

特に白血球の寿命は、種類によって異なるもののおおむね数時間から数日と短い（赤血球の寿命は約百二十日、血小板は約十日）。血球の工場が攻撃されれば、あっという間に血液中の白血球は消失し、免疫機能は壊滅、重篤な感染症で死の危機に瀕《ひん》することになる。

だが、イェール大学の薬理学者アルフレッド・ギルマンとルイス・サンフォード・グッドマンは、この特徴に関心を持った。応用すれば、がん治療に使えるのではないかと考えたからだ。白血病やリンパ腫などの血液のがんは、血球ががん化して無秩序に増殖する病気だ。血球のみを選択的に攻撃することができるなら、がん化した血球を破壊できるかもしれない。

マスタードガスからつくられた化合物、ナイトロジェンマスタードは、一九四〇年代以後、リンパ腫の治療に用いられ、予想通り劇的な効果を発揮した。「抗がん剤」そのものが存在すらしなかった当時、これはまさに奇跡というほかなかった。

のちに、ナイトロジェンマスタードを改良したエンドキサン（シクロフォスファミド）やアルケラン（メルファラン）などさまざまな薬が抗がん剤として開発され、現在に至っている。皮肉にも、戦時中に使用された毒ガスが抗がん剤の歴史の第一歩だったのだ。

抗がん剤の効果と副作用

マスタードガスから生まれた抗がん剤はアルキル化薬と総称され、DNA合成を阻害することで細胞分裂を抑制する。細胞分裂が起こるには、まず設計図であるDNAの複製が必須だからだ。

DNAは二本の鎖が螺旋《らせん》状に絡み合う構造だが、アルキル化薬は、この鎖の間に「アルキル基」という塊を付着させる。二本の鎖は異常な形で結合して離れなくなり、それぞれのコピーをつくれなくなる。こうして細胞は分裂できなくなるのだ。

他にも抗がん剤にはさまざまなタイプがあるが、アルキル化薬と同様に細胞分裂に関わるプロセスを阻害する形で抗がん作用を発揮するものを、「細胞障害性抗がん剤」と分類する。抗がん剤の歴史の中では、比較的初期に生み出された従来型の薬だ。

がん細胞は細胞分裂を盛んに起こし、無秩序に増殖するという特徴を持つ。細胞障害性抗がん剤は、細胞分裂を妨げることでがんの増殖を抑制できる。だが、当然ながら正常な細胞も日々、細胞分裂しながら増殖し、成長する。したがって、このタイプの抗がん剤は、人体の中で「細胞分裂が盛んな場所」に副作用を引き起こしやすい。

例えば、前述の通り骨髄の細胞は盛んに細胞分裂を起こす。血液中に絶えず血球を供給するためだ。したがって、「白血球減少」は抗がん剤治療中に起こりやすい代表的な副作用だ。

また、毛根の細胞は盛んに分裂し、髪の毛をつくる。だからこそ私たちは、定期的に理髪店や美容院に行くという億劫《おっくう》なタスクを一生涯背負う。こう書けば、抗がん剤が脱毛を引き起こしやすい理由はもうわかるだろう。

小腸や大腸など、消化管の表面を覆う粘膜も日々剝がれ落ち、新しい細胞に入れ替わる。この新陳代謝が阻害されれば、粘膜はただれたままになる。抗がん剤の副作用として下痢が起こりやすいのも、それが理由だ。

近年、細胞障害性抗がん剤以外にも驚くほど多くの種類の薬が生まれた。特に二十一世紀になって普及した「分子標的薬」というタイプは、がん細胞の増殖に関わる特定の分子のみをターゲットに攻撃できる薬だ。この作用によって、細胞障害性抗がん剤よりも副作用が軽いのが特徴だ。今や分子標的薬にも数え切れない数の商品がある。

抗がん剤の歴史は意外に浅いが、その進歩は驚くほど急速なのだ。

神と悪魔の薬

がん細胞が、細菌やウイルスなどの外敵と決定的に異なるのは、それが「正常な細胞から生まれること」にある。変わり果てた姿になってもなお、がん細胞は正常細胞の「面影《おもかげ》」を残していて、私たちの肉体が成長するために用いるのと同じツールを使って育つ。

一九五〇年代後半、ドイツで睡眠薬として開発された「サリドマイド」という薬がある。当初は妊婦にも安全な薬として各国で販売され、広く使用された。

ところが、特徴的な奇形を持つ子どもが生まれる事例が世界各地で相次いだ。特に四肢の奇形は「アザラシ肢症」と呼ばれ、四肢の発育不全によって手足が極端に短くなる、新しいタイプの先天奇形であった。サリドマイドには、四肢の形成に重要な役割を果たすタンパク質を阻害する、重大な副作用があったのである。

一九六〇年代にサリドマイドと先天奇形との因果関係が指摘され、販売は停止された。だが、妊娠初期の女性が内服した例は少なくなく、日本で約一〇〇〇人、世界的には四〇〇〇人以上が被害に遭った(2)。「サリドマイド禍」として知られる世界規模の薬害である。

だが、その後もサリドマイドの薬効については研究が続けられた。特定のタンパク質を阻害する、その強力な作用はがんの治療薬として使用できる可能性を秘めていたためだ。数々の臨床試験が行われた結果、特に骨髄のがんの一種、多発性骨髄腫にかつてないほど高い効果を示すことが明らかになった。治療が極めて難しく、生命予後の厳しい多発性骨髄腫の患者にとって、サリドマイドはまさに福音だった。

薬害から四十年以上の時を経て、日本では二〇〇八年、多発性骨髄腫に対してサリドマイドは再び承認された。サリドマイド誘導体（サリドマイドを改良した化合物）は次々と開発され、今や年間売り上げ約一兆円規模の重要なカテゴリーとなっている(3)。

研究が進む中でサリドマイドは、当初考えられていた以上に多様な作用を持つことがわかり、多発性骨髄腫に限らず多くの疾患に有効なことが明らかになっている。むろん妊娠の可能性のある女性は使用できないが、今や医療現場では必須の治療薬だ。

こうした歴史的背景から、サリドマイドは「神と悪魔の薬」と呼ばれることもあるが、どの薬にも「神」と「悪魔」の二面性があるともいえる。正常な組織へのダメージを最小限に抑えながら、いかにメリットを最大限に引き出すか。医療には、石橋を叩いて渡るように慎重な営みが求められるのだ。

歴史を変えた抗生物質

「ペニシリン」の発見

リゾチームは、抗菌作用を持ち食品添加物として用いられる酵素である。リゾチームを発見したのは、イギリスの医師アレクサンダー・フレミングである(4)。今から百年ほど前の一九二〇年代のことだ。

ドイツの医師ロベルト・コッホが、「細菌が病気の原因になる」という衝撃的な事実を世界で初めて示し、その功績でノーベル賞を受賞したのが一九〇五年である。それ以後、細菌を殺せる化合物が探索されたが、多くの研究が難航していた。まだ「抗生物質」という言葉すらなかった時代だ。

フレミングがリゾチームを発見したのは、全くの偶然だった。風邪をひいていた彼がくしゃみをしたとき、培養容器に飛び込んだ飛沫《ひまつ》によって細菌たちが死滅してしまったのだ。鼻水の中に、病原体に対抗する成分が存在したのである。

リゾチームはタンパク質でできた酵素で、全身に投与して目的の臓器に浸透するには分子が大きく、残念ながら感染症の治療薬にはなりえなかった。だがその七年後、フレミングのもとに起きたもう一つの偶然が、彼の人生を変えることになった。

黄色ブドウ球菌を培養していた彼は、一九二八年九月、今度は培養容器の中にカビを混入させてしまった。カビが生えた容器など実験には使えない。だがフレミングは、これを安易にゴミ箱に捨てはしなかった。カビの周囲にだけ、細菌が発育していないことに気づいたからだ。

細菌を殺す、何らかの物質がカビから分泌されているのではないか？

まだ名もないこの化合物を、彼はアオカビの学名*Penicillium*（ペニシリウム）にちなんで「ペニシリン」と名づけた。これがのちに抗生物質と呼ばれ、医学の歴史を、いや人類史をも変える薬になった。

一九二〇年代にフレミングが成し遂げた

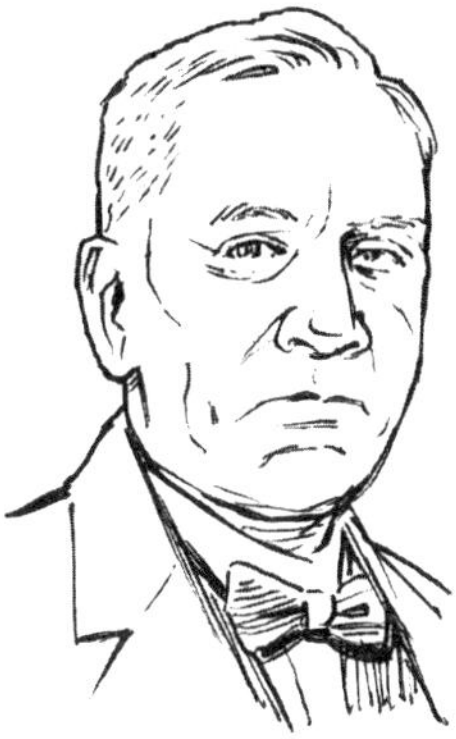

フレミング

この二つの発見は、いずれも「偶然が生んだ幸運（セレンディピティー）」として語られる。だが、その偶然を呼び寄せたのは、紛れもなく彼の努力と情熱だ。

第一次世界大戦中、戦場の病院で医師として勤務したフレミングは、大勢の兵士たちが傷から重篤な感染症を引き起こし、なす術《すべ》なく死んでいく姿を目の当たりにしてきた。戦後、彼が感染症の薬の開発に心血を注いだのは「必然」に他ならなかった。

幸運は準備された心のみに宿る。フランスの細菌学者ルイ・パストゥールの言葉として知られるこの格言は、まさにフレミングに舞い降りた「幸運」を的確に言い表している。

一九四五年、ノーベル医学生理学賞を受賞したフレミングは、受賞スピーチで世界に向けて警告した。安易な抗生物質の使用が増えれば、薬剤耐性菌を生み出す恐れがあると。

フレミングは長年の研究で細菌と向き合い、その特性を知り尽くしていた。彼が危惧した通りの未来に、人類は直面することになったのだ。

狡猾な細菌の逃避手段

細菌は、細胞壁と呼ばれる壁に包まれ、この壁がないと生きていけない。細胞分裂して増殖する際は、細胞壁を新たに合成することで、次の世代を生み出す。

ペニシリンは、細胞壁の合成に必要な酵素「ＰＢＰ」に結合し、その働きを阻害することで抗菌作用を発揮する。ＰＢＰとは「ペニシリン結合タンパク質（penicillin-binding protein）」の略だ。その名が示す通り、ペニシリンの後に見つかった物質である。

人間の細胞は細胞壁を持たないため、ペニシリンは細菌だけに作用できる。感染症の治療薬として人体に投与できるのは、それが理由だ。

だが、細菌は狡猾《こうかつ》である。一九四〇年代には、早くもペニシリンを分解する酵素を産生できる細菌が出現し、ペニシリンの効かない症例が現れ始めた。この酵素は、「ペニシリナーゼ」と名づけられた。

そこで、ペニシリナーゼに分解されにくい新たな抗生物質「メチシリン」が開発され、一九六〇年に使用が開始された。だが、たった一年後にはメチシリンに耐性を有する細菌が発見され、十〜二十年の月日を経て全世界に広まった（5）。その名を「メチシリン耐性黄色ブドウ球菌（MRSA：methicillin resistant Staphylococcus aureus）」という。

ＭＲＳＡの耐性機構は、さらに狡猾だ。細胞壁の合成に関わるＰＢＰの変化版「ＰＢＰ2′」を産生するのである。たとえメチシリンでも、相手がＰＢＰでなければ作用を発揮できない。「敵もさるもの」だ。

ここからは、ひたすら「いたちごっこ」である。

ＭＲＳＡへの対抗手段として人類が新たに投入し、今なお使用される抗生物質が「バンコマイシン」である。興味深いことに、バンコマイシンはＭＲＳＡ感染症への治療薬として開発されたわけではなかった。その証拠に、バンコマイシンが開発されたのは一九五六年だ。メチシリンが販売される前である。

バンコマイシンという古の武器

バンコマイシンは、ボルネオ島のジャングルに生息する真菌（カビの仲間）から生まれた。その名は、英語の「vanquish（打ち破る）」に由来する。バンコマイシンは、ペニシリンやメチシリンとは異なり、細胞壁の材料となるペプチドグリカンの前駆体《ぜんくたい》に結合し、細胞壁の合成を阻害する。

この違いは、「レンガ造りの家を建築する過程をどう邪魔するか」にたとえるとわかりやすい。ペニシリンやメチシリンは、細胞壁の合成に必要な酵素、すなわち「建築に必要なトンカチ」を使えなくする薬であった。一方、バンコマイシンは壁の材料となるレンガそのものを変形させ、家を建築できなくする。この全く異なるメカニズムが、耐性菌への対抗手段となった。

バンコマイシンは開発当初、不純物が多く、その茶色い見た目から「ミシシッピーの泥」などと揶揄《やゆ》された（６）。また腎臓などへの副作用が目立ち、使い勝手の悪い薬であった。

だが、ＭＲＳＡ感染症が拡大するにつれ、ＭＲＳＡに対抗できる抗生物質が求められた。アメリカでＭＲＳＡが問題になったのは一九七〇年代だ。臨床現場のニーズに応じて開発された新薬ではなく、すでに市場に出回っていながら活躍の場に恵まれなかった古参たるバンコマイシンが、貴重な武器として表舞台に躍り出たのである。

バンコマイシンは今なお、血中濃度の測定と、それに応じた用量の調節を必要とする。他の抗生物質に比べるとやはり「使い勝手の悪い薬」には違いない。だが、ＭＲＳＡに対抗する武器としては、依然としてなくてはならない抗生物質である（ＭＲＳＡ以外の細菌に用いられることもある）。

なお、バンコマイシンの効かない耐性菌はすでに複数現れ、「いたちごっこ」は続いている。また、ここでは黄色ブドウ球菌に対する治療を中心に紹介したが、他にも人類に感染症を引き起こす細菌には膨大な種類があり、それぞれの戦いにおいて、それぞれの「いたちごっこの歴史」が存在する。

いつか耐性菌との戦いが終わるなら、それは人類が感染症に勝利するときではなく、かつて感染症に翻弄《ほんろう》された頃に逆戻りするときなのかもしれないのだ。

日本で生まれた画期的な新薬

世界中で爆発的に売れた

全米発明家殿堂（NIHF：National Inventors Hall of Fame）は、社会的に優れた科学技術や発明を称える目的で設立され、これまで六〇〇人以上の発明家が殿堂入りしてきた。その中に、歴史上初めて殿堂入りを果たした日本人がいる。農学博士の遠藤章である。二〇一二年のことだ。

それ以外にも遠藤は、二〇〇六年に日本国際賞、二〇〇八年にラスカー賞、二〇一七年にガードナー国際賞など、医学や科学技術面で世界的に貢献した人物に与えられる賞を次々と受賞している。まさに世界でもっとも著名な日本人科学者の一人といえる。

遠藤の功績の中で、医学の進歩に凄まじい影響を与えたのがコレステロール降下薬「スタチン」の開発だ。スタチ

一般名	主な商品名
アトルバスタチン	リピトール
シンバスタチン	リポバス
ピタバスタチン	リバロ
フルバスタチン	ローコール
プラバスタチン	メバロチン
ロスバスタチン	クレストール
ロバスタチン	メバコール

おもなスタチン系医薬品

ンといえば、今や世界一〇〇カ国以上、毎日四〇〇〇万人を超える患者が内服するほどのベストセラーである。

読者の中には、健康診断でコレステロール値が高いことを指摘され、クレストールやリバロ、メバロチンなどの商品名で販売されるスタチン系医薬品を内服している人もいることだろう。

スタチンが世界で初めて発売されたのは一九八七年である。その後、数々のスタチンが生み出され、世界中で爆発的に売れた。人類史上初めて年間売り上げ一〇〇億ドルを達成した薬は、スタチン系医薬品のリピトールである(7)。スタチンは紛れもなく、医学史を変えた薬なのだ。

カビへの関心が生んだ新薬

秋田県の農家に生まれた遠藤は、自然豊かな環境に囲まれ、幼少期からカビやキノコに関心を持った。また、大学時代にペニシリンの生みの親アレクサンダー・フレミングの伝記を読み、アオカビから画期的な新薬を生み出したフレミングに強い憧れを抱いた。

創薬によって人の命を救い、社会に貢献したい。そう考えた遠藤は、一九五七年、医薬品メーカー三共株式会社（現・第一三共株式会社）に入社し、創薬の研究を始めた。彼が着目したのは、やはりカビであった。抗生物質の他にも、人類に役立つ物質を産生するカビがいるに違いないと考えたからだ。

遠藤は、一九七一年から二年間で六〇〇〇株以上に及ぶカビを調べ上げ、一九七三年七月、ついにコレステロール合成を阻害する物質をつくるカビを発見。世界で初めての快挙を成し遂げた（8〜10）。

スタチンを生み出したのは、奇しくもペニシリンと同じく、アオカビの一種ペニシリウム・シトリナム*Penicillium citrinum*であった。スタチンはのちに「第二のペニシリン」と呼ばれ、その後の医薬品業界を一変させたのである。

アメリカの社会問題

遠藤はなぜコレステロール降下薬の開発に目をつけたのだろうか。その契機になったのは、一九六六年から二年間のアメリカ留学である。彼がそこで目にしたのは、年間数十万人にも及ぶおびただしい数の心臓病死であった。

カロリー過多による肥満や、急速に進む車社会が招いた運動不足。これらによって起こる生活習慣病は血管の動脈硬化を引き起こし、心筋梗塞などの心疾患による死亡を爆発的に増加させた。これがアメリカでは社会問題となっていたのだ。

動脈硬化リスクの一つが、血液中の高濃度のコレステロールだ。だが、当時コレステロールを安全かつ有効に減らす薬はなかった。遠藤はここに創薬の可能性を見出したのである。

コレステロールの中で、特にLDLコレステロールというタイプは「悪玉コレステロール」とも呼ばれ、動脈硬化の進行に深く関わっている。そのしくみはこうである。

血管の内皮（内側の壁）に何らかの理由で傷がついたとき、血液中のLDLコレステロールの濃度が高いと、傷からLDLコレステロールが血管の壁に入り込み、酸化LDLと呼ばれる有害な形に変化する。人の免疫システムはこれを異物として排除しようとし、免疫細胞

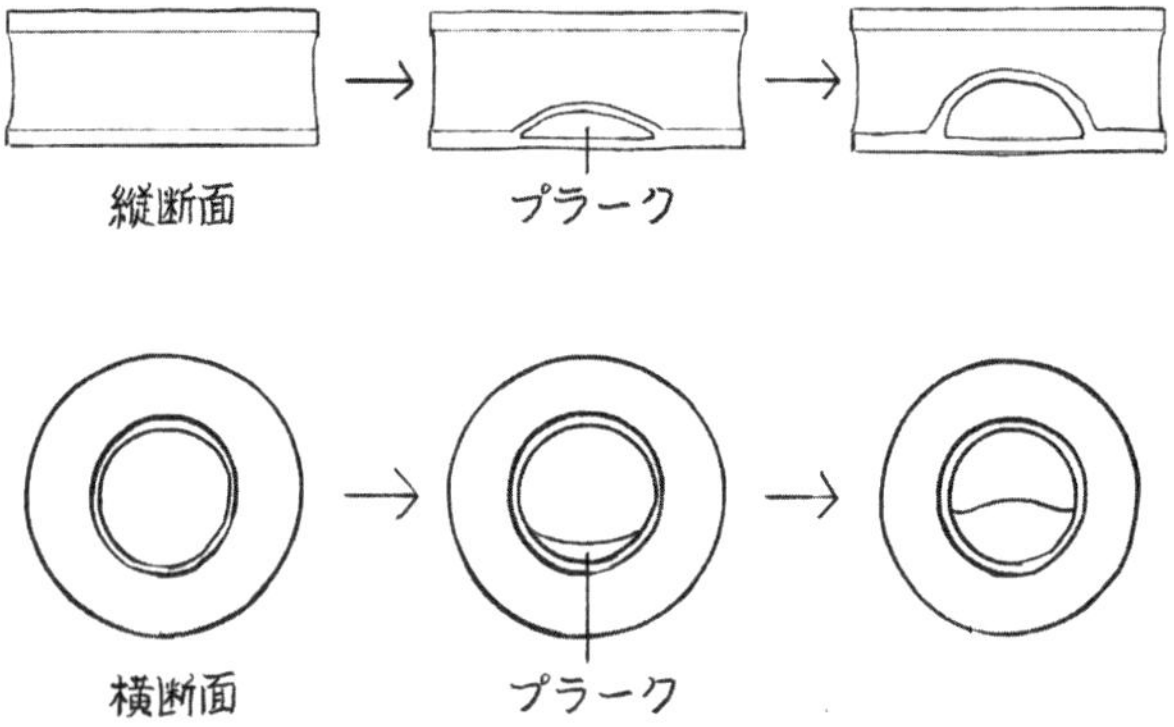

動脈硬化を起こした血管

の一種であるマクロファージが集合して酸化LDLを貪食する（食べる）。だが、酸化LDLが多すぎるとマクロファージは死んでしまい、この死骸が血管の壁に蓄積、かゆ状のプラーク（垢のような塊）を形成する。これが血管の内腔を狭くしてしまうのだ。

したがって、LDLコレステロールを血液中から減らすことが、動脈硬化の予防につながるというわけである。

コレステロールの働きと合成

では、スタチンはどのようなしくみで血液中のコレステロール値を下げるのだろうか？

私たちの体は、体外から摂取したさまざまな栄養分を利用し、主に肝臓でコレステロールを生成する。実はコレステロール全体のうち、体内で生成されるものが七〇〜八〇パーセントを占め、食事から直接摂取するコレステロールは残りの二〇〜三〇パーセントである。

生活習慣病に関わる点で、コレステロールは人体に有害な物質だと思われがちだが、そういうわけではない。むしろコレステロールは、人が生きていく上でなくてはならない物質だ。全身に運ばれ、細胞を包む細胞膜の成分となり、性ホルモンや副腎皮質ホルモンなどのホルモンの原料となり、消化液に含まれる胆汁《たんじゅう》の原料にもなる。

コレステロールを生成するプロセスは非常に複雑で、三〇種類以上の酵素が関わる反応系だ。スタチンは、このプロセス全体のスピードを左右する「律速《りっそく》段階」を担う酵素をピンポイントに阻害することで、コレステロール生成を効率的に抑制するのだ。

スタチンは「コレステロールの生成プロセスを制御する手段」を人類に初めて与え、人体というブラックボックスに一つの風穴を開けた。スタチンが、コレステロール代謝に関わるさまざまな研究の実現に寄与した点で、その価値は単に「治療薬」であるにとどまらない。

一九八五年、コレステロール代謝のしくみを解明し、ノーベル医学生理学賞を受賞したアメリカの科学者ヨセフ・ゴールドスタインは、遠藤にスタチン提供を依頼するなど頻繁に情報交換を行って研究を進めていた。彼の研究成果に、遠藤は大いに寄与したのである。

ホルモンを世界で初めて抽出した日本人

「アドレナリン」の発見

副腎は左右の腎臓の上に一つずつある小さな臓器で、「皮質《ひしつ》」と「髄質《ずいしつ》」という二つの部分に分けられる。かつてより、動物の副腎髄質の成分は、血圧を上昇させたり、血管を収縮させたりする作用を持つことが知られ、科学者の関心の的であった。だが、その正体は長らく不明であった。

一九〇〇年七月、化学者、高峰譲吉と助手の山中啓三は、ニューヨークの研究室で、ウシの副腎からこの物質の抽出に初めて成功する。高峰は、副腎の英語「adrenal gland」にちなみ、この物質を「アドレナリン（adrenaline）」と名づけた。実はこれが、人類が初めて手にしたホルモンであった。

ホルモンとは、さまざまな臓器で産生されて血液中を巡り、ごく微量で体の機能を調節できる情報伝達物質の総称だ。これ以後多くのホルモンが人体から発見されることになるが、アドレナリンはその嚆矢《こうし》である。

高峰はアメリカで特許を申請し、一九〇一年、アメリカを代表する製薬メーカー、パーク・デイビスと協力してアドレナリンの商品化に成功した(11)。一九〇二年には日本でも販売を開始し、その後アドレナリンは世界的に普及することになる。パーク・デイビスは、のちのワーナー・ランバート、現ファイザーである（二〇〇〇年に吸収合併）。

高峰の発見から百年以上が経った今も、アドレナリンは医療現場で欠かせない医薬品である。例えば、医療ドラマでおなじみの心肺停止患者への心肺蘇生処置では、アドレナリンを投与するシーンがよく描かれる。アドレナリンは心臓に鞭《むち》を打ち、血管を収縮させて血圧を上げる薬だからだ。

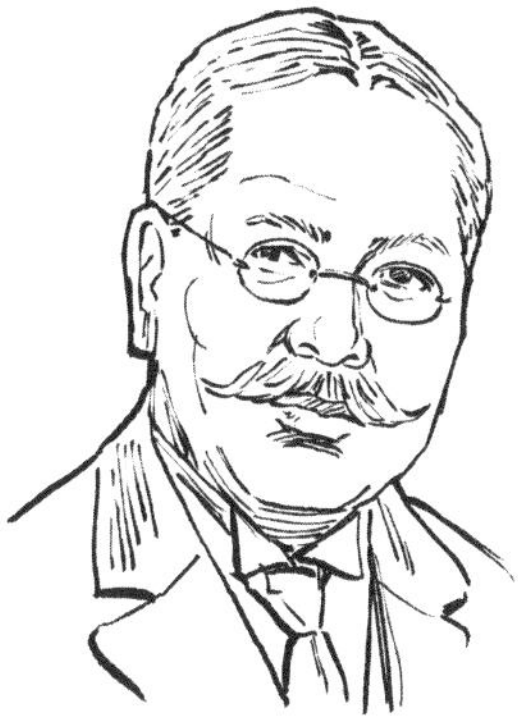

高峰

「アドレナリン」という言葉は一般にも広く知られ、興奮したり恐怖を感じたりした際、俗に「アドレナリンが出る」などと表現することもある。アドレナリンは交感神経の刺激によって副腎髄質から分泌され、心拍数や血圧を上昇させる、血管を収縮する、瞳孔を開く、といった作用を持つホルモンだ。まさに、日常会話で使うところの「アドレナリンが出る」は、医学的にも正確といってよい表現である。

アドレナリンが分泌されるシチュエーションは、「fight or flight」という格言で表現される。「fight」は戦うこと、「flight」は逃げることだ。偶然だが、日本語にも良い訳がある。「闘争か逃走か」である。

アドレナリンか、エピネフリンか

実は医療現場では、アドレナリンのことを「エピネフリン」と呼ぶ人も多い。これは、二〇〇六年に医薬品の正式名称を定める日本薬局方《ほう》(厚生労働大臣が公示する文書)が「アドレナリン」を採用するまで、医薬品名が「エピネフリン」であったためだ。この名残は今でも残っていて、重度のアレルギーであるアナフィラキシーに使用する皮下注製剤「エピペン」の「エピ」は、「エピネフリン」の名前に由来する。

高峰らと同じ頃、アメリカ、ジョンズ・ホプキンス大学の研究者ジョン・ジェイコブ・エイベルは、ヒツジの副腎から活性成分を抽出したとして、この物質に「エピネフリン（epinephrine）」と名づけた。「エピ（epi-）」は「上」を意味する接頭辞、「ネフリン（nephrin）」は「ネフローゼ」などと共通の語源を持つ、腎臓に由来する言葉だ。副腎は腎臓の上にある臓器であるために、こう名づけられたのだ。

実はこのときの「エピネフリン」は、高峰らの抽出した純粋なアドレナリンとは異なり、ベンゾイル基という余分な構造が結合したものだった（12）。だがアメリカではその後、エイベルの業績を重んじて、純粋な副腎髄質ホルモンをエピネフリンと呼ぶようになった。結果的に、今では「アドレナリン」と「エピネフリン」は同義の単語として扱われている。

日本の医療現場では長らく、医薬品名としてはアメリカに準じた「エピネフリン」が採用されてきた。一方、ヨーロッパでは高峰らの呼称「アドレナリン」が採用されている。前述の通り日本でも、二〇〇六年にようやく真の発見者の命名が採用されたというわけだ。

日本史に名を残す化学者兼実業家

高峰が歴史に名を残す所以《ゆえん》となった医薬品は、アドレナリン以外にもう一つある。それが「タカジアスターゼ」である（13・14）。

夏目漱石の小説『吾輩は猫である』の登場人物、珍野《ちんの》苦沙弥《くしゃみ》先生は胃腸が弱く、主人公である猫の目線でこう描かれている。

「彼は胃弱で皮膚の色が淡黄色《たんこうしょく》を帯びて弾力のない不活潑《ふかっぱつ》な徴候をあらわしている。そのくせに大飯《おおめし》を食う。大飯を食った後でタカジヤスターゼを飲む。飲んだ後で書物をひろげる。二、三ページ読むと眠くなる。涎《よだれ》を本の上へ垂らす。これが彼の毎夜繰り返す日課である。」

この後、「教師というものは実に楽なものだ。人間と生れたら教師となるに限る。」と風刺的な皮肉が続く。

ここに出てくる「タカジヤスターゼ」が、高峰の発明した大ヒット大衆薬タカジアスターゼのことだ。

一八九〇年に家族とともにアメリカに渡っていた高峰は、一八九四年、日本酒の製造に使われるカビの仲間、麴菌《こうじ》から消化酵素ジアスターゼを抽出し、これを「タカジアスターゼ」と名づけた。

一八九五年、パーク・デイビスはタカジアスターゼを胃腸薬としてアメリカで発売し、爆発的な人気を誇った。このときに築かれた高峰とパーク・デイビスの関係が、のちのアドレナリン発売にも繋がった。

アメリカでの発売から遅れること三年、日本でタカジアスターゼが発売されたのは、一八九九年である。タカジアスターゼを日本で普及させるため、一八九八年に横浜に誕生した会社「三共商店」は、のちの製薬メーカー三共株式会社であり、今の第一三共株式会社である。

そして、タカジアスターゼは今でも「新タカヂア錠」や「第一三共胃腸薬」の成分として我が国で愛用されている。高峰は、三共株式会社の初代社長でもある。

高峰は、漢方医だった父と、造り酒屋の出身だった母のもとに生まれた。麹菌の抽出物から薬をつくるという発想には、こうしたルーツがあったのだ。

高峰の功績はまだある。

東京の工部大学校（のちの東京大学工学部）で化学を専攻し、首席で卒業した高峰は、留学先のイギリスで最先端の科学技術に触れ、化学肥料の有用性を思い知った。当時、日本で重要な肥料として用いられていたのは、人の糞尿であった。

いずれ人口の増加に伴い、食糧の増産が必須になる。十九世紀前半にイギリスで生まれた人工的な化学肥料は、当時リン鉱石から効率的に生成されていた。高峰はこの技術を日本に持ち帰り、一八八七年に実業家、渋沢栄一らの協力を得て、日本初の化学肥料製造会社「東京人造肥料会社」を創業する。のちの日産化学株式会社である。

このように高峰は、化学を次々と実用に生かして事業化し、化学の力でこの国を変えてきた。その功績から彼は、「近代バイオテクノロジーの父」と呼ばれているのだ。

奇跡を起こした新薬

「物質E」とは？

副腎髄質と同様に、副腎皮質も人体に不可欠なホルモンを分泌する臓器である。だが、この事実が知られたのは二十世紀半ばになってからだ。

アメリカ、メイヨークリニックの研究者であったエドワード・ケンダルと、スイスの化学者タデウシュ・ライヒシュタインは、一九三〇年～四〇年代にかけて、副腎皮質から次々と化合物を抽出し、その構造を同定していた。

きっかけは、副腎皮質の機能が低下する病気、アジソン病に対し、ウシの副腎皮質の抽出物が有効だとする報告だった。この抽出物を特定できれば、アジソン病の治療薬をつくり出せると考えたのだ。

アジソン病は、一八五五年にイギリスの内科医トーマス・アジソンが初めて報告した病気だ。今では厚生労働省が指定する難病の一つで、副腎皮質から分泌されるホルモンが慢性的に不足し、さまざまな症状を引き起こす。ウシの副腎皮質の抽出物が有効だったのは、副腎皮質から分泌されるホルモンを補充することができたからだ。

中でも、ケンダルの見つけた化合物「物質E（Compound E）」（のちにコルチゾンと命名）はもっとも活性が強かったが、入手できる量が少なすぎた。そこでケンダルと手を組んだのが、ドイツの製薬企業メルクであった。メルクは「物質E」の効率的な生産を実現し、臨床応用への道を開いた(15)。

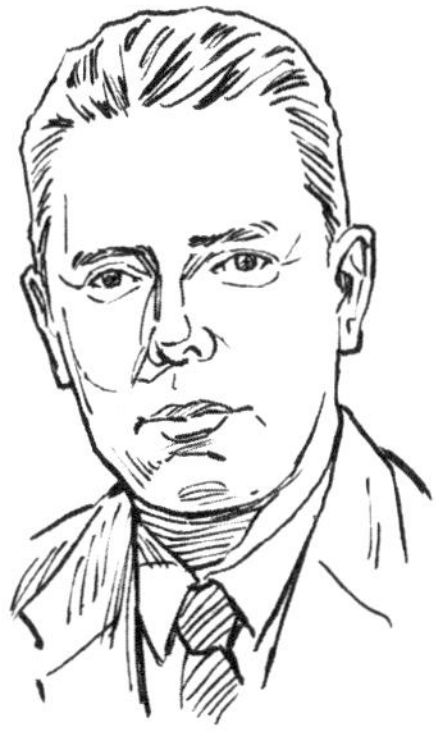

ヘンチ

だが、この研究がのちにノーベル賞をもたらす奇跡の治療に繋がるとは、当初は誰も想像していなかった。きっかけをつくったのは、ケンダルと同じメイヨークリニックの内科医フィリップ・ヘンチである。

ヘンチは以前から、関節リウマチ患者の関節炎が、なぜか黄疸や妊娠など特定の出来事によって改善することに気づいていた。こうした経緯から、何らかのストレスによって体内で産生される物質が、関節炎の改善に関わっているのではないかと考えた。だが、その物質が何であるかはわからないままであった。

当時、関節リウマチに対する有効な治療はなく、慢性的な関節炎を経て寝たきりになる患者も多かった。何とかその物質を明らかにしたいと考えたヘンチは、ケンダルの合成した「物質E」の未知の効果に期待し、その提供を依頼したのだ。

ヘンチが世界で初めて「物質E」を投与した相手は、関節リウマチによって寝たきりになった二十代の女性であった。女性は「物質E」の投与によって四日間で劇的に回復し、あっという間に歩けるようになったのである(16)。副腎皮質ホルモンの持つ、「炎症を抑制する効果」が初めて明らかになった瞬間だった。

その後、この薬は関節リウマチをはじめ多くの自己免疫疾患(免疫が自分自身の体を攻撃してしまう病気)に苦しむ人たちの救世主となった。現在では、さまざまな用途に合わせて効果的な製剤が多くつくられ、治療薬として不可欠な存在になっている。

一九五〇年、ケンダル、ライヒシュタイン、ヘンチの三人は、ノーベル医学生理学賞を受賞した。今や「副腎皮質ホルモン」や「副腎皮質ステロイド」といえば、それだけで炎症を抑える薬として一般に認知されるほど、広く知られるようになったのである。

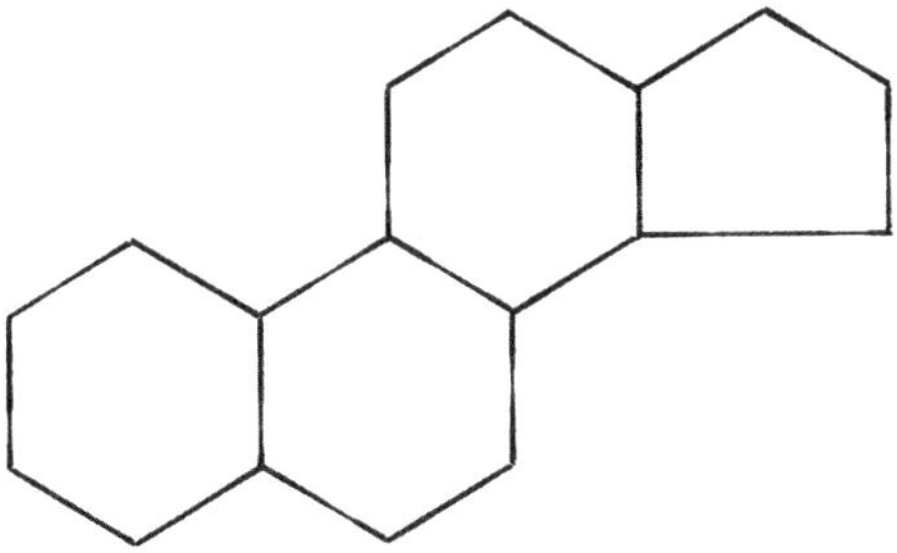

ステロイド骨格

さまざまな「ステロイド」

「ステロイド」と聞くと、炎症を抑える目的で使う、塗り薬や吸入薬、飲み薬などを想像する人が多いだろう。一方、ドーピング問題で話題になる筋肉増強剤をイメージする人もいるかもしれない。実はこれらは同じ「ステロイド」ではあるが、全く異なる種類のホルモンだ。

ステロイドとは、「ステロイド骨格」と呼ばれる構造を持つ化学物質の総称である。したがって、全く異なる作用を持つ化学物質を「ステロイド」と総称できる。メタノールやエタノール、プロパノールなどを「アルコール」と総称するのと同じである。

さて、ステロイド骨格を有する化学物質は、体内にも、自然界にも広く存在する。実は、コレステロールもステロイド骨格を持つ物質だ。

前述の通り、体内ではコレステロールを原料に数々の「ステロイド骨格を持つホルモン（ステロイドホルモン）」がつくられる。体内でステロイドホルモンがつくられる場所は、前述の副腎皮質の他に、精巣と卵巣がある。

一般に女性ホルモンと呼ばれる卵胞ホルモン（エストロゲン）や黄体ホルモン（プロゲステロン）、男性ホルモンの一つ、テストステロンなどは、よく知られた名前だ。これらの「性ホルモン」は、生殖器の形成や性機能の維持、妊娠の準備や継続に関わるなどの重要な作用を持ち、卵巣や精巣から分泌されている（一部の性ホルモンは副腎皮質からも分泌される）。

一方、副腎皮質から分泌され、ホルモンとして機能するステロイドも数多くあるが、特に活性が強いのは、アルドステロンとコルチゾールである。

副腎皮質ホルモンの働き

アルドステロンとコルチゾールの働きは、高校生物で学ぶ知識である。名前は少し複雑でわかりにくく思えるが、その働きを理解するのは難しくない。順を追って説明しよう。

まず、アルドステロンの主な働きを「電解質（鉱質）コルチコイド作用」という。腎臓に働きかけ、ナトリウムやカリウム等の電解質の調節に関わる作用だ。

一方、コルチゾールの主な働きを「糖質コルチコイド作用」という。その名の通り、糖新生（タンパク質や脂質から糖を合成する作用）を促し、血糖値を上げるなどの作用が主だが、炎症を抑えるという独特の作用も持つ。これは前述した通りだ。

かつて多くのホルモンが動物や人の体から抽出され、構造と機能が解析されてきた。今では、その多くが製剤として人工的に合成できるようになっている。例えば、インスリンは膵《すい》臓《ぞう》から分泌されるホルモンだが、今や遺伝子組み換え技術により人工的に大量生産が可能となり、インスリン製剤として糖尿病の治療に利用されている。

製剤として人工的に化学合成することの利点は、大量生産が可能なことだけではない。人体で生成されるホルモンからヒントを得て、一部の構造を変化させ、特定の機能を強化したり、副作用を抑制したり、といった改良が可能になることも大きな利点だ。ホルモン製剤に、ホルモンそのもの以上のパワーを持たせることができるのだ。

さて、一般に「ステロイド製剤」として多くの人が思い浮かべるのが、「糖質コルチコイド作用を強化させた合成ステロイド」である。

例えば、デキサメサゾンやプレドニゾロンといった合成ステロイドは、生体内にあるコルチゾールの数倍から数十倍もの糖質コルチコイド作用を持ち、炎症を抑える薬として特化された製剤だ。デカドロン、プレドニン、リンデロンなどさまざまな商品が販売され、軟膏《なんこう》、飲み薬、注射薬、吸入薬など、実に多彩な剤形で利用されている。

むろん、その働きを想像するとわかる通り、血糖値を上昇させる副作用がある。その他にも、高血圧や、顔に脂肪が沈着して起こる満月様顔貌《まんげつようがんぼう》（顔が大きく丸くなる）など、さまざまな副作用が知られている。他の製剤とうまく併用しつつ、副作用を最小限に抑えた使用が肝要な薬だ。

一方、ステロイドホルモンとして全く異なるもう一つのカテゴリー、性ホルモンについても、さまざまな種類の合成ステロイドが薬として用いられている。エストロゲン製剤、プロゲステロン製剤、テストステロン製剤などがそれである。

例えば経口避妊薬（ピル）は、エストロゲン製剤とプロゲステロン製剤を配合した飲み薬だ。エストロゲンやプロゲステロンは本来、脳からの刺激によって卵巣から分泌される女性ホルモンである。経口避妊薬が投与されると、身体はこれらのホルモンが十分にあると判断し、脳から卵巣への刺激を中断することで、排卵が抑制される。これが妊娠を防ぐ効果につながるのだ。

一方、男性ホルモンであるテストステロンは、男性の生殖機能を維持するほか、タンパク同化作用（タンパク質をつくり出す作用）によって筋肉の成長を促すなどの働きがある。筋肉増強剤として世界アンチ・ドーピング規程で禁止物質にあげられるアナボリックステロイド（タンパク同化ステロイド）は、このテストステロンと同種の、タンパク同化作用を強化させせた合成ステロイドである。

単に「ステロイド」というだけでも、その種類はこれだけ複雑だ。だが、いずれも人体には欠かせない大切な作用を持っているのである。

何より興味深いのは、人類が「ステロイド」という貴重な物質を製剤として利用し始めるよりはるか悠久の昔から、私たちは既に自らの体内にそれを「持っていた」という事実だろう。

一見すると私たち人類は、その叡智《えいち》によって数々の特効薬をゼロからつくり上げてきたと思えるかも知れない。だがその多くは、人体をはじめ、既に自然界に存在したものの「再発見」なのである。

モルヒネとアヘン

モルヒネとギリシャ神話

驚くべきことだが、紀元前の昔に植物から生まれた薬草や生薬が、今なお医療現場で欠かせない薬として活躍している例は多くある。

例えば、ケシの果汁を乾燥させた生薬には、痛みをやわらげ、精神を落ち着かせる作用がある。古代エジプトの時代から知られていた事実だ。のちに依存性が問題になり、戦争の原因にまでなったこの薬は、「アヘン」の名で知られている。

かつてイギリスの東インド会社は、中国の清にアヘンを輸出し、莫大《ばくだい》な利益を得ていた。十八世紀末のことだ。だが、アヘン依存者の増加と貿易赤字の拡大に悩まされた清は、一七九六年以後、アヘンの輸入を禁止する。これを契機に、イギリスが清に仕掛けた戦争が「アヘン戦争」である。

だが、アヘンに含まれる何が、強い鎮痛、鎮静作用を生むのかは長らく知られていなかった。その謎を解いたのは、ドイツの薬剤師フリードリヒ・ゼルチュルナーである。

ゼルチュルナーは実験を重ね、一八〇四年、努力の末にアヘンの有効成分の抽出に成功する。彼はその物質に、ギリシャ神話に登場する夢の神「モルフェウス」にちなんだ名前をつけた。「モルヒネ」である。そのとき、彼はまだ弱冠二十一歳であった。

モルヒネは、脳や脊髄《せきずい》などの神経系に作用し、痛みの情報伝達を抑制することで鎮痛作用を発揮すると考えられている。こうした作用を持つ物質を、今では「オピオイド」と総称する。アヘンの英語「opium」と、「〜のようなもの」を意味する接尾辞「-oid」から、「アヘンのような物質」を意味する言葉としてつくられた単語だ。

モルヒネ以外にも、これまでオキシコドン、トラマドール、フェンタニルなどさまざまなオピオイドがつくられ、医薬品として活躍している。医療現場では一般に「医療用麻薬」とも呼ばれ、特にがんによる痛み（がん性疼痛《とんつう》）に使われることが多い。

医療用麻薬については、「中毒になるのではないか」といった懸念を抱く人が多いのだが、適切に使用すれば依存性の心配はない。むしろ、飲み薬、貼り薬、坐薬、注射薬など用途に応じてさまざまな剤形があるため、非常に利便性の高い痛み止めといえる。

また、特にモルヒネは、ドラマや小説などの偏ったイメージがあるためか、「がんの終末期に用いる薬だ」と考える人が多いが、これも正しいとはいえない。がん性疼痛のコントロールは、がんの治療を行うすべての人に対して必要だ。したがって、必要に応じて早い段階から医療用麻薬を使用することも多い。痛み止めを上手に使い、病気による生活の質の低下を防ぐことは非常に大切だ。

植物と痛み止め

「痛み」というのは、私たちにとって極めて不快な感覚だ。紀元前から、医学はこの「痛み」にさまざまな方法で挑み、それを和らげる手段を生み出してきた。前述のアヘンは、まさにその好例だ。

一方、現在家庭でも広く使用される痛み止めといえば、ロキソニン(ロキソプロフェン)やボルタレン(ジクロフェナク)、イブプロフェンなどを思い浮かべる人が多いはずだ。このタイプの薬は「非ステロイド性抗炎症薬」と呼ばれるが、実はそのルーツも植物にある。

古代ギリシャの時代から、ヤナギの葉や樹皮に痛みを和らげる効果があることはよく知られていた。だが、ヤナギもまたアヘンと同様に、何が鎮痛作用を持つのかは十九世紀まで知られていなかった。ヤナギの有効成分が抽出され、ヤナギの学名「*Salix*（サリクス）」にちなんで「サリチル酸」と名づけられたのは、一八〇〇年代になってからである。

とはいえサリチル酸そのものは副作用が強く、薬として安全に使用するのは難しかった。一八九九年、ドイツの製薬会社バイエルは、サリチル酸の化学構造を少し変化させた「アセチルサリチル酸」を商品化し、販売にこぎつけた。商品名は、「アスピリン」である。

アスピリンは爆発的に売れた。魔法の薬ともてはやされたアスピリンは、世界でもっとも売れた鎮静薬としてギネスブックに掲載され、バイエル社は世界的なメガファーマとなった。

アスピリンは、炎症を促す物質「プロスタグランジン」の産生を阻害することで、炎症を抑え、痛みや発熱を抑制する。この作用を解明したイギリスの薬理学者ジョン・ロバート・ヴェインは、一九八二年にノーベル医学生理学賞を受賞した。アスピリンと同様の作用を持つ「非ステロイド性抗炎症薬」は次々と開発され、今ではドラッグストアでも買える大衆薬となっているのだ。

一九九九年、アスピリン発売百周年を記念し、高さ一二二メートルのバイエル本社ビルがアスピリンのパッケージに変身した。ライン川を背景にそびえ立つ巨大な「アスピリン」は、「世界一大きなパッケージ」として再びギネスブックに登録されたのである。

痛み止めの暗い歴史

「痛み」との戦いの歴史は、華々しい勝利ばかりではない。

世界的なベストセラー「アスピリン」開発の裏側で、バイエル社の研究者ハインリッヒ・ドレーザーは、モルヒネの改良を目指していた。ドレーザーが目をつけたのは、モルヒネの化学構造を少し変化させた「ジアセチルモルヒネ」であった。

奇しくもアセチルサリチル酸と同じ、「アセチル化」という化学反応を経て改良されたこの化合物は、まさに名薬に見えた。モルヒネより八倍も効果が高く、持続時間は短いため、切れ味も良い。必ずや、モルヒネに代わるヒット商品になるはずだ——。

バイエル社は、この「ジアセチルモルヒネ」を商品化し、一八九八年に販売を開始した。ギリシャ語の英雄「ヘロス」にちなみ、この商品は「ヘロイン（Heroin）」と名づけられた。力が湧いてきて、ヒーローのような気分になれたからだ。

一八九九年には年間一トンという膨大な量のヘロインが合成され、世界中で大々的に売り出された。だが二十世紀に入り、ヘロインの危険性が明らかになった。ヘロインには、強い依存性があったのだ。薬として安全に使える代物ではなかったのである。

濫用《らんよう》が問題になったヘロインは、一九一三年に製造が中止され、今や使用や所持が禁止される不正麻薬となった。開発当時は、製薬や臨床試験などのシステムが今ほど確立されておらず、このような事態に発展してしまったのだ。

ちなみに、モルヒネから「メチル化」という化学反応を経てできる「メチルモルヒネ」は「コデイン」の名で知られ、モルヒネより作用が弱くマイルドだ。現在は一般的に、咳止めとして使用されている。

わずかな化学構造の差が人体に及ぼす影響は、これほどまでに大きい。まさに、毒と薬は表裏一体なのである。

爆弾の開発から生まれた薬

「死の商人」の願い

スウェーデンの科学者アルフレッド・ベルンハルド・ノーベルは、発明家として歴史に名を残す人物だ。中でも、ノーベルのもっとも代表的な偉業が、爆薬の開発である(17−19)。

十九世紀半ば、ノーベルはニトログリセリンの安全な製造、使用に関する研究に注力していた。ニトログリセリンは窒素を含む化合物の一つだが、わずかな振動でも爆発するほど不安定で、爆薬としての利用は難しい物質だった。

一八六三年、ノーベルは金属製の容器を用いた起爆装置を発明し、ニトログリセリンを実用化に導いた。一八六七年には、珪藻土にニトログリセリンを染み込ませてペースト状にすると、より安全に爆発をコントロールできることを発見。この画期的な新製品を、彼は「ダイナマイト」と名づけた。「力」を意味するギリシャ語「dynamis」にちなんだ名前だ。

その後もニトログリセリンを用いた爆薬に改良を加えて事業化し、建設業界に革命を起こした。ノーベルの発明によって、トンネルや運河、鉄道の建設などの際に岩盤を破壊するコストが圧倒的に削減できたからだ。

だが同時に、その破壊力はむしろ兵器として重宝されることになった。こうした経緯から「死の商人」と揶揄されたノーベルは、自分の死後、巨額の財産を人類のために貢献した人物に分配したいと考えた。その遺志に従い、一九〇一年に創設されたのが「ノーベル賞」である。

ニトロの不思議な作用

ノーベルは世界中に九〇以上の工場をつくり、ダイナマイトを大量生産していた。だが、これらの爆薬工場では、不思議な現象が起きていた(20)。

工場で作業に従事する従業員たちが、仕事中に頭痛やめまいなどの不快な症状を訴えるのである。奇妙なことに、働き続けると症状は自然に治まるのだが、週末の休みを経て再び出勤すると、またしても同じ症状に悩まされてしまう。

一方、狭心症を患っていた従業員は、なぜか工場での作業中には胸の痛みが軽くなり、週末になると痛みが再発するということをよく経験していた。工場内に舞う爆薬の成分が人体に何らかの変化を引き起こし、それが症状の原因になっているに違いない——。

こうした背景から研究が進み、ニトログリセリンには血管を拡張させる効果があることが徐々に明らかになってきた。脳の血管が拡張することで頭痛やめまいが起こる一方、狭心症の発作は心臓周囲の血管が拡張することで抑えられる。これが創薬のヒントになった。

その後、ニトログリセリンは狭心症の薬として改良され、発作時に舌の下に噴霧するスプレー剤や、舌の裏で溶かす舌下錠、貼り薬など、今ではさまざまなニトログリセリン製剤が販売されている。

ニトログリセリンは、心臓の周囲を取り巻く冠動脈を拡張させる。冠動脈は、心臓を構成する筋肉（心筋）に血流を送る血管だ。冠動脈が狭くなって心筋への血流が不足し、胸の痛みが起こるのが狭心症である。心筋が壊死《えし》に陥った状態を、特に心筋梗塞と呼ぶ。

ニトログリセリンは、連続的に使用すると耐性が現れ、徐々に効果が落ちることが知られている。従業員の頭痛やめまいが日を追うごとに軽くなったのは、それが理由である。

心臓の薬がダイナマイトの原料と同じである事実は、何とも奇妙に思えるかもしれない。だが、医学を学べば学ぶほど、こうした現象はむしろ自然に思えてくる。人の体は、自然界に存在するありふれた化合物で構成された有機物にすぎないからだ。

なお、ニトログリセリンがダイナマイトの原料だからといって、狭心症の薬が爆発する心配はない。薬の中に含まれるニトログリセリンは、ごく微量だからだ。

ニトロはなぜ薬になるのか

「ニトロ（nitro-）」は、窒素（nitrogen）を含む化合物に使われる言葉だが、今やそれだけで狭心症の薬を意味してしまうほど、その効果は一般によく知られるようになった。

では、そもそもなぜ、ニトログリセリンに血管拡張作用があるのだろうか。薬として使用されるようになってもなお、そのしくみは長らく知られていなかった。

そもそも全身の血管は常に、必要に応じて拡張したり収縮したりしている。これは第１章でも書いた通りである。この血管の変化は、血管の壁を構成する筋肉の一種、平滑筋《へいかつきん》の収縮・弛緩《しかん》によって実現する。

血管が拡張するプロセスは非常に複雑なのだが、大まかに述べるとこうだ。

血管内皮（内側の壁）で一酸化窒素（NO）がつくられ、これがシグナルとなって血管平滑筋に作用する。すると、cGMP（サイクリックジーエムピー）という物質が増加し、これが筋肉を弛緩させる反応につながって血管が拡張する。私たちの気づかないうちに、全身の血管でこのような反応が日々起こっているわけだ。

この一酸化窒素は、実はニトログリセリンが分解されてできる物質でもある。つまりニトログリセリンは、一酸化窒素を介して血管を拡張させているのである。

一九九〇年代、一酸化窒素は、血管拡張の他にも全身でさまざまな機能を支配するシグナルとして働いていることが明らかにされた。窒素原子と酸素原子が結合した極めてシンプルな構造の気体が、人体の中でなくてはならない物質として働いているという事実は、世界中の科学者に大きな衝撃を与えた。

一酸化窒素に関わるシグナルのメカニズムを解明したアメリカの医師フェリド・ムラド、化学者ロバート・ファーチゴット、薬理学者ルイ・イグナロの三人は、一九九八年にノーベル医学生理学賞を受賞した。

心臓の薬が持つ意外な「副作用」

ニトロの効果が明らかにされ、製薬会社はこぞって新たな薬の開発に注力した。一九八五年、アメリカの製薬会社ファイザーも、狭心症の新規治療薬を開発しようとしていた。中でも有望だったのが、cGMPを分解する酵素「PDE-5」を阻害する物質だ。PDE-5を阻害すれば、cGMPが分解されず、その量が増える。そうすると何が起きるか。一酸化窒素から始まる反応のプロセスを思い出すと、血管拡張が起きることがわかるだろう。「UK-92480」のコードで呼ばれたこの物質は、しかし残念ながら臨床試験で期待ほどの効果を示せず、その割に副作用は多かった。狭心症の薬としてUK-92480を実用化するのは、明らかに不可能に思われた。

ところが、妙なことが起きた（21・22）。臨床試験に参加した男性患者たちが、試験中止後にも余った薬をなかなか返したがらないのだ。UK-92480の予期せぬ副作用のせいだった。cGMPは陰茎の血管を拡張させて血流を増やし、持続的に勃起を引き起こしたのである。

一見取るに足らないように思えたこの反応は、多くの男性にとって、もはや「副作用」ではなかった。勃起不全（ED）に悩む中高年男性にとっては、性生活の満足度を高める、世界初の「夢の薬」に他ならなかったからだ。

ファイザー社は一九九六年、この新薬の特許を取り、一九九八年に勃起不全の治療薬「バイアグラ」として販売を開始した。バイアグラは世界中で爆発的に売れ、一大センセーションを巻き起こし、ファイザー社の株価は急上昇した。狭心症の新薬開発のための研究が、期せずして広大な新規マーケットを開拓したのである。

かつては治療薬のなかった胃潰瘍

胃潰瘍と手術の痕

外科医として診療していると、「若い頃に胃潰瘍で胃を切った」という高齢者に少なからず出会う。お腹にはたいてい、みぞおちから臍《へそ》の近くまで縦に大きな傷があり、確かに胃の手術を受けた痕跡であることがわかる。

ところが、こうした経験を持つ患者の数は、ある年齢層を下回ると途端に激減する。今となっては、「胃潰瘍が原因で胃切除を受けた若い人」を見ることはめったにない。胃潰瘍は今や、飲み薬で治癒する病気だからだ。

だが、私たちが当たり前のように享受している、この恵まれた「常識」が実現したのは、実はほんの最近である。

潰瘍はなぜできるか？

胃は、胃液という消化液を分泌する。その量は一日約二リットルに及ぶ。胃液は水素イオン（H^+）と塩化物イオン（Cl^-）を豊富に含むため、胃には塩酸（HCl）が分泌されているといえる。これによって胃内はpH1という極めて強い酸性の環境である。

この酸は、口から飲み込んだ微生物を殺菌するとともに、胃に入ってきた食べ物を溶かし、消化酵素によって分解されやすくするなどの働きを持つ。胃の消化酵素はペプシンと呼ばれ、食べたものに含まれるタンパク質を分解する。胃から分泌されたペプシノゲンという前駆体が、胃酸の働きによって活性を持つ型に変化したのがペプシンである。

さて、ここで一つの疑問が生じる。なぜ、胃自体が酸によって溶かされないのだろうか？それは、胃の粘膜を覆うアルカリ性の粘液が酸を中和し、粘膜の表面だけはpH6〜7の弱酸性に維持されているからだ。逆にいえば、この防御機構が少しでも弱まれば、粘膜は塩酸にさらされることになる。こうなると粘膜に炎症が起き、表面がえぐれて潰瘍になる。胃に起これば胃潰瘍、十二指腸に起これば十二指腸潰瘍である。これらをまとめて「消化性潰瘍」と総称する。

私たちは、食べ物を消化するために強酸を必要とする一方で、酸から身を守るための機構も同時に必要とする。ここには意外にも危ういバランスが存在するのだ。

消化性潰瘍は、悪化すると胃の壁を貫くこともある。これを「穿孔《せんこう》」という。胃に穴が開くと内容物がお腹の中（腹腔内）に漏れ、重篤な腹膜炎を引き起こして生命に関わる。また、潰瘍が深くなると、壁の中を通る太い血管が切れて大出血を起こし、死に至るケースもある。

とにかく消化性潰瘍は、適切に治療されなければ容易に人命を奪う恐ろしい病気なのだ。

人類と酸の戦い

一九五〇年代まで、消化性潰瘍に対抗できる有効な手段は、ほぼないに等しかった。なぜなら、酸の分泌を効果的に抑える薬が存在しなかったからだ。

水酸化アルミニウムや炭酸水素ナトリウムなど、水に溶けるとアルカリ性を示す制酸薬はよく用いられたが、消化性潰瘍に対する効果としては芳しくなかった。

すでに分泌された酸を中和する薬ではなく、酸の分泌そのものを抑える薬を開発できないか。その難題に多くの科学者が挑んだが、長らく解決の糸口を見つけることはできなかった。

一九六〇年代、イギリスの製薬企業スミスクライン＆フレンチ（現グラクソ・スミスクライン）の研究所に所属する薬理学者ジェームズ・ワイト・ブラックは、ヒスタミンが胃酸の分泌を促進する働きを持つことに着目した。

ヒスタミンは、体内のさまざまな場所でつくられ、多様な働きを持つ物質だ。胃では、酸を分泌するシグナルとして働く。一般には、じんましんなどのアレルギー症状を引き起こす物質としても知られ、ヒスタミンを抑える「抗ヒスタミン薬」はアレルギーの治療薬として有名だ。

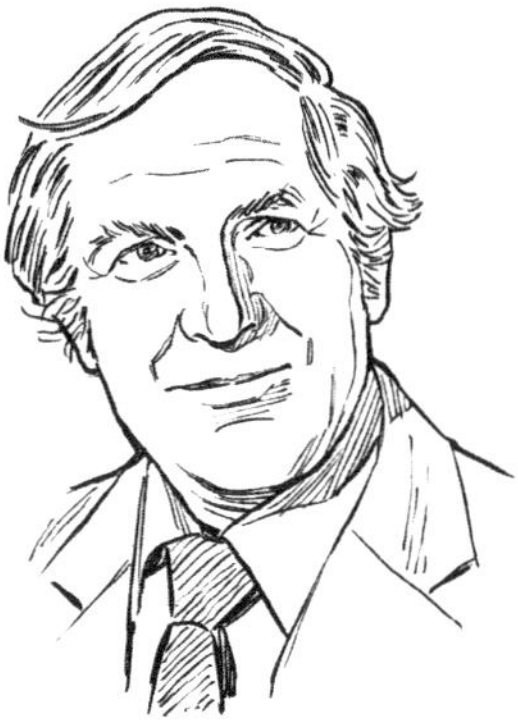

ブラック

ヒスタミンは、ヒスタミン受容体に結合することで、その作用を発揮する。ヒスタミンは鍵、受容体は鍵穴と考えるとわかりやすい。ヒスタミンに限らず人体内での情報伝達は、さまざまな「鍵」が、それぞれ特定の「鍵穴」にはまることで行われている。

当時、アレルギーの薬である「抗ヒスタミン薬」はすでに存在したのだが、なぜか胃酸の分泌を抑制する働きはないことが知られていた。のちに、胃酸分泌に関わるヒスタミン受容体は、アレルギー反応などに関わるヒスタミン受容体とは異なるタイプであることが判明する。

つまり、「鍵」であるヒスタミンは、異なる二つのタイプの「鍵穴」にはまることができ、「どの鍵穴にはまるか」によって起こす作用が違うのだ。そして従来の「抗ヒスタミン薬」が阻害できるのは、アレルギー反応に関する受容体だけであった。

従来から知られたヒスタミン受容体「H_1受容体」に対して、ブラックは胃酸分泌に関わる受容体のほうを「H_2受容体」と名づけ、この受容体をターゲットに定めた(23)。H_2受容体をブロックできる物質こそが、胃酸分泌を抑える薬になると考えたからだ。

創薬のパラダイムシフト

一九七五年、苦心の末にブラックは、おびただしい数の化合物の中から安全かつ有効な物質を見つけ出し、スミスクライン社はH_2受容体拮抗薬（H_2ブロッカー）「シメチジン」の発売にこぎつけた。シメチジンの効果は確かなものだった。消化性潰瘍の手術を激減させ、医学界に革命を起こしたのだ。人類がついに、胃酸分泌を抑える薬を手に入れた瞬間だった。

ブラックの功績は、新薬の開発という一点にとどまるものではなかった。受容体をターゲットに定め、分子レベルでこれを妨害する物質を化学合成する、というプロセスそのものが画期的であり、「創薬」という営みにパラダイムシフトを引き起こしたのである。

一九八八年、ブラックはノーベル医学生理学賞を受賞。H_2ブロッカーは未だに、「外科医の仕事を減らした薬」として語られる。

シメチジンの発売以後、より良いH_2ブロッカーを求め、さまざまな製薬会社が開発競争に挑んだ。一九七九年、山之内製薬（現アステラス製薬）の研究チームは、かつてないほど効果的なH_2ブロッカー「YAS424」の開発に成功する。その化合物は、シメチジンの三〇倍以上もの活性を持つことがわかり、のちにファモチジンと名づけられた(24)。

慎重な臨床試験を経て、一九八五年、この薬は「ガスター」の商品名で発売された。胃を意味する接頭辞「gastro-」に由来する、シンプルでクリアな名称だ。ガスターは世界一三〇カ国で販売され、その効果と安全性から一気に売り上げ世界一に上り詰めた(24)。

なお、一九九〇年代からは、消化性潰瘍の治療薬としてさらに強力な「プロトンポンプ阻害薬（PPI）」と呼ばれるタイプが次々と発売された。プロトンとは、水素イオン（H^+）のことだ。つまり、PPIは水素イオンの分泌を阻害する働きを持つ。

そもそも水素イオンの存在こそが酸の定義である。PPIの登場以来、人類は酸を相手に、さらに有利に戦えるようになったのである。

ヒスタミンと「偽アレルギー」

「舌がピリピリする」

二〇一三年十月、ツナ缶から社内基準を超えるヒスタミンが検出されたとして、加工食品メーカーが六〇〇万個以上の商品を自主回収すると発表した(25)。少数の消費者から「舌がピリピリする」といった連絡があり、これが調査の契機になったという。

なぜ、缶詰の中にヒスタミンが多く含まれていたのだろうか？　実は、原料となったカツオには必須アミノ酸の一つ「ヒスチジン」が多く含まれ、これが細菌の持つ酵素の働きでヒスタミンに変化したのである。

ヒスチジンとヒスタミンの構造は非常によく似ている。ヒスチジンは、カツオやマグロ、ブリ、サンマ、イワシなどの赤身魚に多く含まれる栄養素の一つである。一方のヒスタミンは、前述した通り体内でさまざまな情報伝達を担

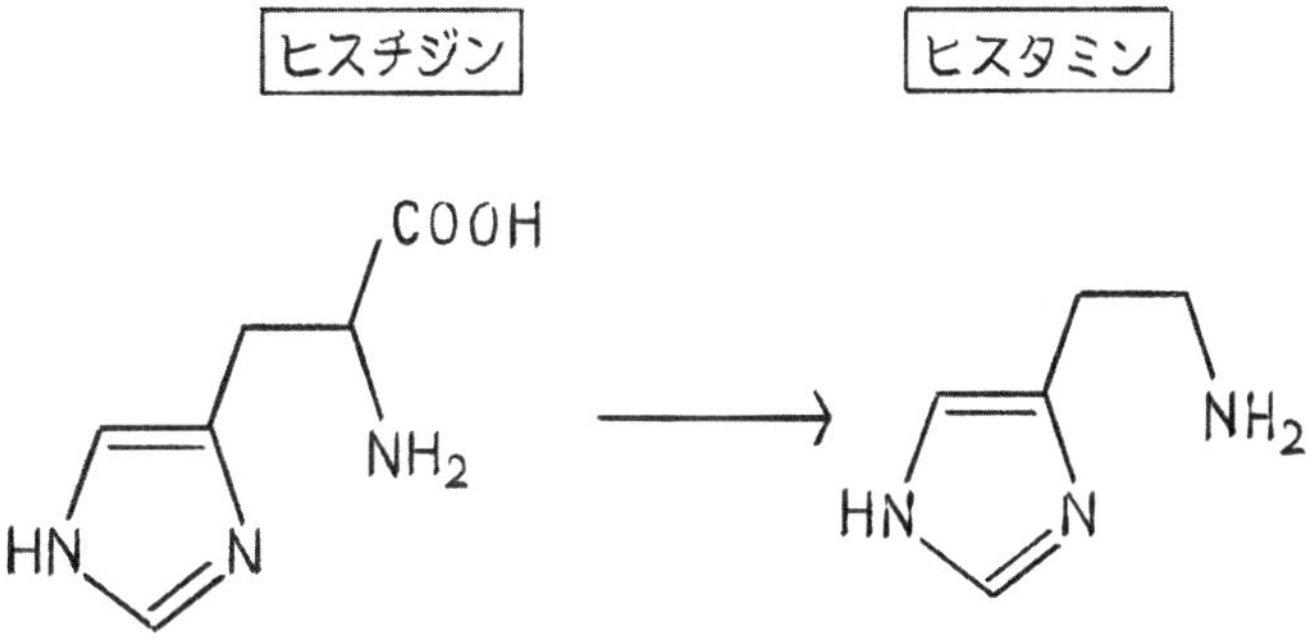

ヒスチジンとヒスタミン

う物質で、特にアレルギー症状の原因として有名だ。

人体とは自然界に存在する有機物に他ならない。ヒスタミンのように、自然界に存在するありふれた物質が体内で重要な働きをしていることは、何ら意外ではないのだ。

高濃度のヒスタミンを摂取すると、顔の赤み、じんましん、頭痛、発熱など、アレルギーそっくりの症状が引き起こされる。アレルギー反応が生じた際に体内でつくられる物質を、体外から取り込んでも同じ症状が起きるというわけだ。この現象を、「ヒスタミン食中毒」と呼ぶ。

ヒスタミン食中毒は、日本国内で報告があるだけでも年間一〇〇～四〇〇人程度に発生している。保育園や学校での給食が原因で大規模なヒスタミン食中毒が起こることもあり、厚生労働省と消費者庁は再三注意を促している（26・27）。

ヒスチジンがヒスタミンにひとたび変化して食品内に蓄積すると、たとえ加熱しても食中毒を防げない。ヒスタミンは熱に強い化合物だからだ。したがって、ヒスタミンを産生する細菌と酵素の働きを抑えるため、魚を購入した後はすみやかに冷蔵することが大切だ。また、ヒスタミン産生菌はエラや消化管に多く存在するため、これらを早めに除去することも推奨される。

高濃度のヒスタミンは、口に入ると唇や舌にピリピリした刺激を引き起こすことがある。食品にこうした異常を感じた際は、食べずに処分しなければならない。

アレルギー症状の原因

ヒスタミン食中毒は、症状がアレルギーにそっくりではあるが、「アレルギー」ではない。そのため、ヒスタミン食中毒を起こしたことのある人でも、ヒスタミンが増えていない食品であれば何も症状はない。カツオを食べてヒスタミン食中毒を起こしたからといって、「カツオにアレルギーがある」わけではない。

アレルギーとは、免疫の働きによって体にさまざまな症状が起こることを指す。免疫は本来、細菌やウイルスなどの外敵が体内に侵入した際、これを撃退する働きを持つシステムだ。ところが、花粉やダニ、卵や蕎麦《そば》等の食物など、体に有害とはいえない異物にまで免疫が過剰に反応してしまうことがある。これをアレルギー反応と呼ぶ。

アレルギーの症状が現れるまでのプロセスは、少し複雑だ。まず、侵入してきた異物に対し、それぞれ固有の抗体がつくられる。抗体とは、免疫システムが外敵を攻撃するためにつくる武器と考えるとよい。蚊には蚊取り線香、ゴキブリにはゴキブリホイホイを使うように、敵の性質、形状に特化した武器で攻撃するのが効果的だからだ。

アレルギーに関与する抗体は、「IgE抗体」と呼ばれるタイプである。異物に対してIgE抗体がつくられ、これが「マスト細胞」という細胞と結びつくと、マスト細胞内に含まれるヒスタミンなどの物質が放出される。これがヒスタミンH_1受容体に結合し、アレルギーの症状を引き起こすのだ。

全身に激しい反応が起こると、血圧が下がる、意識がなくなるなどの重篤な状態に陥ることがある。これを特にアナフィラキシーと呼ぶ。空気の通り道である気道に重度の反応が起こると、気道の粘膜が腫れて塞《ふさ》がってしまうことがある。あっという間に呼吸ができなくなって窒息し、死に至ることもある。

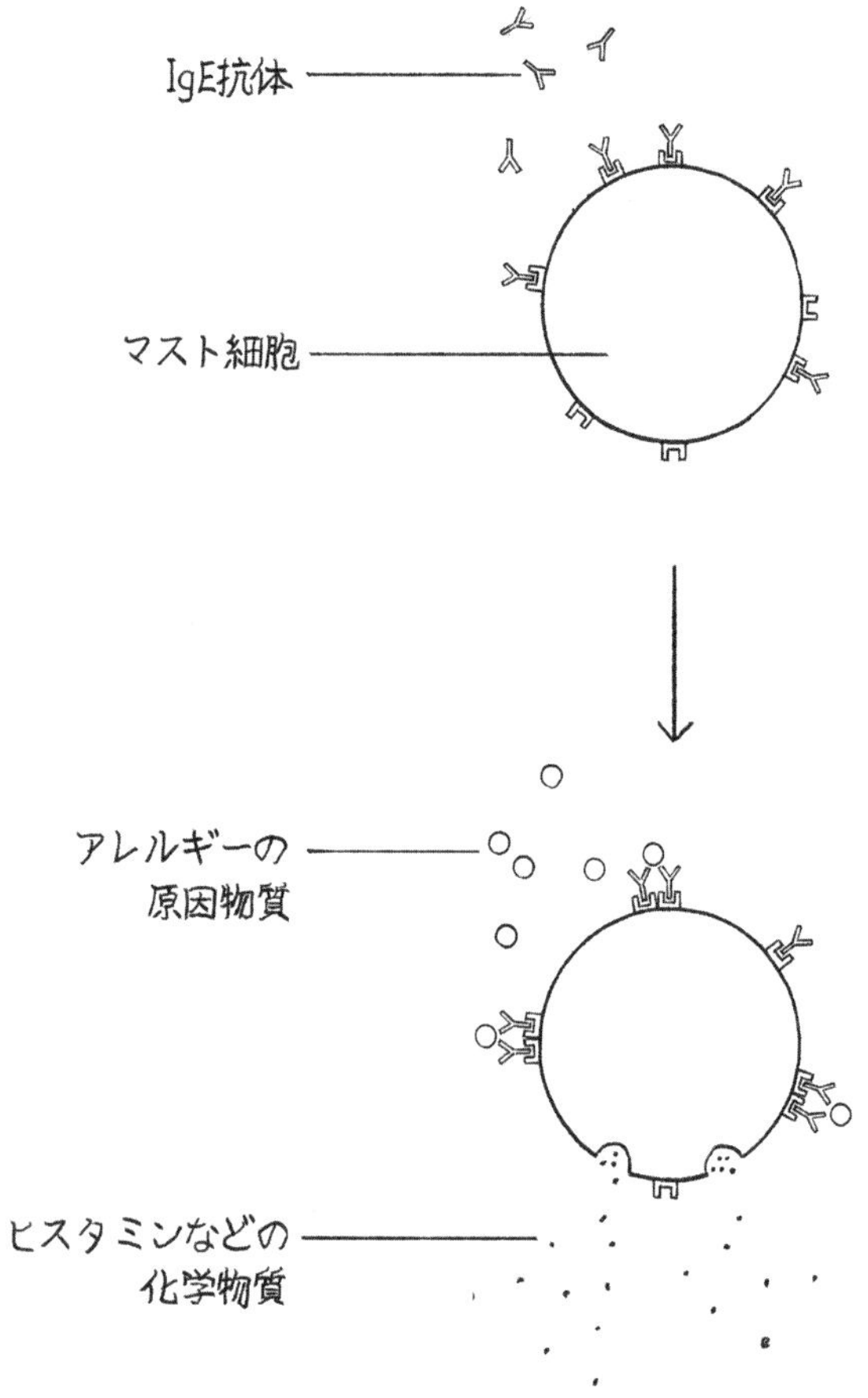
IgE抗体
マスト細胞
アレルギーの
原因物質
ヒスタミンなどの
化学物質

アレルギーとは

なおヒスタミン食中毒は真のアレルギーのように重症化することは少ないが、アレルギーと同じく、抗ヒスタミン薬等の治療が有効だ。ヒスタミン食中毒は、人体のしくみを知ることで病気の成り立ちが理解できる好例である。

抗ヒスタミン薬の開発

ヒスタミンH_1受容体をブロックする抗ヒスタミン薬を初めて合成したのは、イタリアの薬理学者ダニエル・ボヴェである。一九三七年のことだ。その後、さまざまな抗ヒスタミン薬が開発され、一九四〇年代に広く臨床応用されるようになった(28・29)。ボヴェは、この他にも数多くの功績を残し、一九五七年にノーベル医学生理学賞を受賞している。

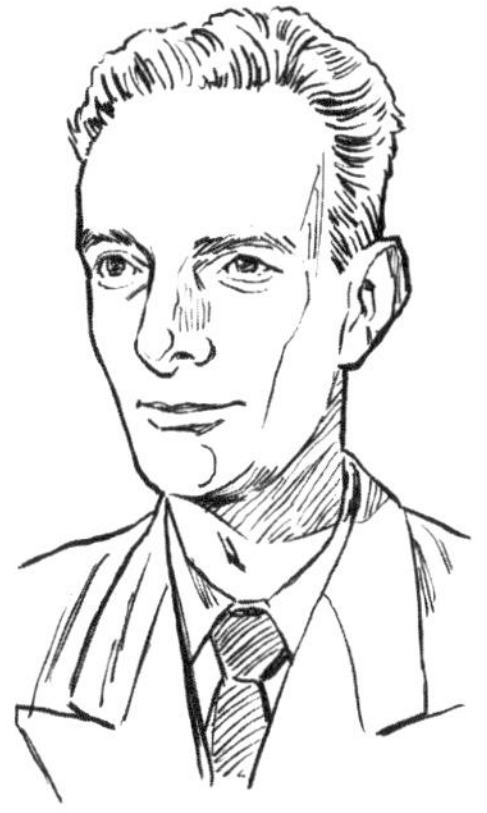

ボヴェ

抗ヒスタミン薬は、「鍵穴」であるヒスタミン受容体を塞いでしまうため、本来の

「鍵」であるヒスタミンが結合できなくなる。これによってヒスタミンの作用を抑制し、アレルギーの症状を軽減させる。

だが、当初の抗ヒスタミン薬は、副作用も多いのが難点であった。なぜなら、ヒスタミンの受容体は体の至るところに存在し、さまざまな作用を担っているからだ。ヒスタミンの作用をブロックすることで、アレルギー反応を抑制するだけでなく、本来必要な作用まで抑制してしまうのである。

特に問題となったのが、脳内でヒスタミンの作用を妨げることだ。ヒスタミンは、大脳皮質を活発化し、強く覚醒させる働きを持つ。抗ヒスタミン薬の成分が血流に乗って脳内へ移行すると、そこでヒスタミンの作用を妨げ、催眠作用をもたらすのである。初期の抗ヒスタミン薬の副作用として広く知られる「眠気」は、こうしたメカニズムで生じるものだ。

またもう一つの難点として、抗ヒスタミン薬がヒスタミン受容体以外の受容体にも結合し、その働きをブロックしてしまうことだ。本来の目標ではない「鍵穴」まで塞いでしまうと、ヒスタミン以外の「鍵」も「鍵穴」に入れなくなる。古い抗ヒスタミン薬に、口が渇く、尿が出にくくなるといった症状に加え、便秘や食欲増進といった副作用があるのはそのためだ。

この時期の抗ヒスタミン薬を「第一世代」と呼ぶ。レスタミン（ジフェンヒドラミン）、ポララミン（クロルフェニラミン）などが代表的だ。

こうした副作用を軽減するため、抗ヒスタミン薬の構造は絶えず改良されてきた。一九七〇年代以降、新たな抗ヒスタミン薬が次々と開発され、市場に登場した。これらの抗ヒスタミン薬は脳に移行しにくく、眠気の副作用が軽いのが特徴だ。また、ヒスタミン受容体以外の受容体に結合しにくくなり、他の副作用も軽減されている。

この新たな抗ヒスタミン薬を「第二世代」と呼ぶ。アレグラ（フェキソフェナジン）、アレロック（オロパタジン）、クラリチン（ロラタジン）、ザイザル（レボセチリジン）など、たくさんの第二世代抗ヒスタミン薬が販売され、多くの患者が利用している。

このように人類は、ヒスタミンというありふれた小さな化合物を制御するために、何十年もかけて叡智を結集してきたのである。

胃腸炎で死んでいた時代

「平均寿命」の驚異的変化

今から約百年前の一九二〇年（大正九年）、日本人の平均寿命は男性四十二・一歳、女性四十三・二歳であった(30)。一方、二〇二一年の平均寿命は男性八十一・五歳、女性八十七・六歳である。一つの国で、たった一世紀の間に起こったとはにわかに信じがたいほどの、驚異的な変化である。

今から百年前、日本人は何で亡くなっていたのだろうか？　かつての死因を見てみると、肺炎や結核に加えて、特に目を引くのが「胃腸炎」で死亡する人の多さである。

胃腸炎は一般に、細菌やウイルスなどの病原体が口から入り、消化管に感染して起こる病気である。今や胃腸炎での死亡は極めて少ないが、これは衛生環境の改善と、医療の進歩によって成し遂げられたものだ。

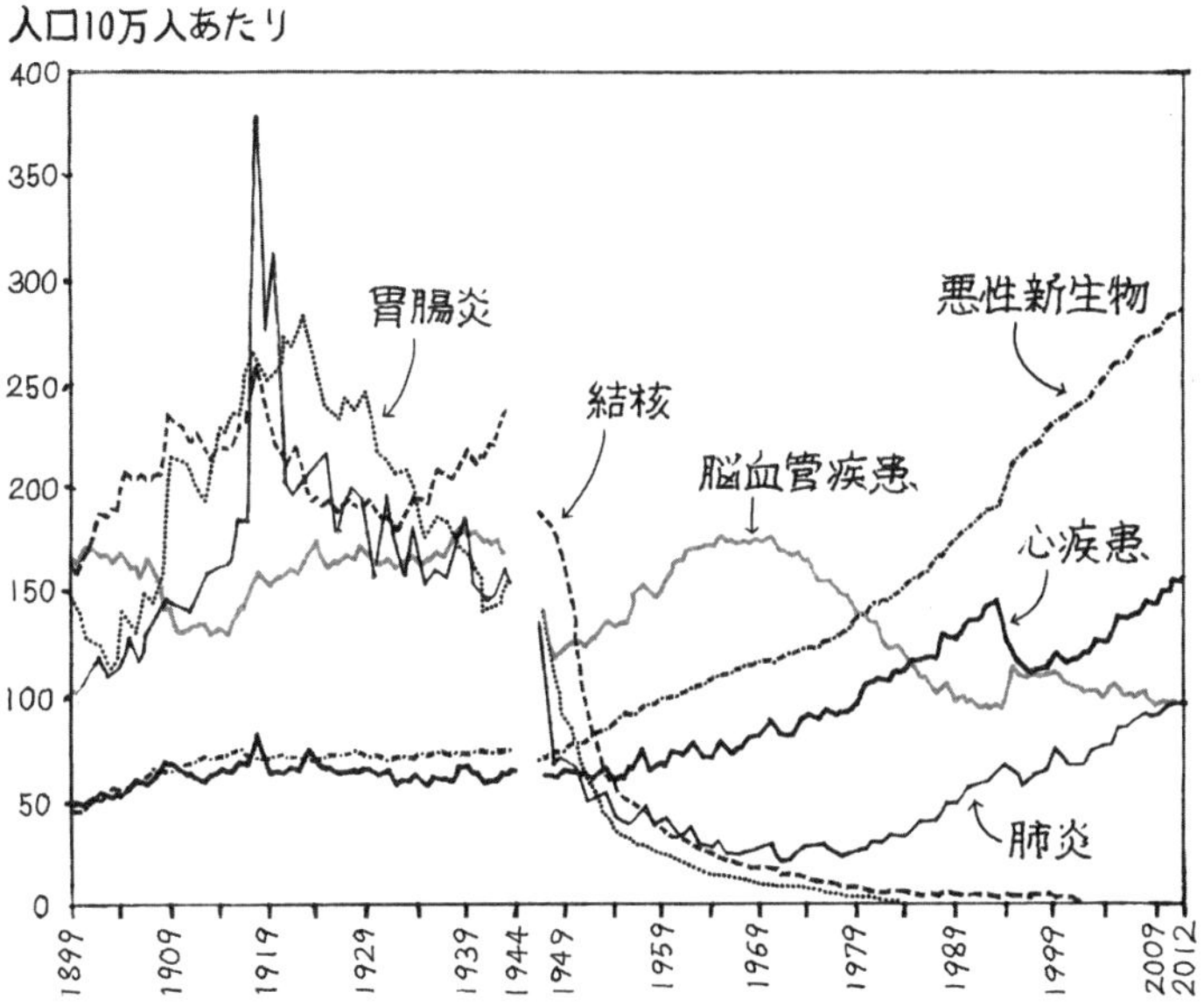

出典：「疫学 ー肺炎の疫学が示す真実は？ー 死亡率からみえてくる呼吸器科医の現状と未来」
日本呼吸器学会誌2(6), 2013

死因別に見た死亡率の推移

たとえあなたが激しい食あたりで嘔吐、下痢を繰り返し、医師から「胃腸炎」と診断されても、これがすなわち死の危機を意味するとは考えないだろう。だが、今から一世紀前には、ちょうど今のがんと同じ割合の人たちが胃腸炎で亡くなっていたのだ。そのことを思えば、当時の人たちにとっての胃腸炎の禍々《まがまが》しさが想像できる。

数時間で死に至る

かつて、多くの人命を奪っていた胃腸炎の一つにコレラがある。コレラは、コレラ菌という細菌が原因となって起こる感染症で、コレラ菌のつくる毒素「コレラトキシン」によって急性の下痢が起こる。治療しなければ数時間で死に至ることもある恐ろしい病気だ(31)。

死亡の最大の要因は、一日一〇リットル〜数十リットルにも及ぶ激しい下痢である(32)。コレラによる下痢便は「米のとぎ汁様」ともいわれる、特徴的なものだ。短時間にとてつもない量の水分と電解質が失われ、生命維持機能が破綻する。その上、胃腸炎による吐き気や嘔吐のせいで、失われた水分と電解質を口から補充できない。

細菌と毒素が腸から排出され、腸管の炎症が治まるまでの間、口以外のどこかから水分と電解質を強制的に補充しなければ生命を繋げない。そこで生み出されたのが、今では一般に

「点滴」と呼ばれることの多い、「輸液」の技術だ。

一八三二年、イギリスの医師トーマス・ラッタがコレラ患者の静脈内に、食塩と重曹の溶液を注入したのが輸液の始まりとされている(33)。それ以後、静脈内注射や皮下注射、肛門からの注入など、ありとあらゆる方法で「人体に水分を注入する方法」が模索されてきた。

中でも長らく好まれた手法は、大量皮下注入である(33)。腕や太もも、臀部《でんぶ》などに針を刺し、皮膚の下に液体を注入するのだ。これはやがて組織へ浸透し、血管内に回収され、体に補給されることになる。むろんこの手法には限界があった。当然ながら皮膚の下のスペースは限られ、一度にそれほど多くの液体を注入することは困難だったからだ。

一方、現代の医療現場で日常的に行われる点滴は、静脈内への液体注入である。だがこの方法は、かつては熟練の技を要した。今のように安全かつ持続的に静脈注射を可能にするツールがなかった当時は、皮膚を切開して静脈を露出し、そこに液体を注入するのが通例だったからだ。

また、手技が難しいだけでなく、細菌などの混入による血流感染症のリスクも高かった。イギリスの外科医ジョゼフ・リスターが「消毒」という概念を初めて提唱し、ドイツの医師ロベルト・コッホが、細菌が病気の原因になることを初めて証明したのが十九世紀後半である。それ以前は、血管に液体を注入するという外科的処置を安全に行うのは、とても困難だったと推測される。

その後、針や管、容器など輸液に必要な器具が揃い、滅菌によって安全性が担保され、二十世紀以後、静脈内への注射が徐々に普及していった。

何を注射すべきか

脱水状態で水分が足りないからといって、真水をそのまま静脈内に注入するわけにはいかない。第1章でも述べた通り、浸透圧の低い水を注入すれば、赤血球などの血液中の細胞は破壊されてしまう。「溶血」と呼ばれる反応だ。したがって輸液を行うには、血液と同程度の浸透圧を持つ液体を用いる必要がある。

そこで、輸液製剤として昔からよく用いられたのが食塩水である。血液中の浸透圧とほぼ等しい〇・九パーセントの食塩水は「生理食塩水」と呼ばれ、現代の医療現場でもよく用いられる輸液製剤の代表格だ。

また一八八三年、イギリスの医師シドニー・リンガーは、食塩水にカリウムとカルシウムを配合した、より体液に組成を近づけた製剤を開発した。日本では「リンゲル液」（リンガーのドイツ語読み）と呼ばれるこの製剤を知らない医療従事者はいない。これに乳酸を加えた

「乳酸リンゲル液（ソルラクト、ラクテック）」や、酢酸《さくさん》を加えた「酢酸リンゲル液（ヴィーン）」は、やはり現代の医療現場でよく用いられる輸液製剤だからだ。

ちなみに、シドニー・リンガーの弟は、幕末から明治にかけて長崎で活躍し、日本の近代化に貢献した貿易商フレデリック・リンガーである。一八六八年に建てられたリンガー邸は、長崎市の観光名所として有名なグラバー園に保存され、重要文化財に指定されている。

なお、長崎ちゃんぽんのチェーン「リンガーハット」は、フレデリック・リンガーにちなんだ名前だ(34)。

余談はさておき、今では生理食塩水やリンゲル液以外にもさまざまな組成の輸液製剤が販売されており、医師は患者の病状に合わせ、適切な製剤を選べるようになっている。

輸液製剤では国内過半数のシェアを占めるリーディングカンパニー、大塚製薬が創業された徳島県鳴門市には、「輸液ライブラリー」と呼ばれる博物館がある。ここでは、一九四〇年頃に用いられたガラスのボトルから、一九六〇年代のポリエチレン、一九七〇年代のポリプロピレンへと、安全性と利便性を求めて改良を続けてきた輸液容器の変遷を見ることができる。

今当たり前のように用いられる容器一つとっても、短期間にとてつもなく大きな進歩を遂げてきたことが実感できるのだ。

牛の奇病から生まれた薬

奇病の原因を探れ！

一九二〇年代、カナダやアメリカ北部の牧場でウシが次々に出血を起こして死亡する事件が多発していた。原因は、ウシの餌として使用された「スイートクローバー」であった。

スイートクローバーは、その名の通り甘い香りを持つ牧草だ。どうやら、腐敗したスイートクローバーを食べると、ウシの血が止まりにくくなるらしい。この奇病はのちに「スイートクローバー病」と名づけられた。

スイートクローバーには、バニラに似た芳香を持つ「クマリン」という物質が含まれている。一九四一年、アメリカのウィスコンシン大学に所属する化学者カール・ポール・リンクらは、スイートクローバーが腐敗すると、クマリンが血液を固まりにくくする物質「ジクマロール」に変化することを突き止めた(35)。

ジクマロールは、動物の体内に入ると血液の凝固を妨げるため、ひとたび出血すると止まらなくなる。これが、多くのウシを出血死に追い込んだ犯人だったのである。全くもって、ウシと酪農家にとっては厄介極まりない物質だった。

だが、用途によっては便利な薬にもなる。ネズミの駆除に使えたからだ。

リンクらは、ジクマロールを改良してできた薬を「ワルファリン」と名づけ、特許を取得した。ワルファリンの名は、「ウィスコンシン大学同窓会研究基金（Wisconsin Alumni Research Foundation)」の略称「ＷＡＲＦ」と、クマリン（coumarin）の「arin」を合体させたものである。

ワルファリンは殺鼠剤《さっそ》として人気を博した。ネズミがワルファリンを数日間摂取し続けると、脳や腹腔内に出血を起こして死亡する。

従来の殺鼠剤のように、摂取後すぐに死に至るタイプの毒餌は、その毒性をネズミに気づかれやすく、確実に殺鼠するのが難しかった。一方、ワルファリンは無味無臭であるだけでなく、毎日摂取することで徐々に血液が固まりにくくなり、そのうち出血を起こして死亡する、というタイムラグがあった。この特徴的な効果こそが、殺鼠剤として有用な所以だったのである。

人間にも重要な薬に

ワルファリンは今なお世界的に広く使われる代表的な殺鼠剤であり、ホームセンターなどでも簡単に購入できる。だが、ネズミの駆除だけに使用するにはもったいないほど貴重な薬だ。その強力な抗凝固作用は、人にも応用できるのではないか――。

血が固まって血栓をつくり、これが血管を詰まらせて人命を奪う病気は多く存在する。例えば、脳梗塞はその一つだ。心臓の中で血栓ができ、これが血流に乗って脳の血管を詰まらせるタイプの脳梗塞を「心原性脳梗塞」という。特に不整脈の一種である「心房細動」は代表的な原因で、「心房」という心臓の部屋が小刻みに震え、内部で血流が淀んで血栓ができやすい。

このような患者にとってワルファリンは有効だ。その抗凝固作用により、血栓ができるのを防げるからである。しかもワルファリンは、ネズミが摂取して死亡することからわかるように、経口投与によってその作用を発揮できる。つまり、人にとっては「飲み薬」になるのだ。点滴で投与しなければならない薬に比べ、これは圧倒的なワルファリンの利点だった。

他にも、下肢静脈血栓症や肺塞栓症（足や肺の血管に血栓が詰まる）など、血栓が問題になる病気は多く存在する。こうした病気に対し、内服が可能な抗凝固薬は極めて有用だ。

一九五〇年代以後、人への安全性と有効性が数々の臨床試験によって確かめられ、ワルファリンは抗凝固薬として臨床現場で広く使用されるようになった。今なおワルファリンは世界中で〝ヒト〟にも使われる抗凝固薬の代表的な存在である。

ワルファリンの抗凝固作用の謎

そもそも、なぜワルファリンを投与すると血が固まりにくくなるのだろうか？

その作用も一九七〇年代後半に明らかにされた(36)。ワルファリンは、凝固因子の一部を阻害する働きがあるのだ。

凝固因子とは血液に含まれるタンパク質で、発見された順に第Ⅰ因子から第XIII因子まで知られている。これらが複雑に作用し合うことで血液が凝固する。ワルファリンが阻害するのは、そのうちの第Ⅱ、Ⅶ、Ⅸ、Ⅹ因子である。これらは、ビタミンKがなくては合成できない（ビタミンK依存性凝固因子）という共通点を持つ。医学部の学生は、ビタミンKに依存するこれらの凝固因子を、「肉（Ⅱ、Ⅸ）、納豆（Ⅶ、Ⅹ）」と語呂合わせで暗記する。偶然にも、肉と納豆はビタミンKを多く含むため覚えやすいのだ。

ビタミンKは、食べ物から摂取したり、細菌によって腸内で産生されたりして体内で利用される。私たちの体は、ビタミンKをさまざまな酵素の働きでリサイクルしながら利用している。このビタミンKのサイクルに関わる酵素を阻害するのがワルファリンである。これによって凝固因子が足りなくなり、血が止まりにくくなるのだ。

よってワルファリンを内服している患者は、ビタミンKを多く含む食品を食べないよう必ず注意を受ける。納豆や青汁、クロレラなど、特にビタミンKが多く含まれる食品は摂取を控えなければならない。ビタミンKを多量に摂ると、凝固因子を産生するプロセスが復活する、すなわち、ワルファリンの効果が弱まってしまうからである。

逆にワルファリンの作用が過剰になった場合は、ビタミンKを投与することで、その作用をリセットできる。そもそもこの安全性こそが、ワルファリンを人に応用できた所以だった。

なお、近年はワルファリンの他にも、さらに有効で利便性の高い抗凝固薬が次々と生み出され、臨床現場で利用されるようになっている。特に凝固因子の一つである第Xa因子を直接的に阻害する、よりターゲットを絞った抗凝固薬は、その安全性と利便性から世界的に広く使用されている。第Xa因子阻害薬であるアピキサバン（エリキュース）とリバーロキサバン（イグザレルト）は売り上げ一兆円を超えるベストセラーである（共通する「キサ」は「Xa」に由来する）。

「血を固まりにくくする作用」とは、これほどまで広く求められ、病気の治療に役立っているのだ。抗凝固薬のパイオニアたるワルファリンが、実は牧草から生まれ、今も殺鼠剤として使われているというのは、実に興味深い事実だ。

スーパーラットの出現

最後に、ネズミの話に戻ろう。実はワルファリンは殺鼠剤として長年使われた結果、ワルファリンに耐性を持つ「ワルファリン抵抗性ネズミ」が現れ、問題になっている。「スーパーラット」の通称で呼ばれるこのネズミは、遺伝子変異によってワルファリンが作用しにくい構造に酵素が変化していたり、ワルファリンを代謝する能力が異常に高まったりしている(37)。

ワルファリンを投与され続けた環境下では、ワルファリンが効果を示すネズミが淘汰《とうた》された一方、適応力を獲得して生き延びたスーパーラットが自然選択されたのだ。

こうした状況に合わせ、近年ワルファリン抵抗性ネズミに対しても効果を示す、第二世代のネズミ駆除用抗凝固薬が開発されている。だが、これらの新薬にも抵抗性を持つネズミが出現しており、今後「いたちごっこ」が続く恐れはある。

ネズミが媒介する病原体は数多くある。もしネズミを効率的に駆除する術を失い、感染症の蔓延《まんえん》を阻止できなくなれば、人類は滅亡の危機に瀕することになる。

細菌のように分単位で次世代を生み出す寿命の短い生命体と比べれば、ネズミの寿命ははるかに長い。これだけ一世代の長い哺乳類であっても、私たちの観測できる速さで進化し、環境に適応していく様子には驚嘆する。

私たち人類は、自然界のごく一部にすぎない儚《はかな》い存在だ。いかに知恵を駆使し、賢しらに策を弄《ろう》しても、自己の生命だけを延長させることなど不可能なのだろう。医学を学べば、その凄まじい進歩に感嘆すると同時に、人類の傲慢《ごうまん》さをも思い知ってしまうのだ。

第3章

驚くべき外科医たち

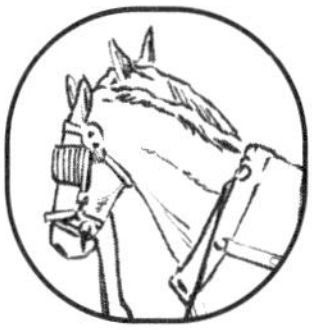

わずか一滴の水の中におびただしい数の物体が、
すべて生きていて目の前に存在している。
これほど美しい光景を、私はかつて見たことがない。

アントニ・ファン・レーウェンフック

（博物学者）

外科治療のはじまり

がんとカニ

がんに関する研究を行う学術団体「日本癌学会」のロゴマークは、星座のカニ座と、カニのハサミがモチーフになっている。また、東京都、有明にある「がん研」（がん研究会）のロゴマークも「カニ」であり、がん研有明病院のイメージキャラクターは、ハート形のハサミを持つカニの「かにこちゃん」である。

なぜ、がんが「カニ」なのだろうか？

実はこの言葉の由来は、紀元前四〇〇年頃まで遡《さかのぼ》る。ギリシャに生まれ、「医学の父」として西洋医学の基礎を築いた医師ヒポクラテスが、がんをギリシャ語のカニを意味する「カルキノス」と呼んだのが始まりだ。乳房に食いつき、皮膚をえぐるようにして広がる乳がんが、まるで足を広げたカニのように見えたからである。

がんとは二〇〇種類を超える病気の総称で、がんは体のあらゆる臓器に発生しうる。だが、かつての「がん」といえばその大部分は乳がんであり、十八世紀頃まで長らくの間、「もっとも多いがん」は乳がんだった。

むろん、現代においても乳がんは女性のがん罹患《りかん》数第一位のがんである。だが、大腸がんや胃がん、肺がん、前立腺がんなど、罹患数の多いがんは他にも多くある。なぜ、医学史において長らく乳がんばかりが記録に残され、ヒポクラテスもまた乳がんに注目したのだろうか？

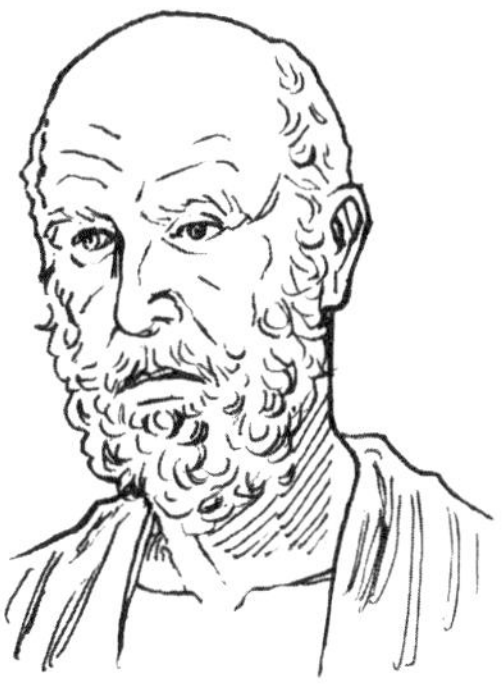

ヒポクラテス

その最大の理由は、乳がんが体表面のがんであることだ。十九世紀以前の全身麻酔がなかった時代に、体内の病気を治療するのはほとんど不可能だった。もっとも見つかりやすいがんが乳がんだったというわけだ。

世界で初めて全身麻酔が行われたのは、江戸時代末期の一八〇四年だ。紀州藩の医師、華岡青洲《はなおかせいしゅう》が麻酔薬「通仙散《つうせんさん》」を世界で

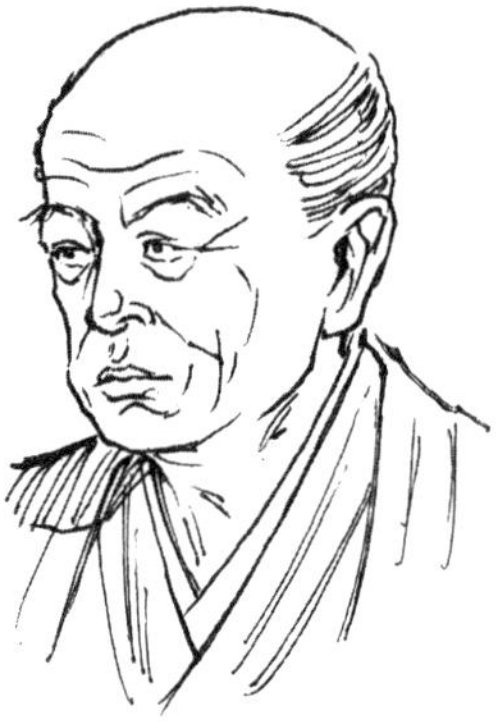

華岡

初めて合成し、一〇〇人以上の患者に全身麻酔手術を行ったとされる。実はこれらの患者も全員乳がんである。

これは、がんに限った話ではない。

お腹の中に起こるもっともありふれた病気に「虫垂炎《ちゅうすいえん》」がある。盲腸にぶら下がる臓器「虫垂」が感染症を起こす病気だ。俗に虫垂炎自体が「盲腸」と誤って呼ばれているが、「盲腸」は大腸の一部を指す臓器名である。虫垂炎の標準的な治療は、手術で虫垂を切除することだ。

だが実は虫垂炎も、長らくその存在を知られておらず、謎の病気であった。虫垂炎が初めて知られたのは、十八世紀になってからである。

体表面の病気である乳がん、体内の病気である虫垂炎。いずれも現代ではありふれた病気だが、人類がその存在を知った時期には二千年以上もの開きがある。

医学の歴史を振り返ると、外科医が体内にアプローチし始めたのはごく最近だ。外科といえばもっぱら、体の「外」を担当していたのである。

とはいえ、人類史において外科治療を必要とする機会が多かったのは、むしろ体表面のほうである。人類のみならず、あらゆる動物は「怪我」から逃れられないからだ。

頭蓋骨に穴を開ける

先史時代、外科治療といえば、その多くが外傷の治療であった。人間が生きる限り、外傷は免れられない。これまで繰り返してきた通り、人体は自然界にある物質を寄せ集めた有機物にすぎず、驚くほどに壊れやすい。

転倒、高所からの転落、他の動物からの攻撃。人間は常に怪我をし続け、外科的な治療は絶えず必要とされてきた。骨折した腕を添え木で固定したり、皮膚表面の傷を葉で覆ったりなど、先史時代からさまざまな外傷の治療が行われた。

紀元前一七〇〇年代のハンムラビ法典には、手術による報酬や、失敗した際の罰則が定められ、膿《うみ》の切開などの外科治療が行われたことがわかる。紀元前一六〇〇年頃につくられた古代エジプト時代のパピルスには、骨折や脱臼、腫瘍などの症例と、それに対する外科治療が掲載され、いわば外科学における最古の教科書である。

また、人為的に穴が開けられ、骨がくり抜かれた頭蓋骨が世界各地で多く発掘されている。

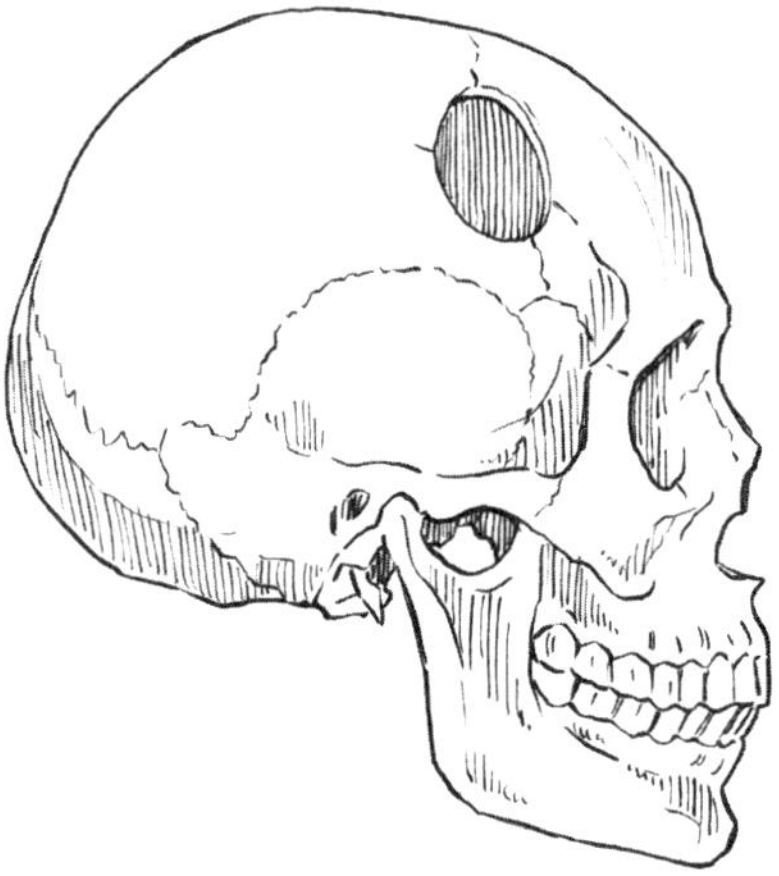

穿頭術

目的ははっきりしないが、病気が悪霊や呪いの類いだと思われた時代に、頭蓋骨に開けた穴から何らかの霊を追い出そうとした、という説がある。あるいは、頭部の外傷によって頭蓋内に出血が起こり、高まった圧を下げるための合理的な治療だったとも考えられている。いずれにしても、「穿頭術《せんとう》」は古くから行われてきた外科治療の代表例だ。

このように、外科治療の歴史はとにかく古い。だが、今私たちが「外科」と聞いて想像するような、体をメスで切り開いて病巣を摘出する手術が普及するのは十九世紀以降である。

これは、十九世紀から二十世紀に広まった二つの革命的な技術、「消毒」と「麻酔」

によって成し遂げられたものだ。これらの技術がなかった十八世紀以前、外科治療は全くもって未熟なものだった。さらには、人類の病気に対する理解そのものが真実とは大きくかけ離れていたことも、外科治療が停滞した理由である。

ではかつての人類たちは、どのように病気を理解していたのだろうか？

瀉血とモーツァルト

医学雑誌『the Lancet（ランセット）』は、一八二八年の創設以来二百年近くの歴史を持つ。世界五大医学雑誌の一つとして知られ、医学界においてもっとも権威ある雑誌の一つだ。実は『ランセット』を創設したのは、トーマス・ウェイクリーというイギリスの外科医である。

本来『ランセット』とは、手術用の小さなメスを意味する単語だ。かつて医師たちは小さなメスを常に持ち歩き、これで患者の静脈を切開して血液を排出する治療を頻繁《ひんぱん》に行っていた。「瀉血《しゃけつ》」と呼ばれる治療法である。

瀉血は十九世紀頃まで長らく好まれ、あらゆる病気に効果があると信じられていた。どんな病気にかかっても、まずは瀉血を行うのが標準的な治療であった。

なぜだろうか？　その発想のもとになったのは、「四体液説」である。

古代ギリシャ時代に活躍した「医学の父」ヒポクラテスや、古代ローマ時代の「医師の君主」クラディウス・ガレノスは、病気は「体液の不均衡」によって生じるとする説を唱えた。ガレノスは人間の体液を、血液、黄胆汁《おうたんじゅう》、黒胆汁《こくたんじゅう》、粘液の四種類に分け、このバランスが崩れることで病気が起こると説いた。現代から振り返れば荒唐無稽にすら思えるこの学説は、ガレノス以後、二千年近く正しいと信じられた。

瀉血によって過剰な血液を排出することで、「体液の不均衡」を是正するという考えは、四体液説に基づけば極めて「合理的」に思われた。このストーリーによれば、女性の月経は定期的に体液バランスを整えるための自然な作用と理解され、傷から浸出液が出たり、化膿《かのう》して膿が出たりする現象も、余分な体液が排出されるプロセスに見えたのだ。

十八世紀末、アメリカ初代大統領のジョージ・ワシントンが重い上気道炎を起こした際、主治医は合計二・五リットルほども瀉血したとされる。当然その効果はなく、瀉血後まもなくワシントンは亡くなった。

同じく十八世紀末、作曲家のヴォルフガング・アマデウス・モーツァルトも、病に倒れて死ぬ直前に、医師らによって二リットル近く瀉血されたという（1・2）。

全身状態が悪いときに血液を抜くというのは、（今の水準から見れば）信じがたい行為である。死期は早まりこそすれ、病気が改善することは決してなかったはずだ。だが、体のしくみも病気のメカニズムも知られていなかった当時、瀉血の効果は強く信用されていたのだ。

病気と臓器を初めて結びつけた医師

想像してみてほしい。あなたがもし腹痛に見舞われたとしたら——。

痛みのある部分を指して「そこにある臓器の不調かもしれない」と考えるのは自然だろう。だが、この病気の捉え方は歴史上かなり新しい。病気の原因を特定の臓器に求めることが常識になったのは、十九世紀以降だからだ。

「病気とは体液の不均衡が原因で体に生じるもの」という考えが主流だった時代において、「特定の臓器が病気の原因だ」とする考えは、あたかも機械の部品が故障したかのごとく人体を捉える、誤った発想に見えただろう。

四体液のバランスによって支配される、神秘に満ちた人体が、機械のようにシンプルに修理できるはずがない。当時の人たちはきっとそういって私たちを否定するはずだ。私たちの病気の捉え方は、かつての人々にとって想像を超えたものなのだ。

こうした時代において、今ある外科治療、すなわち、病気の治癒を目指して「特定の病巣を取り除く治療」は成熟しようがなかった。だが、十八世紀後半から十九世紀にかけて、病

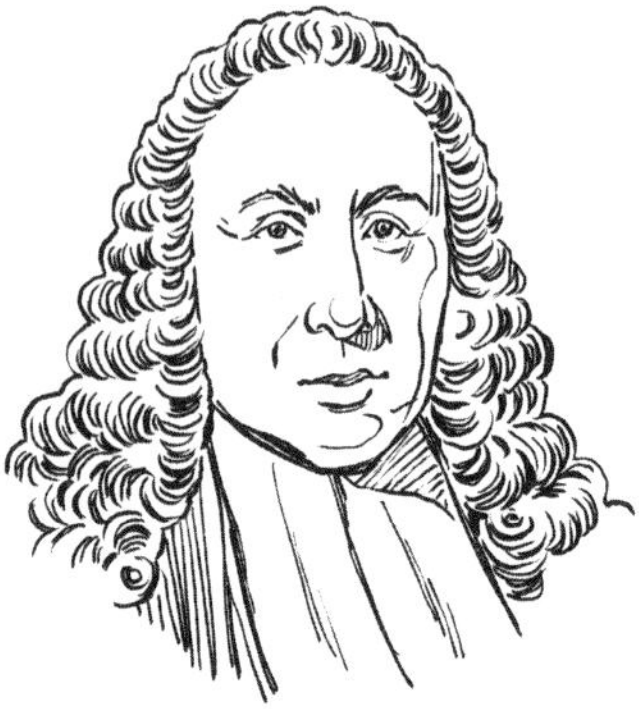
モルガーニ

気の捉え方が変化し始めた。病理解剖が普及したからだ。
病理解剖とは、病気で亡くなった患者を死後に解剖し、人体にどのような変化が生じているかを詳細に調べる手段である。解剖によって臓器の病的な変化が観察されれば、それを生前の病気と結びつけることができる。病理解剖は今もなお、死因の解明や治療の適切性の判断などを目的として行われる重要な取り組みである。
病理解剖の普及は、病気の捉え方を大きく変えるパラダイムシフトになった。医学界において、この革命を生み出す最初のきっかけをつくったのが、「近代病理学の父」ともいわれるイタリアの医師ジョヴァンニ・バッティスタ・モルガーニである。
モルガーニは六十年余りかけて七〇〇例もの病理解剖を行い、一七六一年、この研究結果を書籍としてまとめた。タイトルは、『解剖によって明らかにされた病気の座および原因』である。病気を「特定の器官の異変」と関連させた彼の発想は、当時としては極めて新しかった。

むろんモルガーニは依然として、ガレノスの四体液説の枠組みの中で自身の観察結果を説明しようとした。だが、モルガーニ以後に起こった病理解剖の普及は、死後ではなく生きている間に「病気の座」を特定し、それを治療する、といった発想を必然的に生み出した。今ある外科治療の姿は、こうしたパラダイムシフトを経て生まれたのだ。

感染症と手足の切断

「化膿」の正体

私たち現代人は、「傷が膿む」という現象がどのようにして起こるかをよく知っている。「化膿」は、傷の中に細菌が入って増殖し、これが感染症を引き起こしているサインだ。傷から出る白い膿は、血液の成分である血清や、細菌と戦った白血球、死んだ細菌などからできたものである。

現代では、こうした感染症が起こらないよう傷を丁寧に洗ったり、必要に応じて抗生物質を投与したりする。縫う必要がある場合は、前もって消毒をし、清潔な状態を保って傷の縫合を行う。とにかく「傷にバイキンが入って化膿する」というのは、私たち現代人にとっては避けたい現象だ。

ところが、人類史においてこの知識は非常に新しい。そもそも十七世紀になるまで、「目に見えない微生物がこの世に存在する」という事実すら、人類は知らなかったからだ。かつての人たちから見れば、「目に見えない生物が体内に入り、これが病気を引き起こす」など、あまりにも無茶な理屈に思えたはずだ。

十九世紀後半、ドイツの医師ロベルト・コッホは、炭疽《たんそ》、結核、コレラの原因となる細菌を発見し、世界で初めて「細菌が病気の原因になる」という事実を突き止めた。

コッホ以後、これまで多くの人類を死に至らしめてきた病気の一つ一つが、それぞれ異なる微生物の仕業であったという衝撃的な真実が、次々と明らかにされることになる。コッホは、これらの業績で一九〇五年にノーベル医学生理学賞を受賞した。

驚くべきことに、これは今からほんの百年余り前の話である。

人類史は、感染症との戦いの歴史である。だが、私たち人類はほんの最近まで、「戦っている相手が誰なのか」すら知らなかったのである。

悪い空気

かつて感染症の知識を持たなかった人類は、人から人へ流行する病気の存在を、奇妙な説明で理解しようとした。例えば、流行病は「瘴気《しょうき》」と呼ばれる有毒な空気が原因だとする瘴気説が、十八世紀頃まで広く信じられた。感染症の一つであるマラリアの語源は、イタリア語の「悪い空気（マル アリア：mal aria）」であるが、これは瘴気説の名残だ。

「傷が膿む」という現象も、正しく理解されていなかった。化膿は傷が治るために必要なプロセスだと強く信じられていたのである。傷が化膿して白い膿が出てくれば、良い兆候だと捉えられ、「好ましい化膿（laudable pus）」などと呼ばれた。膿は、現代とは真逆の存在だったのだ。

汚い軟膏《なんこう》を用いたり、傷口を開いたままにしたりなど、傷をあえて化膿させるための治療が選ばれることもあった。おそらく多くの場合、傷の感染は全身に広がり、受傷者の命を奪ったはずだ。だが、ごくわずかに危機を乗り越え、自力で傷から回復した人たちがいたのだろう。細菌に関する知識もなければ消毒の概念もなく、抗生物質のような有効な薬が生まれる素地もない。ほとんどの傷が化膿する中で、回復したわずかな人たちが「化膿を経て治癒した人たち」となり、化膿することが治癒に向かう自然な過程だという誤った認識に至ったのである。

傷の感染が自然に治るのか、あるいは、悪化して生命を奪うのか。かつての外科医たちはむろん、これを運に任せていたのではない。外科医としての矜持《きょうじ》を持って、半ば闇雲に、感染症が全身に広がるのを防ぐ手立てを講じていた。

それが、手足の切断という「治療」であった。

切断された数々の手足

人類はこれまで争いを繰り返し、絶えず互いの体を傷つけ合ってきた。抗生物質のなかった時代、戦争で負った大きな傷は、すなわち感染症によって死亡するリスクを意味していた。感染が広がるのを防ぐため、戦場でよく行われたのが手足の切断術である。

麻酔のなかった当時、切断部位より上流をヒモできつく縛る、冷水をかける、などの下準備を行った後、外科医は専用の器械で患者の手足を切り落とした。

むろん、これらの処置で痛みが和らぐはずもなく、あまりの痛みで暴れる患者を押さえつける助手が複数人必要だった。患者の全身を固定できる鉄輪のついた手術台も開発された。

四肢の切断術は広く普及し、現場のニーズに応えるように、多彩な切断器具が次々と開発された。手術の手順としては、まず皮膚と脂肪、筋肉を大きなナイフで輪状に切開し、そのの␣ち骨を専用のノコギリで一挙に切断する。こうした輪状切断術が古くから頻繁に行われた。

技術の進歩に伴って、戦争に用いられる兵器は破壊力を増し続けた。その分、皮肉にも人間が被る傷はより重く、より複雑になり、治療は困難を極めた。

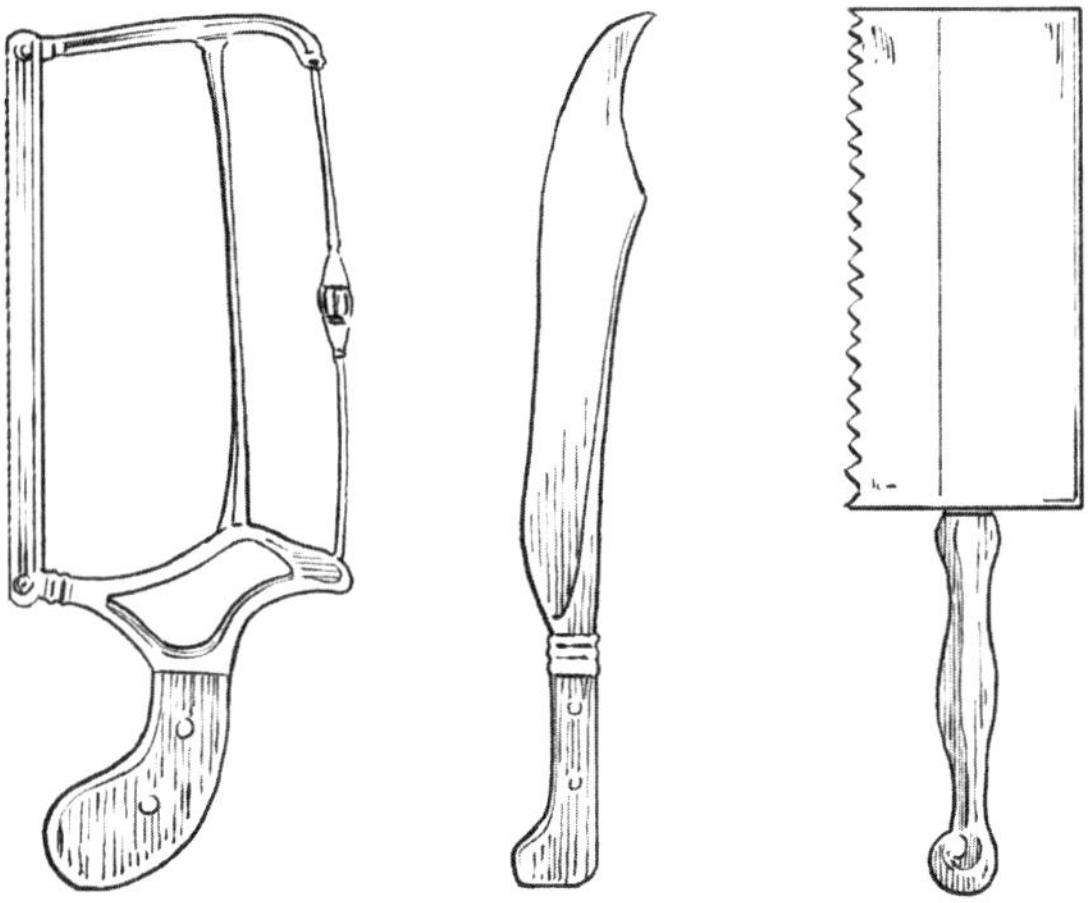

多彩な切断器具

特に十五世紀頃からは、それまでになかった新たな創傷が急増した。銃創である。火縄銃から放たれる大きな弾丸は、皮膚を貫いて体内にめり込み、大きな傷をつくった。細菌に汚染された弾丸が体の奥深くに潜り込むため、ひとたび感染すると重症化しやすかったと推測される。だが、感染症の知識がなかった当時、「火薬そのものが有毒だ」と信じられていた。

火薬によって体内に入った毒は、「解毒」されなければならない。そこで外科医たちがもっぱら行ったのは、熱した油を傷口に注いで焼灼《しょうしゃく》するという治療だった。

確かにこの方法では、その部位にある細菌を焼き殺すこともできたはずだろう。また、血管の壁をつくるタンパク質が変性して固まることで、血を止めることもできた。感染予防と止血、いわば「一石二鳥」の方法であった。

だが、麻酔もなしに傷口を焼灼する治療は、患者にとてつもない苦痛を与えた。痛みに悶《もん》絶《ぜつ》し、失神する人もいた。現代の水準からすれば、想像すらできない治療が当たり前のように行われたのだ。

外科医と床屋

かつて西欧諸国では、中世より長きにわたり、外科医だけでなく床屋も手術を行うのが一般的だった。当時の床屋の仕事は幅が広く、散髪だけでなく、いぼの切除などの体表面の小手術、傷の焼灼、瀉血などが含まれた。戦争の際にも多くの床屋外科医が従軍した。

十六世紀に活躍したフランスの外科医アンブロワーズ・パレは、のちに「近代外科学の父」と呼ばれる、医学史上もっとも有名な外科医の一人だ。彼もまた、床屋のもとで外科修行をした床屋外科医であった。

戦争に従軍したパレは、一五三七年、偶然にも大きな発見をすることになった。パレは当初、他の外科医と同様に火薬による傷を沸騰した油で焼灼していた。しかしあるとき、あま

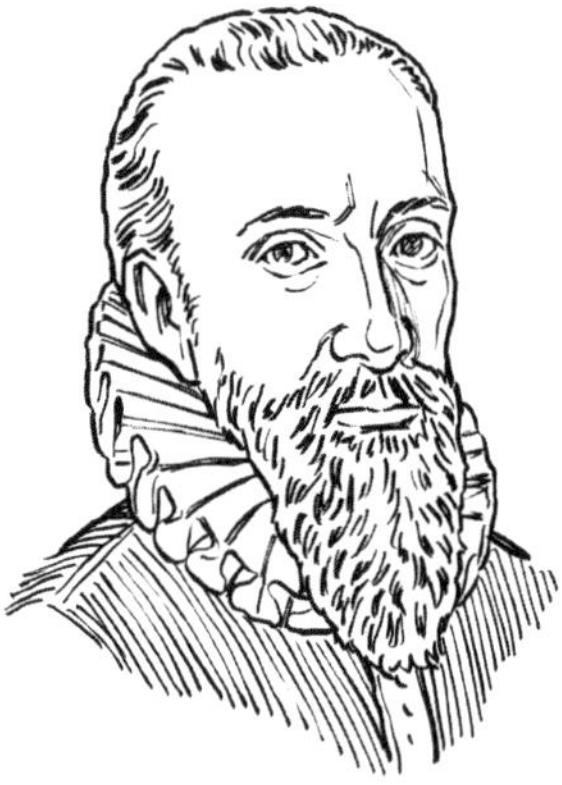

パレ

りに多くの兵士に油を使用したために、油が足りなくなるという不測の事態に見舞われた。悩んだ彼は、やむを得ず卵黄からつくった軟膏を傷に塗り込むことにしたのだ。

当時の常識では、このような治療は効き目がないはずだった。患者はきっと「火薬の毒」に侵されて死ぬだろう――。パレはその夜、あまりの不安で寝つけなかった。

だが翌日、早朝に患者を見に行ったパレは、驚くべき光景を目の当たりにする。傷は悪化するどころか、逆に腫れが治まり、痛みは軽くなっていたのである。

約五百年後の現代から振り返っても、パレのこの治療は合理的だ。傷に軟膏を塗布し、湿潤環境に維持しておくことは、現代医療において推奨される治療法だからである。

またパレは、傷の治療に関してもう一つの新たな手法を生み出した。血管を糸で結ぶ「結《けつ》紮《さつ》」である。

手足の切断術を行うと、断面から起こる激しい出血を止めなければならない。当時は止血を目的に、焼きごてで断面を焼灼する方法がよく行われた。ただでさえ麻酔なしの四肢切断は苦痛を伴うのに、あろうことか傷を焼きつぶす恐ろしい処置が追加されていたのだ。

パレは、焼灼ではなく、切れた血管を糸で結んで止血するという手法を選んだ。ホースの先端を縛れば水流が止まるように、切れた血管を糸で結んで閉鎖すれば、血液の流出を止められる。こう書くと当たり前のように思えるが、当時としては画期的な治療法だった。

実は血管の結紮も、現在行われる外科治療の基礎となる処置だ。手術中には、血管を切る前に糸で結紮する。あるいは、術中に太い血管に傷がついて起こった出血に対しては、やはり血管を糸で縛ったり、縫い閉じたりすることで止血する。現代の医療現場からパレの慧眼《けいがん》を振り返れば、彼が「近代外科学の父」と呼ばれる理由がよく理解できるのだ。

パレは多くの外科学書を執筆し、ここに外科学の多岐にわたる知識を盛り込んだ。彼が執筆に用いたのは、当時のアカデミアが好んで使用したラテン語ではなく、日常的に使われ、親しみやすいフランス語であった。そのおかげで、ラテン語の教養がなかった当時の床屋外科医たちも、パレの教えを実地で大いに役立てることができたのだ。

パレは一時、床屋外科医を低く見ていた医学界から批判の的になったが、徐々に評価は高まった。のちにフランス国王の侍医に任命され、その地位を確かなものにしたのである。

手術の早業と世界初の救急車

手術は痛みに悶えるものだった

かつて手術とは、凄まじい痛みに悶《もだ》えながら受けるのが当たり前だった。全身麻酔の技術が開発され、世界的に普及したのは二十世紀以後である。

痛みのない手術など想像すらできなかった時代、外科医に求められたのは「いかに速く手術を行うか」であった。患者に苦痛を与える時間を短縮することこそが、外科医に求められる重要な技術だったのだ。

かつてヨーロッパでは多くの人が膀胱《ぼうこう》結石という病気にかかった。膀胱結石はその名の通り、膀胱内に石ができ、痛みや血尿などの原因となる病気で、尿路結石の一種である。劣悪な衛生環境によって尿路に感染を起こしやすく、また貧しく水分摂取が十分にできなかったことが、結石ができやすかった原因と考えられている。

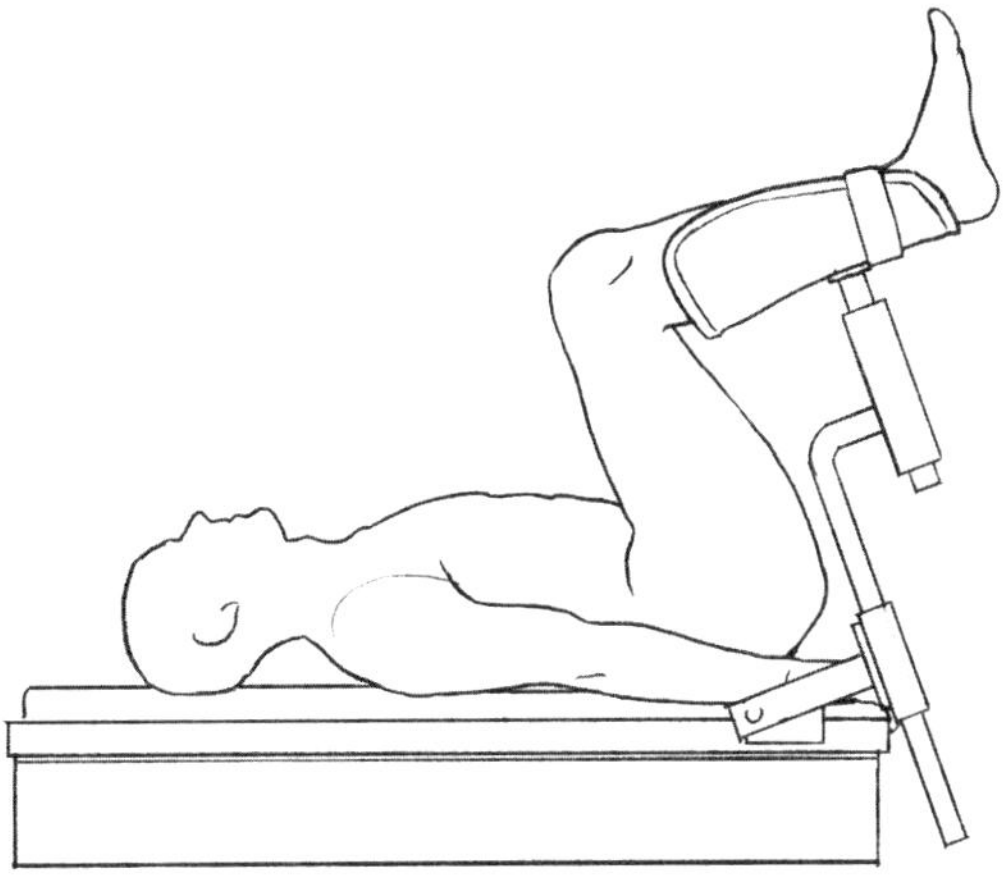

砕石位

石を取り出すためには、股間を大きく切開し、膀胱を切り開く必要がある。麻酔なしでは恐ろしい痛みを伴う手術だ。手術を受ける際、患者は仰向けに寝て両足を上げ、股を開く。

　この体位そのものは、現代でも直腸や子宮、膀胱などの骨盤内臓器の手術をはじめ、さまざまな場面で採用され、「砕石位《さいせきい》(lithotomy position)」と呼ばれている。今となっては奇妙な名前に思えるが、膀胱結石の手術が広く行われた時代の名残である。

　十八世紀を代表するイギリスの外科医ウィリアム・チェゼルデンは、膀胱結石の手術を得意としていた。チェゼルデンが名を馳《は》せたのは、通常一時間ほどかかるこの結石除去術を、わずか一分以内に終わらせることができたからだ。

高速であるがゆえに出血量も少なく、当時四〇～五〇パーセントともいわれたこの手術の死亡率を一〇パーセント以下に下げることに成功し、ヨーロッパ中で有名になった（3）。彼の技術は、速さと質を兼ね備えていたのだ。

全身麻酔が当たり前のように行われ、患者に苦痛を与えることなく何時間もの手術を行えるようになった今でも、腕の良い外科医はたいてい手術が速い。これは必ずしも、手が目まぐるしいスピードで動くという意味ではない。目標に到達するまでに必要な工程数が少なく、無駄な動きがないため、結果的にかかる時間が短いのだ。

手術の「速さ」とは、手の器用さのみならず、頭の良さ、周到な準備と計画性、臨機応変の対応力、人体という構造への深い理解を背景に、質の高い手術が行われた結果にすぎないのである。

いかに素早く手足を切り落とすか

手足を切り落とす切断術においても、手術のスピードは重視された。「いかに手足を素早く切断できるか」で、外科医の腕は問われたのだ。

中でも早業で有名だったのが、十八世紀末から十九世紀初頭に活躍したフランスの軍医、ドミニク・ジャン・ラレーである。彼は戦場で二十四時間に二〇〇件という、恐るべき数の切断術を行い、ナポレオンの絶大なる信頼を得ていた。

むろんラレーが外科医として歴史に名を残す理由は、スピードだけではなかった。ラレーは世界で初めて、受傷者の階級や国籍ではなく「傷病の重症度」のみによって患者を選別し、治療に優先順位を設ける方法を提唱した外科医として有名だ。この手法は「トリアージ」と呼ばれ、今なお災害医療において重要な考え方である。

「トリアージ」とは「選別」を意味し、日本では阪神・淡路大震災以後、広く知られるようになった言葉である。災害医療の現場では、助かる見込みがあり、かつ重傷である患者をいかに素早く搬送できるかが問われる。そのためには、逆に「助かる見込みのない患者」や、「緊急で治療を必要としない軽傷者」を優先しないことが大切になるのだ。

現在は、患者の重症度を色で識別するためのトリアージタグがよく用いられる。赤いタグの患者は最優先で搬送、黄のタグは赤の次、緑は軽症で搬送の必要なし、黒は救命不可能なため搬送しない、といった具合にタグをつけ、選別していくのだ。

フジテレビ系『コード・ブルー　ドクターヘリ緊急救命』や、TBS系『TOKYO MER～走る緊急救命室～』など、災害現場での治療シーンが多い救急医療ドラマではトリアージタグが度々登場するため、見覚えのある人も多いだろう。

多数の傷病者が同時多発する現場では、限られたリソースを用いていかに多くの人を救えるかが重要になる。ラレーは二百年以上前の戦場でこのしくみを生み出し、敵軍の兵士を含む、あらゆる傷病者を救ったのである。

世界初の救急車

ラレーが戦場で頭を悩ませたのが、医療チームが常に後方で待機せざるをえなかったことだ。戦場の混乱の中、前線で負傷した兵士たちが後方へ運ばれてくるまで、医療チームはただ待つことしかできなかった。治療の開始は大幅に遅れ、これが時として致命的になった。

この問題を何とか解決したいと考えたラレーは、戦場に画期的なアイデアを導入した。専用の輸送車を使い、前線から後方へ次々に兵士を搬送する手法である。これによって治療までの時間が短縮し、生存率が上がることを彼は期待したのだ。

ラレーは、負傷者が快適に移動できるよう、強力なパッドとサスペンションを装備した患者搬送用の馬車を戦場に導入し、獅子奮迅の動きを見せた。これこそが、世界初の本格的な救急車であった。

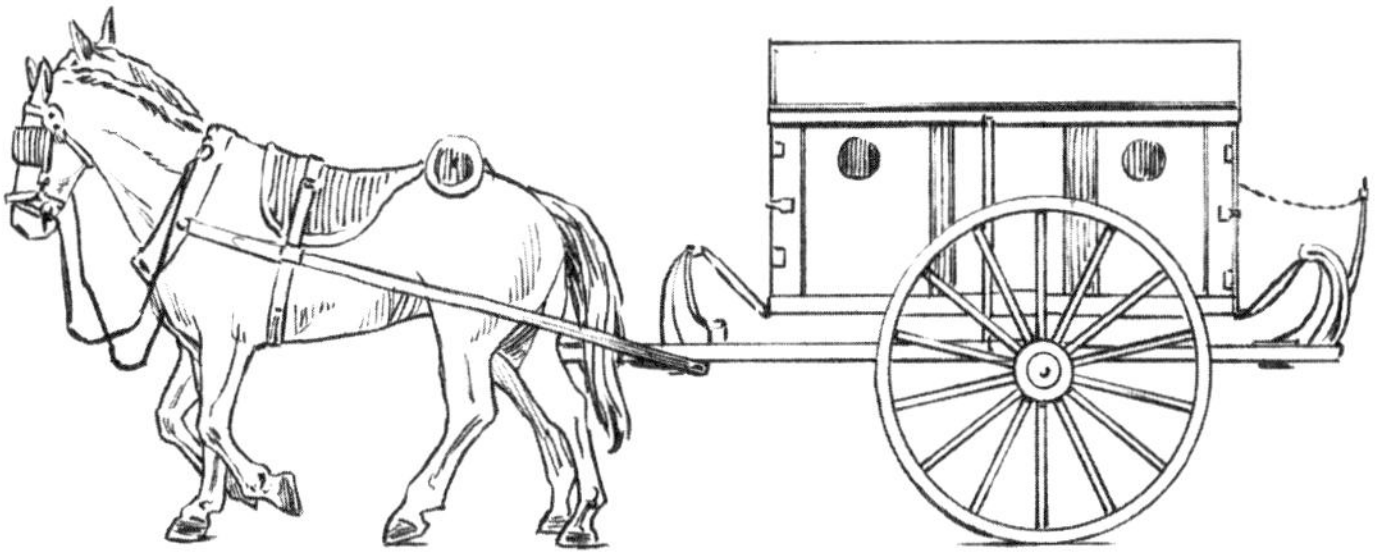

世界初の救急車

「空飛ぶ救急車」と呼ばれたこの馬車は、これ以降、フランスの戦場で広く利用されるようになった。

いかに救える患者を運び、いかに素早く治療を始めるか。その難題を前に、ラレーは戦場で外科医として懸命に戦った。彼が理想とした「戦術」は、現在に続く救急医療の土台となった。ラレーが今なお「救急医療の父」としてその名を歴史に残すのは、それが理由だ。

毎年七月八日は、国際救急隊員デー(International Paramedics Day)として世界中の救急隊員を讃える日である。この日はラレーの誕生日である。

ドリトル先生のモデルになった外科医

恐ろしい好奇心

ウィリアム・チェゼルデンの弟子であったイギリスの外科医ジョン・ハンターは、「ドリトル先生シリーズ」の主人公ジョン・ドリトルのモデルになったともいわれる人物である。

イギリスの児童文学作品「ドリトル先生シリーズ」の主人公ジョン・ドリトルは腕の良い医師で、博物学者でもあった。ドリトルの屋敷には広大な庭があり、そこにはたくさんの動物たちが暮らしていた。

まるで夢物語のようなドリトルの屋敷は、実は全くもってハンターの屋敷とそっくりである。ハンターは、田舎の邸宅に設けた広大な庭で、シマウマやヤギ、ライオン、ヒョウなど、数々の動物を飼っていたからだ。

ハンターは幼い頃から生き物にとてつもなく強い関心

を持ち、生涯に渡り、たくさんの標本をつくって自宅にコレクションを築いた。その数は一万四〇〇〇点ともいわれる。珍しい動物や植物、昆虫、人体の骨格――。今ロンドンにあるハンテリアン博物館では、かつてハンターがつくり上げたコレクションが一般に公開されている。

ハンターは恐ろしいまでの好奇心を原動力に、おびただしい数の生物を解剖した。その構造を詳細に観察するうち、彼は興味深い事実に気づいた。それは、当時他の誰もが到達しえなかった異端な発想だった。

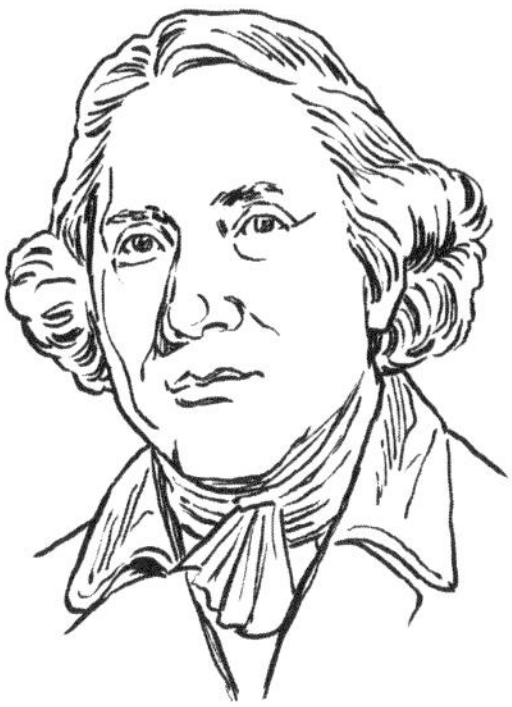

ハンター

どうやら生物たちは互いに全く異なるのではなく、よく似た構造を備えているものが多い。そして、生物たちの体のしくみを比較すると、関係性の近い生物と、遠い生物がいるのだ。

例えばクジラは魚のように海を泳ぐが、臓器を観察してみれば、魚とは程遠いことがわかる。クジラはむしろ、陸生動物の遠縁に当たるのではないか。いや、もしかすると生物たちには、実は共通の祖先が存在するのではないか――。

ノアの大洪水が、今あるすべての動物たちを創造したとする教義が当然のごとく信じられた時代、ハンターは観察と実験によって「生物の進化」という真実に、あと一歩のところまで迫っていた。チャールズ・ダーウィンが『種の起源』を著し、世界で初めて進化論を提唱したのは、ハンターの死から六十年以上後のことである。

宗教的な教義より自らの目で見たものを信じ、生きとし生けるものに「科学」を持ち込んだハンター。中でも彼がもっとも強い興味を抱いたのは、やはり人体であった。

破天荒な死体解剖

ハンターはチェゼルデンら著名な外科医に師事して技術を学び、一七六一年には戦争に従軍し、一七六八年からは聖ジョージ病院の外科医として勤務した。だが、彼の人体への好奇心は、ふつうの外科医のそれを大きく上回っていた。

彼は、人体解剖によって体のしくみを詳細に観察し、実験することによってのみ正確な知識が得られると信じていた。だが、動物や昆虫の解剖とは異なり、人体の解剖は容易ではない。好奇心を満たすために殺人を犯すわけにはいかないからだ。

ハンターは、人体解剖に並々ならぬ熱意を持ち、誰よりも多く死体を手に入れたいと渇望した。むろん、解剖学の知識に飢えていたのはハンターだけではない。当時、外科医や解剖学者たちは競って墓場に繰り出し、教材としての死体集めに勤《いそ》しんでいた。

聡明なハンターはこの仕事を効率化するため、プロの墓掘り泥棒を自費で雇い、死体を売買するしくみをつくり上げた。のちに死体売買ビジネスはイギリスやアメリカで社会問題になるのだが、結果的にハンターのもとには数々の死体が集まり、彼の解剖学の知見は凄まじいまでに高まった。

ハンターは、珍しい動物の死体を欲するのと同じように、珍しい人間の死体をも欲しがった。例えば、当時世界一の巨人といわれた、身長二四〇センチメートルを超えるアイルランド人男性チャールズ・バーンの逸話は有名だ。実はバーンは巨人症（末端肥大症）で、過剰に分泌された成長ホルモンのため、身長が病的に高かった。むろん当時はそうした病気に関する医学知識はなく、バーンは驚異的な身長を売りにしてショーに出るなど、世界的に有名な人物になっていた。

ハンターは、バーンの希少な肉体を手に入れ、詳細に調べたいという、ほとばしる情熱に侵された。他の解剖学者より先にバーンの死体を手に入れるため、バーンの死期が近づくと、見張り番を雇って彼を観察した。一七八三年、バーンが二十二歳で亡くなると、ハンターは葬儀屋に高額を支払ってバーンの死体を手に入れ、見事な骨格標本をつくり上げた。

ちなみにバーンの骨格標本は、現代もなおハンテリアン博物館で人気の展示物だが、二〇二三年一月に展示の取りやめが決定された。故人の遺志を尊重すべきという指摘が相次いだためだ。かつてハンターが非倫理的な方法で死体を手に入れたことが、今になって問題視されたのである。

ハンターの常軌を逸した探究心は、性感染症にも及んだ。彼は淋病《りんびょう》の感染経路を調べるため、淋病患者の膿を自らのペニスに突き刺して感染が成立することを実証したとされる。他にも、性感染症に関する多くの知識をまとめ、一七八六年、『性病全書』を執筆した。

ハンターは多くの著書や論文を発表し、医学界で地位を高めた。彼にとって人体は、化学や物理の世界と同じく、徹底的な観察と実験によって科学的に理解可能な存在だったのだ。

ハンターの発想は、当時としては異端だった。多くの人々にとって人体という「神秘的な創造物」は、過去の偉人たちが残した文献を通して学ぶべき対象だったからだ。ハンターの死後、彼は「科学的外科の父」として歴史に名を残すことになる。

一七七二年、ハンターは自宅で解剖学講座を開き、多くの弟子を育てた。その一人、エドワード・ジェンナーは、のちに世界で初めて天然痘ワクチンをつくり、後世に名を残した人物だ。

産科医の兄ウィリアム

ジョン・ハンターの兄、ウィリアム・ハンターは産科医として有名な人物だ。特によく知られた著作が、一七七四年に出版した『ヒト妊娠子宮の構造』である。

この本には、妊婦の子宮の中で胎児が成長する様子を描いた精緻なイラストが多数掲載された。まるで写真のように美しい解剖図の数々は、一体どのようにして描かれたのだろうか。

当然ながら、レントゲンやＭＲＩ、エコーといった検査機器はなく、体の中を透かし見る技術など想像すらできなかった時代だ。実は弟のジョン・ハンターが暗躍し、妊娠の途中で命を落とした妊婦の死体を集め、丁寧に解剖したのである。妊娠の各段階に相当する妊婦の死体を一つ一つ集めるという狂人的な作業は、弟の破天荒な情熱と、彼が築いた死体蒐集《しゅうしゅう》ネットワークのおかげだったのだ。

母体の腹の中で胎児がどのように変化するのか。誰もが知り得なかった真実を、ハンター兄弟は明らかにした。狂気としか言いようのない所業は、結果的に医学の進歩に確実に役立ったのである。

男爵になった外科医

「発酵」と「腐敗」の違い

パンやワイン、味噌など、穀物や果物を発酵させてつくる食品は多くある。この「発酵」というプロセスは、細菌や真菌などの微生物の作用であることを私たちは知っている。

一方で、食品を放置しておくと、そのうちに腐って味が落ち、悪臭を放って食べられなくなってしまう。この「腐敗」というプロセスも、やはり微生物の働きによるものだ。

これらは単に、微生物が生きていくために周囲の有機物を分解し、エネルギーを得る営みにすぎない。その分解産物が人間に役立つなら「発酵」と呼び、そうでないなら「腐敗」と呼んでいる。いずれも、私たちの肉眼では見ることのできない微小な生物たちの、生命活動である。

発酵や腐敗という現象は昔から知られていたが、これが微生物の働きによるものだという事実を人類は長らく知らなかった。十九世紀半ばにこれを明らかにしたのが、「細菌学の父」であるフランスの化学者ルイ・パストゥールである。

パストゥールは細菌に関する研究結果をフランスの科学雑誌に論文として発表し、多くの科学者に衝撃を与えた。だが、この論文は海を越え、意外な場所で生かされることになった。外科治療の現場である。

後を絶たない傷の感染

手足の切断や乳がん手術など、当時の外科医はまだほとんどが体表面の病気を扱っていた。だが、多くのケースで手術後の傷は感染し、なす術《すべ》なく患者の命が奪われていた。

傷の感染は、皮膚の表面に存在するブドウ球菌やレンサ球菌などの細菌が傷の中に入り、そこで増殖して生じる。これが全身に広がると、患者は生命の危機に瀕《ひん》する。だが、当時こうした知識は一切なく、傷が膿んで重い感染症が起こっても、それは原因不明の自然現象にすぎなかった。

一八六七年の報告によれば、ハーバード大学の関連病院、マサチューセッツ総合病院での、四肢切断手術後の死亡率は二六パーセントで、その原因の大半は傷の感染であった（４）。

イギリス、グラスゴー大学の外科医ジョゼフ・リスターは、手術後に起こる傷の感染を何とか防ぎたいと考えていた。そしてパストゥールの論文を繰り返し読み、一つの仮説にたどり着いた。

患者の傷に起こっているのは、発酵や腐敗と同じ現象なのではないか。微小な生物が傷口に付着し、これが広がって傷の感染を引き起こしているなら、この微生物を殺すことで感染を防げるのではないか――。

では、何を使えば微生物を殺すことができるだろうか。リスターが注目したのは、近隣の町でゴミや下水の防臭剤として使われていた石炭酸である。石炭酸によって腐敗臭が消えるのは、その殺菌作用によるものではないかと考えたからだ。

一八六五年八月、馬車に轢《ひ》かれて脚の開放骨折を起こした十一歳の少年が、グラスゴー王立病院に搬送された。リスターは自らの仮説を検証するため、石炭酸を染み込ませた布で患部を覆った。骨が外界に触れる開放骨折は、適切な治療がなされない限り、高い確率で重篤な感染症に発展する。当時の常識では、脚の切断が必要だった。だが驚くべきことに、リスターの処置から六週間の時を経て、少年の傷は感染することなく治癒したのである。

リスターの理念は徹底したものだった。その後、傷そのものだけでなく、傷に触れる手術器具や外科医の手など、患者を取り巻くすべての環境を徹底的に消毒した。手術室に浮遊する微生物をも殺すため、噴霧器をつくり、手術室を石炭酸の霧で立ち込めさせたほどだ（この手法は人体にかえって有害であることがわかり、のちに中止された）。

一八七〇年、医学雑誌『ランセット』に発表したリスターの成果は、凄まじいものだった。消毒を行う前後で、手術後の死亡率は四五・七パーセントから一五・〇パーセントと三分の一に低下したのである（4）。

現代の医療現場では、消毒なしの手術はありえない。手術で切開を加える皮膚表面には、事前に消毒液をたっぷり塗るのが常識だ。これによって皮膚に常在する細菌を殺し、感染を防ぐのである。

一八九七年、手術用の消毒薬として開発された「リステリン」は、リスターの名前にちなんで名づけられたものだ。今は口腔洗浄液として、世界五〇カ国以上で使用されている。

また、食中毒の原因となる細菌の一種「リステリア菌」も、細菌と戦う手段を後世に残したリスターを記念して名づけられたものだ。

世界で初めて消毒という概念を築き上げたリスターは、一八九七年、外科医として初めて男爵の称号を与えられ、歴史にその名を残している。

「清潔」とナイチンゲール

かつて病院はあまりにも汚かった

私たち現代人にとって「手術」といえば、どんなイメージがあるだろうか？

きれいな部屋で、医療スタッフは使い捨てのガウン、マスク、帽子、手袋を身につけ、滅菌された器具を使う。ここで誰もが当たり前のように思い浮かべるのは、「清潔」という言葉だろう。

だが、この「清潔」という概念は実に現代的なものだ。少なくとも十八世紀頃まで、外科医は素手で、マスクや帽子など身につけず、器具は「使い回し」で手術を行っていたからだ。ヨーロッパの外科医たちはしばしば黒いフロックコートを着て手術をしたが、それは返り血でひどく汚れ、血液は層をなして硬くなった。

現代の私たちから見れば、これはいかにも「不潔」である。手術を行う外科医も、自身が感染症に罹患するリスクに対してあまりに無防備だ。

手術室だけではない。かつては病院全体が汚い場所であり、シーツやカーテン、衣類はひどく汚れ、狭いベッドに複数の患者が寝ている光景もよく見られた。このような不衛生な環境では、感染症の蔓延《まんえん》は必至だったはずだ。だが、当時は感染症の原因が何たるかは知られておらず、「清潔さ」のメリットは認識されていなかった。

このような時代、医療現場に初めて「清潔さ」を導入し、「患者の周囲の環境を衛生的に保つ」という画期的な発案をした人物がいる。イギリスの看護師フローレンス・ナイチンゲールである。

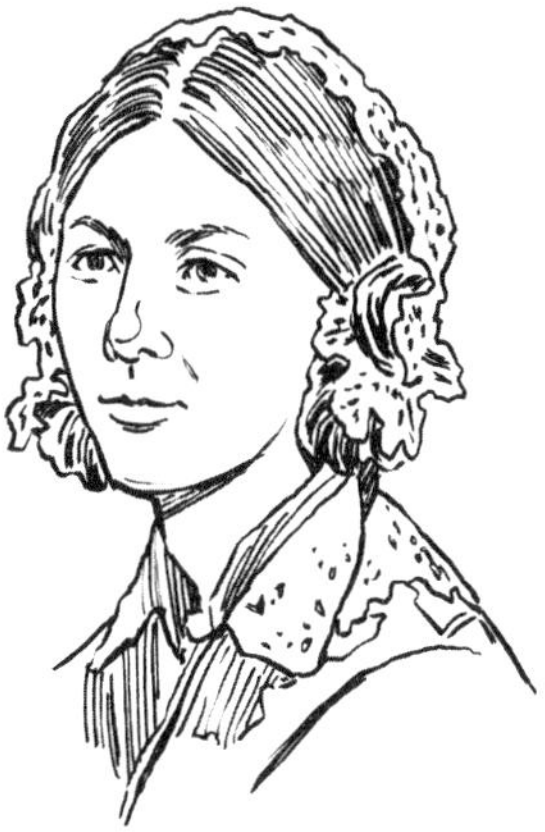

ナイチンゲール

ナイチンゲールは、患者を病気から救うには衛生的な環境が必要であると説いた。

ナイチンゲールの著した看護学書『看護覚え書（Notes On Nursing）』は、二百年近く経った今なお、看護教育に用いられるバイブルとなっている。この本では「環境整備」の大切さが繰り返し強調される。

「看護とは、新鮮な空気、光、暖かさ、清

潔さ、静かさの適切な活用、食べ物の適切な選択と供給、それらすべてを患者の生命力を少しも犠牲にせず行うこと」（著者訳）

今となっては、医療機関で患者が当たり前のように享受できるこの環境も、当時としては革新的であった。

またナイチンゲールは、患者の看護がスムーズに行えるよう、病院の構造を見直した。施設内に配管を敷設し、各階で温水が容易に使用できるようにしたり、食事の配膳が効率的に行えるようリフトを設置したりするなど、画期的なアイデアを次々と打ち出した。

各病室に呼び鈴を設置し、必要時に患者が看護師を呼べるシステムをつくることで、より効率の良い看護を可能にした。これが世界初の「ナースコール」となった。

一八五四年には、看護団を率いてクリミア戦争の現場に赴き、戦場での兵士の看護を劇的に改善した。ナイチンゲールが「クリミアの天使」と呼ばれるのは、この時からである。

統計学者、そして教育者

ナイチンゲールは、統計学者としても大きな功績を残した。軍隊において、衛生的な環境の維持がいかに重要であり、不衛生がいかに多くの生命を奪うかを政府に説くため、緻密な統計解析を行ったのである。

多種多様な自作のグラフを用いた彼女の資料は、当時としては画期的で、圧倒的な説得力があった。一八五九年、ナイチンゲールはイギリス王立統計学会のメンバーに選ばれるという、女性として初めての快挙を成し遂げた。

また、ナイチンゲールはロンドンに世界初の看護師養成学校を開いたことでも有名だ。長らく、身分の低い召使いとして扱われていた看護師という存在を、適切な訓練を経た正式な専門職として確立したのも彼女の偉大な功績である。

『看護覚え書』の中でナイチンゲールは、後世まで残る有名な理論を書いている。

「自分がそこにいるときにすることを、自分が不在のときにも行われるよう管理する方法を知らないと、看護の結果は台無しになったり完全に逆効果になったりするだろう」（著者訳）

ナイチンゲールは、自分が不在のときも同じクオリティの業務が行われるよう情報を管理し、組織として機能を高めることの大切さを説いた。現代社会でも、「自分がいないと回らない」が口癖のリーダーがいるかもしれないが、ある特定の人材に依存する組織は脆弱《ぜいじゃく》で、非効率である。そうした組織に対し、リーダーがリスクマネジメントの観点から改善の必要性を感じるならともかく、誇らしく思うとしたら筋違いだ。ナイチンゲールの言葉は、今なおあらゆる組織人の心に響く重要なマネジメント論といえるだろう。

世界で初めて胃がん手術に成功した外科の巨人

病巣を切り取るだけでは終われない

胃の手術に関して説明する際、私はよく、「この再建法は百年以上前から行われています」と話す。

医学用語の「再建」とは、食べ物や消化液、血液、尿などの通り道を部分的に切除した際、再び内容物の通過や排《はい》泄《せつ》が可能になるよう、管をつなぎ合わせることである。

胃がんを切除する手術には、再建方法が複数ある。代表的な手法として、上流の胃と下流の十二指腸をつなぎ合わせる方法を「ビルロートI法」、下流の小腸とつなぎ合わせる方法を「ビルロートII法」という。十九世紀に活躍した近代外科の巨人、ドイツの外科医テオドール・ビルロートの名を冠した再建法だ。

そもそも、内臓の病気を切り取って治す、といった芸当は、かつては不可能だと思われていた。十九世紀後半、ウィーン大学の外科教授を務めたビルロートは、食道や胃、喉頭、卵巣など、内臓の病気に対する新しい手術を次々と導入した。

これまで多くの外科医が足を踏み入れたことのなかった領域に果敢に攻め入り、高度な手術を次々に成功させたのだ。

なぜビルロートは、こうした新しい手術を成功に導けたのだろうか？

一つの理由として、彼は自ら行う手術を徹底的に分析、研究し、成功例も失敗例もつぶさに記録したことがある。例えば胃の切除後に再建を行うには、径の大きな胃の切れ端と、径の小さな十二指腸や小腸をつなぎ合わせなければならない。

当然、縫い合わせた部分は本来の消化管の壁より弱いはずだ。では、どのような方法を用いれば安全につなげられるのか。つなぎ目は胃液の強酸に耐えられるのか。胃が小さくなることで体にどんな変化が現れるのか。そもそも人は胃を切除しても生きていけるのか——。

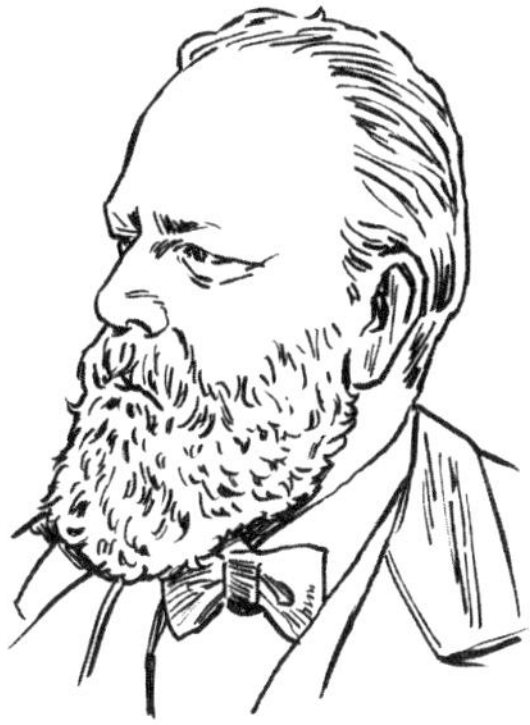

ビルロート

これらの疑問を、ビルロートは動物実験でくり返し検証した。試行錯誤を経て、一八八〇年代に胃がんの手術を世界で初めて成功させ、世界に衝撃を与えたのである。

だがビルロートの功績は、彼自身の高い技術と緻密な理論だけによるものではなかった。彼が活躍した十九世紀は、「消毒」と「麻酔」が生まれた時代だ。この二つの革新的な技術によって、彼を取り巻く外科学の地平はすでに途方もなく広がっていたのだ。

お腹の中は無菌の空間

腹腔内は極めて厳密に、「無菌」の空間である。ここに細菌が混入すると腹膜炎が起こり、人はあっという間に生命の危機に瀕する。消毒が存在しなかった時代、内臓の手術など到底不可能だった。ビルロートは消毒をいち早く取り入れ、手術の安全性を高めた。

一方、全身麻酔は意外な形で普及した。十八世紀後半から十九世紀頃、いわば「パーティードラッグ」として用いられたエーテルの蒸気が今の全身麻酔の起源である。エーテルの蒸気には、吸引すると酩酊《めいてい》状態になる作用があった。若者たちは「エーテル遊び」を催し、エーテルを娯楽に使用していたのだ。

エーテルで夢見心地になると、怪我をしても痛みに気づかない。この作用に注目したのがアメリカの歯科医たちだった。痛みのない抜歯を実現するためだ。

アメリカの歯科医ウィリアム・モートンは、一八四六年に初めてエーテルの蒸気を使った全身麻酔を成功させ、有機溶媒による揮発性麻酔薬という、現代主流の麻酔法の基礎を築いた。その後、より安全な麻酔薬が次々と生まれ、世界的に普及することになる。

患者が眠っている間にお腹を切り開き、病巣を摘出してお腹を縫い閉じたのち、再び目を覚ます――。まさに奇跡としか言いようのない治療が可能になったのは、全身麻酔が普及したおかげだ。この時代にこそビルロートの技術と知力は生かされたのだ。

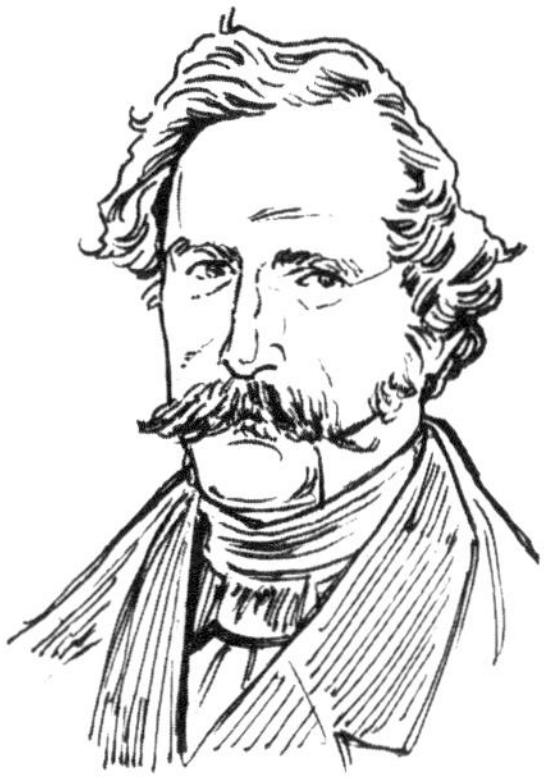

モートン

ちなみにビルロートは音楽にも造詣《ぞうけい》が深く、ピアノやヴァイオリンを自ら嗜《たしな》み、自宅でコンサートを開くこともあった。ドイツの作曲家ヨハネス・ブラームスはビルロートの無二の親友で、二人は音楽を通して親交を結んだ。一八七三年にブラームスが発表した弦楽四重奏第一番、第二番は、親友ビルロートに捧げられたものである。

医療現場でもっとも有名な道具

コッヘル鉗子と手術

アメリカの発明家サミュエル・モールスを知らなくとも、「モールス信号」のことは誰もが知っている。イギリスの軍人チャールズ・ボイコットを知らなくとも、「ボイコット」という行為の意味は誰もが知っている。

実は医療従事者にとって、スイスの外科医エミール・テオドール・コッヘルは似た存在である。コッヘルが考案した「コッヘル鉗子《かんし》」は、おそらく医療現場でもっとも頻用《ひんよう》される道具の一つで、その名を知らない医療従事者はまずいないからだ。

コッヘル鉗子は、手術では丈夫な組織や糸などを把持《はじ》する際に便利に使えるほか、一般的な病棟でも、チューブを摑むなど何かを挟んで固定しておく際によく使われる。職種を問わず、医療現場のあらゆる部署で用いられる道具がコッヘル鉗子である。

コッヘルは、十九世紀から二十世紀初頭に活躍した外科医である。当初コッヘルがこの特徴的な鉗子を考案した目的は、「止血」であった。

手術の際、この鉗子を何本も用意しておけば、細かな血管から出血した際に次々とコッヘル鉗子の先端で挟んで出血を抑えられる。現代の手術で使われる電気メスのような、血管を凝固して止血できる電気的デバイスがなかった当時、こうしたツールは極めて有用だった。

コッヘルの手術は繊細で用心深かった。いつも彼は出血が少なくなるよう細心の注意を払った。スピーディーで大胆な手術が特徴のビルロートとは対極をなすスタイルであった。

このコッヘルの腕が生かされたのが、甲状腺の摘出術である。

甲状腺は、首の前面にある三〜五センチメートルほどの小さな臓器だ。甲状腺の腫瘍に対し、しばしば甲状腺の摘出術が必要になったが、その難しさに当時の外科医は

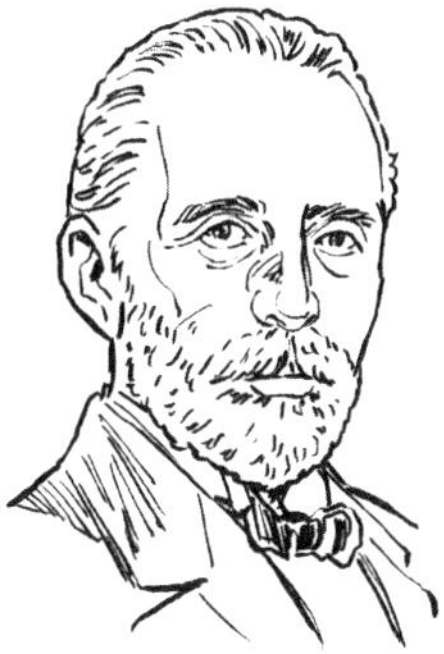

コッヘル

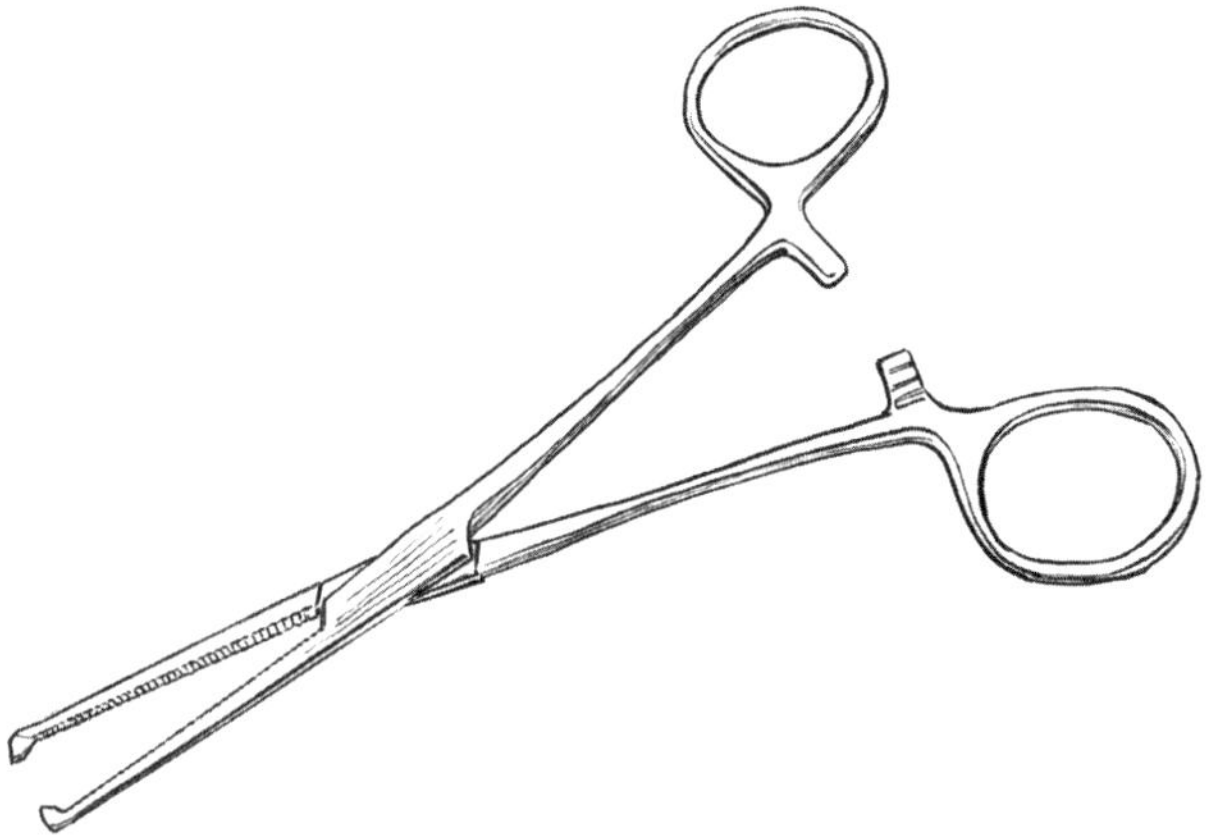

コッヘル鉗子

頭を悩ませた。甲状腺の周囲には細かな血管が多く、血流が豊富で、出血のコントロールが難しかったためだ。

一八六六年、ビルロートが行った甲状腺手術の死亡率は実に四〇パーセントに及んだ。一方のコッヘルは、丁寧な手技によって出血を最小限に抑制し、一八九八年の報告では、死亡率はわずか〇・二パーセントであった(5)。

コッヘルが執刀した甲状腺手術は、生涯で五〇〇〇例を優に超える。その豊富な経験をもとに、高い安全性を成し遂げたのである。

ヨードと甲状腺ホルモン

海外のスーパーで売られている一般的な食卓塩には、添加物としてヨード（ヨウ素）が含まれている。多くの国で、ヨードは不足しがちな栄養素だからだ。ヨードの添加が、法的に義務づけられている国も多い。

一方、日本の市場にヨード添加塩は存在しない。それどころか、日本でヨードは食品添加物として認められておらず、私たちは食生活でヨードという存在を意識することすらない。

なぜだろうか？

実は日本人は、昆布やわかめ、海苔などの海藻を好んで食べる習慣があり、それゆえに日本は世界でまれに見るヨード高摂取地域だからである。日本人は、ヨードをあえて意識的に摂取する必要がない、恵まれた民族なのだ。

ではそもそも、人はなぜヨードを摂取しなければならないのだろうか？

それは、甲状腺ホルモンの主成分がヨードだからである。ヨードの摂取量が不足すると、甲状腺ホルモンが十分につくれず、甲状腺の機能が低下する。

特に問題になるのが、妊娠中や新生児期である。甲状腺ホルモンは脳の発達に重要な役割を果たすため、赤ちゃんの体に甲状腺ホルモンが足りないと、不可逆的な知的障害を引き起こすからだ。

意外に知らない甲状腺の働き

甲状腺は甲状腺ホルモンを分泌し、体の新陳代謝をコントロールする働きを持つ。甲状腺ホルモンが過剰に分泌される病気の一つ、バセドウ病では、新陳代謝が高まりすぎるため、動悸《どうき》や息切れ、手のふるえ、多汗などの症状が現れる。

逆に、甲状腺ホルモンが足りなくなる甲状腺機能低下症では、新陳代謝が落ちるため、無気力、疲労、むくみ、便秘などの症状が現れる。また、足やまぶた、手などがひどくむくむのだが、この特徴的な状態を「粘液水腫」と呼ぶ。

新生児に生じる先天性甲状腺機能低下症（クレチン症）は、全身のさまざまな臓器の発達が阻害され、知的障害を含む多様な症状を引き起こす。早期に発見し、甲状腺ホルモン製剤を補えば、改善が期待できる。新生児検診に甲状腺機能の測定が含まれるのは、これが理由だ。

だが、甲状腺の働きや病気のしくみは、十九世紀後半まで全く知られていなかった。甲状腺の機能が知られる契機となったのが、コッヘルの報告だ。

コッヘルによって甲状腺の全摘術を受けた十一歳の女児が、手術の後から性格が変わったように無気力になった。彼女には双子の妹がいたのだが、同じ二十歳の時点で姉の身長は妹より随分低く、小太りで全身がむくみ、粘液水腫を起こしていた。

コッヘルはこの双子の差に驚き、過去に自分が甲状腺手術を施した患者を集めて調査を行った。甲状腺の摘出に原因があるのではないかと考えたからだ。結果はコッヘルの予想通りだった。甲状腺全摘を受けた人たちは皆、同じ状態に陥っていたのである。

のちに、粘液水腫の患者に羊の甲状腺の抽出物を投与すると症状が改善されること、その成分にヨードが含まれることをコッヘルは明らかにした。

ヨードが不足しがちな山岳地帯のスイスでは、クレチン症や粘液水腫の患者がもともと多かった。だが、その原因は長らく不明であった。コッヘル以後これらの病気が、甲状腺全摘後の後遺症と同じ「甲状腺ホルモンの欠乏」によるものであったという驚くべき事実が明らかになった。

であるならば、これらの病気は「甲状腺ホルモンの補充」によって治療できる。こうして医学に大きな進歩を生み出したコッヘルは、一九〇九年、ノーベル医学生理学賞を受賞した。これは、外科医として世界で初めての快挙であった。

人気の嗜好品だった薬物

コカインとコーラ

南米アンデス山脈に原生する低木樹のコカノキは、三千年以上前から嗜好品《しこう》として原住民に愛されてきた。その葉を噛んでエキスを吸うと、気分が高揚する作用があったからだ。インカ帝国の人々も、古くからコカノキの葉を好んで噛んでいたという。

十九世紀半ば、ドイツでコカノキの有効成分が初めて抽出され、「コカイン」と名づけられた。コカインの効果は強力だった。摂取すると自信が漲《みなぎ》り、活力があふれ、精神がハイになる。その人気は凄まじく、コカインを含む強壮剤や飲料が次々に発売され、その魅力が広く受け入れられた。

フランスの化学者アンジェロ・マリアーニが発明したコカイン入りのワイン「マリアーニ・ワイン」はヨーロッパ

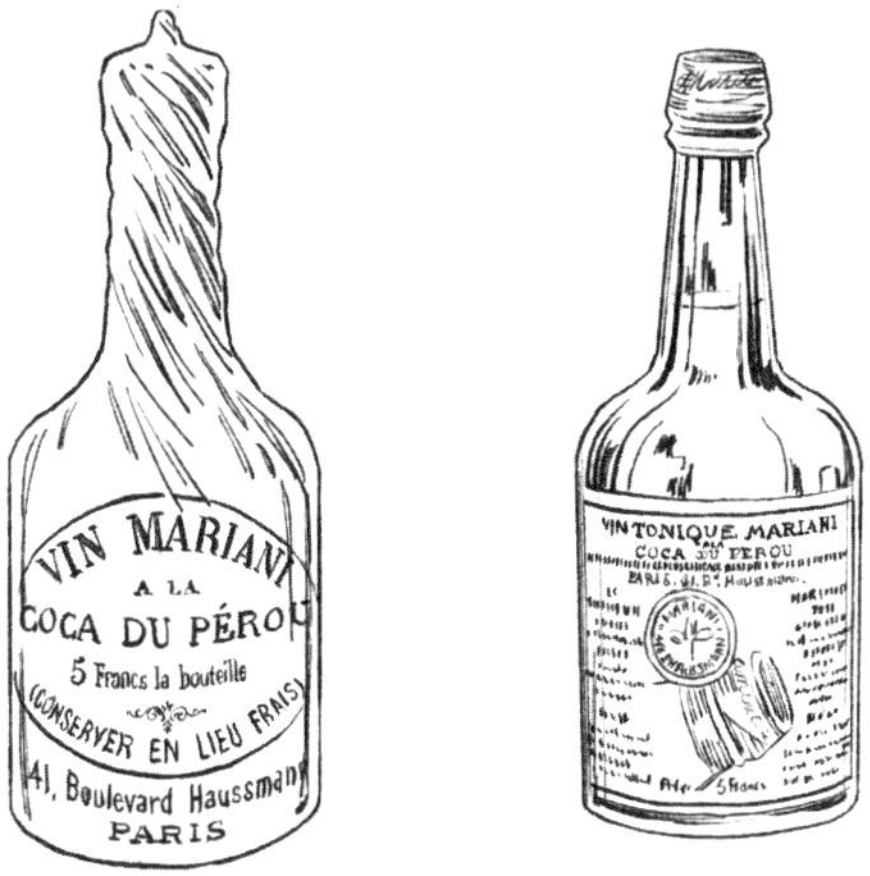

マリアーニ・ワイン

全土で爆発的に売れ、発明家のトーマス・エジソンをはじめ、歴史に名を残す著名人たちが愛飲したことでも知られている。

また、アメリカの薬剤師ジョン・ペンバートンもコカイン入りの新しい飲料を開発し、特許を取った。一八八六年に発売されたこの飲料は、アフリカ原産の木の実「コーラ・ナッツ」から抽出したカフェインと「コカイン」を含むことから「コカ・コーラ」と名づけられ、またたく間に大人気商品となった。

ところが、のちにコカインの危険性が明らかになった。コカインには、その多幸感と引き換えに強い依存性があり、摂取しすぎると生命に危険が及ぶのだ。一九〇三年、コカ・コーラ社は「コカ・コーラ」からコカインを取り除き、一九一四年にはアメリカでコカインが違法薬物として禁止された。

こうしてコカインは、手軽に買える人気の嗜好品から、所持や使用が規制される禁止薬物へと転落した。だがコカインが持っていたのは、精神を刺激する作用だけではなかった。医療現場で活かすことのできる、別の効果を併せ持っていたのだ。

それが局所麻酔作用である。

奇跡の麻酔薬コカイン

コカインが初めて抽出された頃から、コカインを口に入れると舌が麻痺《まひ》したように感覚が消失し、味がわからなくなる現象はすでに知られていた。一八八四年、まだ二十代だったオーストリアの眼科医カール・コラーは、このコカインの奇妙な作用について同僚と話しているときに、ふと興味深い着想を得た。

コカインを目の局所麻酔に使用できるのではないか。もしそれができるなら、ほぼ不可能だと思われていた「目の手術」が可能になるかもしれない。

コラーはさっそく実験を行った。コカインの水溶液をカエルの目に垂らし、針で目を突いてみたのである。結果は期待通りだった。カエルは全く動かなかったのだ。驚くべきことに、目の表面に針で傷をつけることすら、たやすかった。カエルは痛みを感じていないのだ。コラーは同じ実験をウサギやイヌに行い、さらに自分の目でも試し、その効果を確かめた。

コカインで痛みが消失する――。大発見の瞬間だった。この成果は同年、ドイツのハイデルベルグで開催された学会で報告され、局所麻酔法が普及する第一歩になった。

のちに、プロカインやリドカイン、テトラカインなど、コカインの構造を改良した局所麻酔薬が次々に生まれた。これらの物質には、神経細胞の表面に作用し、痛みの信号を一時的に遮断する作用があるのだ。

外科医の命がけの実験

コカインに関する報告を知り、一般的な外科治療にも導入しようと試みたのが、アメリカの外科医ウィリアム・スチュワート・ハルステッドである。

彼は医学生たちとコカインを使った実験を行い、さまざまな知見を得た。例えば、顎の中を走行する神経にコカインを注射することで、歯と歯肉にすべて麻酔を効かせることができる。口腔内の手術を行う上で、極めて有用な方法だ。のちに神経ブロックとして普及する、重要な局所麻酔法の一つである。

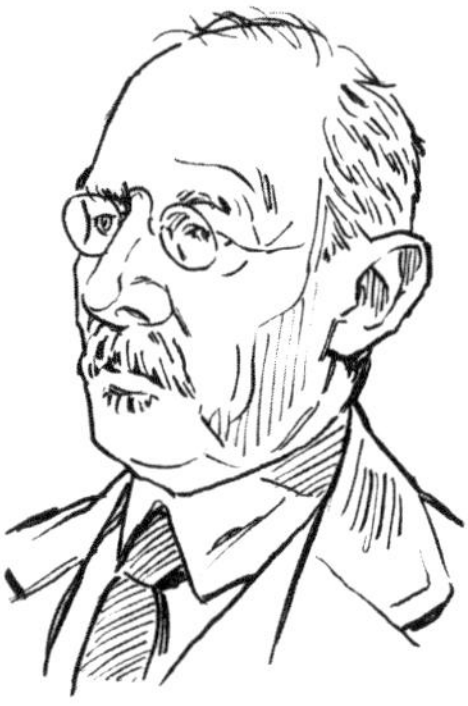

ハルステッド

だが、ハルステッドの画期的な実験の数々は、お互いが被験者になって行われていた。コカインの危険性が知られていなかった時代だ。これがハルステッドの体を蝕《むしば》んだ。のちにハルステッドは薬物依存症に苦しみ、二度も精神科に入院している。

現代に生きる私たちは、局所麻酔の存在を当たり前のように受け入れている。少量の薬を注射するだけで、人は一定時間、痛みを全く感じることなく手術を受けることができる。歯を抜くことも、皮膚をメスで切開して腫瘍を取り除くことも、無痛で行える。まさに奇跡の薬ともいえるコカインの歴史には、外科医による命がけの戦いがあったのだ。

アメリカ屈指の外科医ハルステッド

アメリカ、ボルティモアにあるジョンズ・ホプキンス大学は、資産家ジョンズ・ホプキンスの莫大《ばくだい》な遺産によって創設された名門大学である。彼は遺言で、遺産の半分を病院の創設に充てるよう指示していた。

メディカルスクールが大学の一部となり、病院と連携し合い、高い水準で治療、教育、研究を行う存在であるべきだとホプキンスは説いた。結果としてジョンズ・ホプキンス大学は、今なお世界屈指の医学部と附属病院を擁し、その医師教育制度と医学研究はアメリカのみならず世界中に大きな影響を与えてきた。

一八七六年、ジョンズ・ホプキンス大学創設に伴い、のちに「ビッグフォー（四天王）」と呼ばれる著名な教授陣が招聘《しょうへい》された。内科医のウィリアム・オスラー、産婦人科医のハワード・アトウッド・ケリー、病理医のウィリアム・ヘンリー・ウェルチ、そして先述の外科医ハルステッドである。

十九世紀後半、まだ医学の最先端はドイツにあった。当時のアメリカの医学生は、多くがドイツに留学し、最前線の医学知識を学んだ。ハルステッドもドイツに留学し、ビルロートなどの著名な外科医から手術の真髄を学んだ。教育熱心だったハルステッドは、のちにこの経験を活かして多くの後進を育て、アメリカの外科学を進歩させた。

例えば、ハルステッドのもとで研鑽《けんさん》した外科医ハーヴェイ・ウィリアムス・クッシングは、脳神経外科学の進歩に貢献したパイオニアだ。脳の下垂体に生じる腫瘍が原因でホルモンが

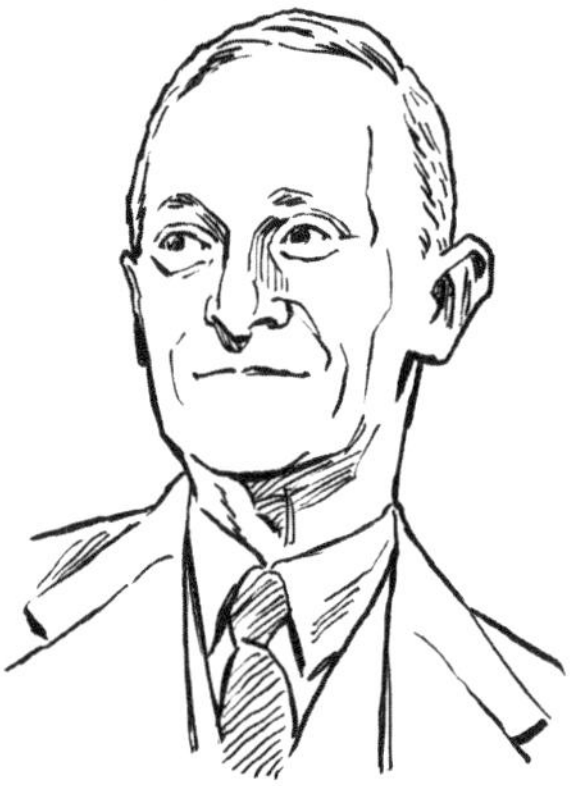

クッシング

過剰に分泌される「クッシング病」を世界で初めて報告し、のちに「近代脳外科の父」と呼ばれた。

ハルステッドの手術は美しく芸術的で、まさに職人芸であった。当時スピードがもっとも重視され、感染予防や止血には無頓着な外科医が多い中、ハルステッドの手術は安全かつ丁寧で、手術後成績も格段に良かった。

「脱腸」の俗称でもよく知られる「鼠径《そけい》ヘルニア」は、足のつけ根（鼠径部）の筋肉の隙間から腸が脱出して体表面が膨らみ、痛みや不快感を伴う病気だ。当時は手術後の再発率が極めて高かった上、手術後に死亡する人も少なくなかった。ハルステッドは、顕微鏡を用いて鼠径部の複雑な構造を研究し、新たな手術法を開発して再発率を激減させた。

また、ハルステッドは乳がんの手術にも尽力した。当時は、ひとたび乳がんにかかると手術を受けても五〇パーセント近くが局所に再発し、結局死に至っていた。ハルステッドは、乳房のみならず、その裏側の胸筋や腋《わき》のリンパ節まで広い範囲で切除する術式を提唱し、局所再発率を六パーセントまで激減させた（６）。

この乳房切断術はハルステッド手術とも呼ばれ、長らく標準的な乳がん治療となった。手術を受ければ「がんが治る」という事実は、多くの乳がん患者に希望を与えた。

だが一九六〇年代以降、患者のＱＯＬを大きく損なうこの術式は、徐々に行われなくなった。手術に加えて抗がん剤や放射線療法、ホルモン療法などを組み合わせ、乳房を可能な限り温存する治療のほうがむしろ有効だとわかってきたためだ。

素手から手袋の着用へ

かつての手術は、当たり前のように素手で行われていた。外科医の手は、いつも血や体液でひどく汚れた。手に付着した細菌が感染症の原因になるという事実すら知られていなかったことを思えば、無理もないことだ。

リスターの提唱以後、手の消毒は徐々に普及したが、同時に一つの問題が浮上した。手荒れである。刺激性の強い薬品を手に塗布し続けることで、皮膚炎に苦しむ医療スタッフが続出したのだ。

ジョンズ・ホプキンス大学病院の手術室看護師キャロライン・ハンプトンも、手の皮膚炎

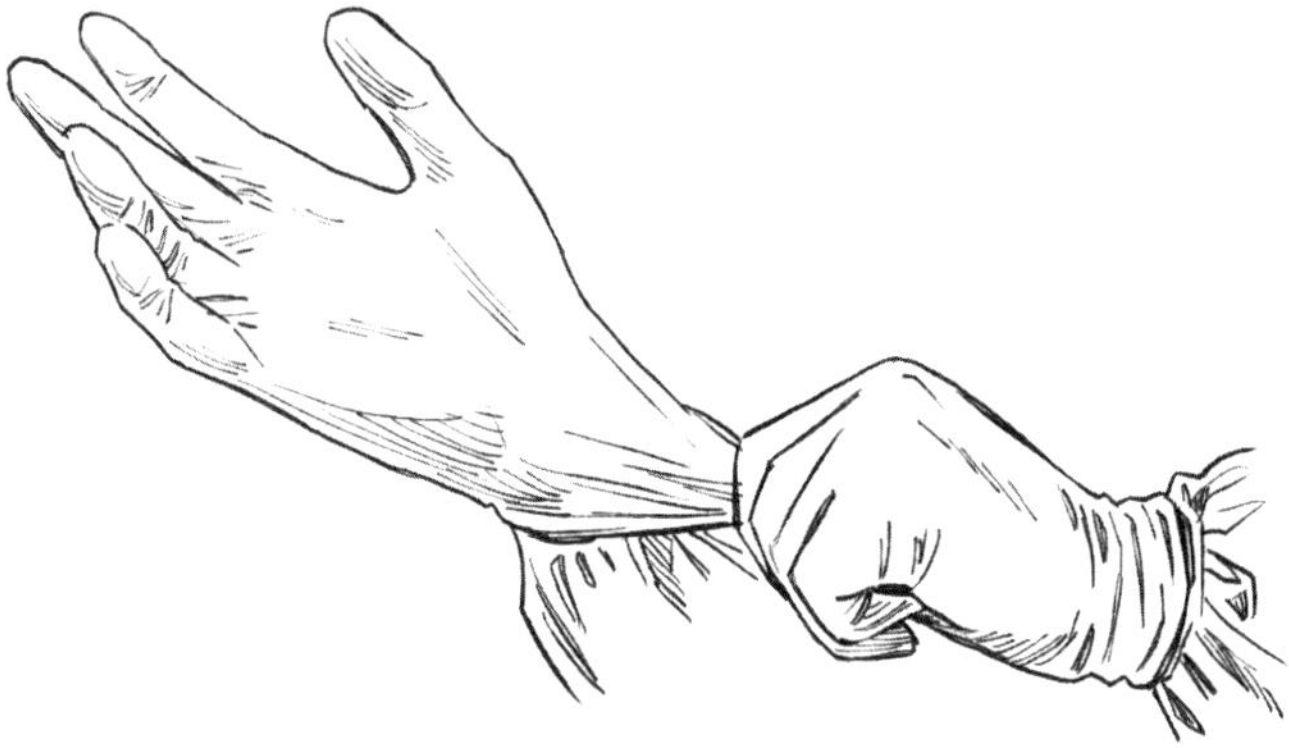

手術用の手袋

に悩まされていた。有能な彼女を失いたくなかったハルステッドは、ゴム・タイヤメーカーのグッドイヤー社に依頼し、ゴム製の手袋を試作した。

この手袋が画期的な発明品となった。皮膚炎の予防のみならず、無菌手袋の使用によって手術後の感染症が予防できることも判明したからだ。まもなく無菌手袋は広く普及し、手術中の着用が当たり前になった。

だが当のハンプトンは、ハルステッドが考案した手袋をはめる機会がほとんどなかったという。なぜなら、彼女は一八九〇年にハルステッドと結婚後、看護師の職を辞したからだ。外科学史に残るこの重要な発明は、偉大な外科医の恋心から生まれたのである。

第4章

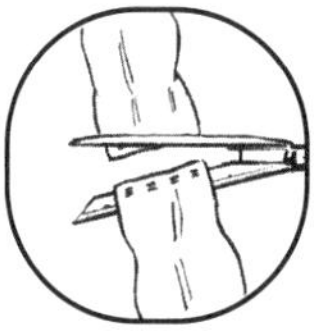

すごい手術

天才の役割は、新しい答えを出すことではなく、
凡人が時間をかけて解くことのできる
新しい問いを想起することである。

ヒュー・トレヴァー・ローパー
（歴史家）

現代医療における メスの進歩

「メスください」

私が医学部の学生時代、手術見学をして最初に驚いたのが、外科医が執刀時に「メス！」といわなかったことだ。医療ドラマのイメージで、外科医が手術を始めるときは必ず「メス！」と鋭く言い放ち、看護師からメスを素早く受け取るものだと思い込んでいたのである。

ところが、その外科医が実際に口にしたのは、

「じゃあ始めます。メスください」

であった。さらに驚いたのは、メスで皮膚を切った後に、

「はい、メス返します」

と発声し、ゆっくりと看護師にメスを返していたことだ。ドラマの世界に比べると、あまりに地味なやりとりだったのである。

むろん、実際には発声の仕方、言葉の選び方は外科医に

よって違う。ただ、手術を行うスタッフが共通して教育されるのは「メスの受け渡しは必ず丁寧に行う」ということだ。

メスは非常に鋭利で、軽く皮膚の上を走らせるだけで容易に切ることができる。メスの刃が外科医や看護師の手に誤って触れてしまうと、抵抗なくあっさり手が切れてしまう。万が一メスを落として誰かの足に刺さるようなことがあれば、一大事である。大怪我を負うだけでなく、患者の血液を介した感染症が起こるリスクもある。

よってメスを受け渡すときは、必ずお互いが目視で丁寧に確認する必要がある。その上で、メスを渡す際は「メス渡します」、メスを返すときは「メス返します」といったような「声出し」をするのが理想的だ。ドラマで見るような、素早い手さばきでメスをやりとりする姿は、実は危険極まりないのである。

さて、では実際メスをもらった後、どのように体を切り開いていくのだろうか。ここでは一般的な腹部の手術を例にあげ、そのプロセスを解説してみよう。

お腹が切り開かれるまでに見えるもの

メスを使って切るのは原則、皮膚の表面の表皮と真皮と呼ばれる浅い層のみである。メス

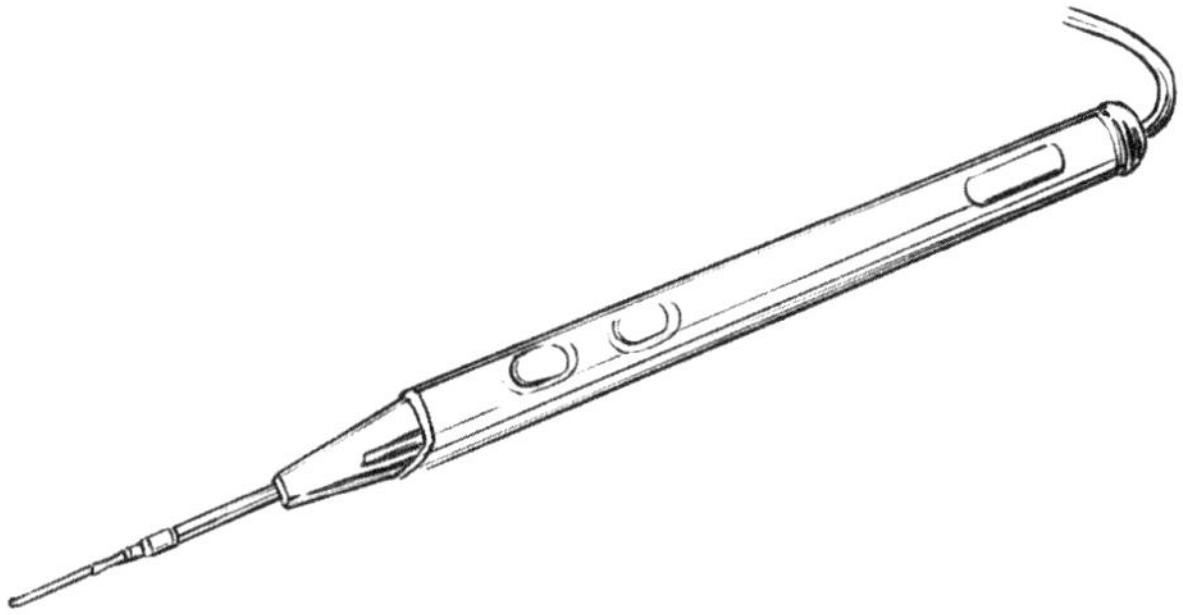

電気メス

で深くまで一気に切ると、皮膚の中を走る毛細血管からそこかしこに出血し、止血に時間がかかってしまう。そこで、メスで表面を切った後は、電気メスを使って深く切り開いていくのが一般的だ。

電気メスは、名前に「メス」が入っているものの、鋭利な刃物ではない。金属製のメスとは似ても似つかない形状だ。先端が金属のヘラのような構造になっていて、通電して組織を焼灼《しょうしゃく》しながら切れるペン型の手術器具である。手元にあるボタンを押している間だけ通電する。切りたいところに先端を接触させ、ボタンを押すだけで対象物を切開できるのだ。

熱でタンパク質を凝固しながら切開できるため、細い毛細血管なら横断しても出血しない。これが、刃物であるメスやハサミとは異なる便利な点だ。高温でタンパク質が凝固するのは、卵の白身が加熱によって固まるプロセスを想像するとわかりやすいだろう。

電気メスは、皮膚の切開のみならず、開腹した後も体内で何度も使用する。金属製のメスに比べると、はるかに多用するのが電気メスである。

電気メスを使う手術では、患者の体に「対極板」と呼ばれるシートを貼らなければならない。電気メスの先から流れる高周波電流を対極板で回収することで、患者の体に電流が流れる回路をつくるのだ。

対極板のシートは患者の太ももなどに貼ることが多い。全身麻酔がかかって患者が眠ってからシートを貼り、目が覚める前にシートを剝がす。よって、全身麻酔手術を受けた経験があっても、ほとんどの人はこのシートの存在を知らないはずだ。

電気メスの愛称は「ボビー」

実は多くの外科医が、電気メスのことを「ボビー」と呼ぶ。「ボビー」の愛称は、一九二〇年代に初めて電気メスを開発したマサチューセッツ工科大学（ＭＩＴ）の物理学者ウィリアム・ボビーに由来する。器具が開発者の名前で呼ばれるのは、前述のコッヘルと同じである（現場でコッヘル鉗子《かんし》は単に「コッヘル」と呼ばれている）。

ボビーとともに電気メスの開発に携わったのが、ウィリアム・ハルステッドの弟子である脳外科医ハーヴェイ・クッシングである。当時クッシングが勤務していたのは、ハーバード大学の関連病院ピーター・ベント・ブリガム病院（現ブリガム・アンド・ウィメンズ病院）である。MITとは目と鼻の先だ。

脳腫瘍の手術では、出血のコントロールが課題であった。腫瘍周囲の細い血管から出血すると、糸で結紮《けっさつ》したり、針と糸で縫合したりするだけでは止血が難しい。時に出血量が過剰になり、それだけで致命的になることもあった。そこでクッシングは、電気的なデバイスを用いて凝固止血を試みたのだ。

一九二六年、初めて電気メスで行われた脳腫瘍の手術には開発者のボビーも参加し、発電機の調整を行うなどしてクッシングを支えた。この手術の成功が論文で報告され、電気メスが世界的に普及するきっかけになったのだ（1）。

なお、クッシングによるもう一つの重要な発明品として、止血用クリップがある。小さなクリップで細い血管を挟んで次々と止血できる上に、このクリップは体内に残しておくことができた。

こうしてクッシングは、さまざまな工夫によって、当時約九〇パーセントともいわれた脳外科手術の死亡率を一〇パーセント未満にまで劇的に低下させ、安全な脳外科手術を確立した(1)。彼が「近代脳外科学の父」と呼ばれる所以《ゆえん》である。

モノポーラーと医療ドラマ

外科医によっては、電気メスのことを「モノポーラー」と呼ぶ人もいる。「モノ」は、「モノクロ」や「モノラル」「モノトーン」と同じ「モノ」で、「一つ」という意味である。「ポール」は「電極」だ。つまり「モノポーラー」は、一つの電極を持つ器具を意味する言葉である。

人気医療ドラマシリーズ『ドクターX 外科医・大門未知子』の主人公、大門未知子が使う呼び名はいつも「モノポーラー」である。『ドクターX』をはじめ近年の医療ドラマでは、撮影時に食肉を電気メスで切開するなどして、電気メスの先から煙が上がる様子も再現されていることが多い。本職から見ても非常にリアルである。

ちなみに「モノポーラー」があれば、「バイポーラー」もある。「バイシクル（二つの車輪）」「バイリンガル（二つの言語）」の「バイ」、つまり「二つ」という意味だ。ピンセットの先端が電極になった器具で、二つの電極の間を電流が流れ、挟んだ血管を凝固し、出血を止

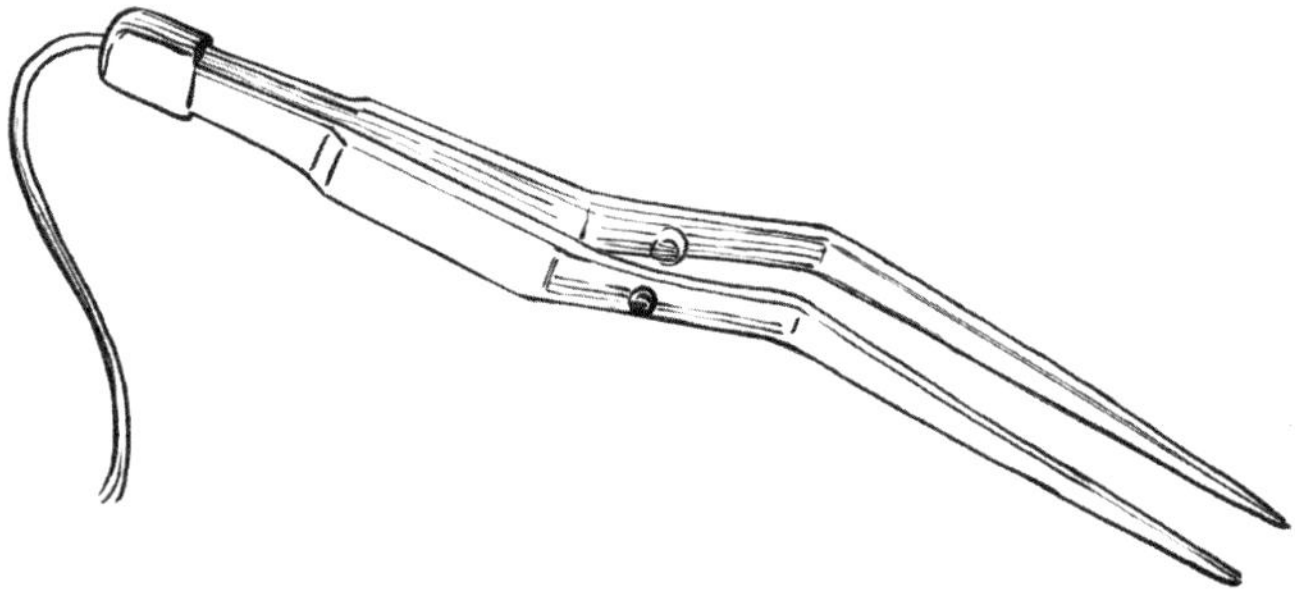

バイポーラー

めることができる。切開はできないが、効率的な止血が可能だ。

さらに、近年よく用いられるのが超音波凝固切開装置である。超音波によって、一秒間に約五万回という高速で振動するブレードと組織の間に発生する摩擦熱によって、タンパク質を凝固しながら切断する器具だ。電気メスとは違って組織に電流は流れないが、挟まれた組織が高温になってタンパク質が凝固し、出血を防ぐことができるのだ。

近年さまざまなメーカーから超音波凝固切開装置が開発され、外科医の好みや手術の種類などによって使い分けられている。今や、なくてはならない手術器具の一つである。

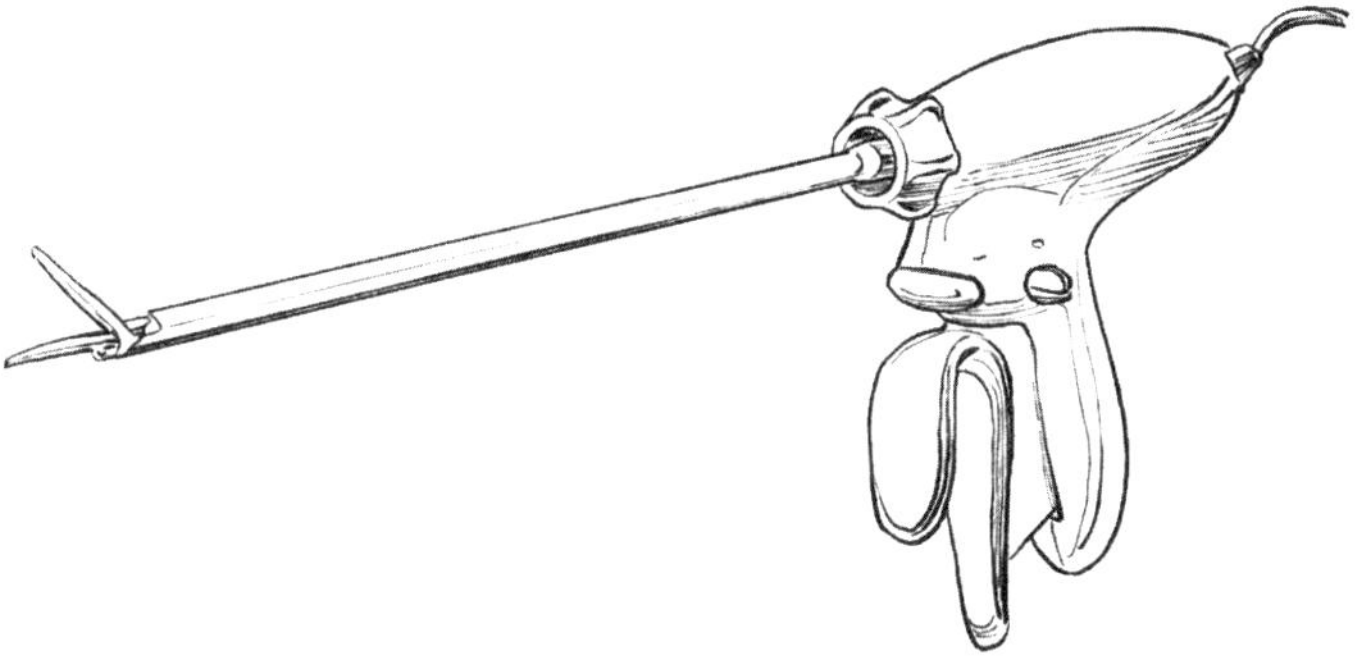

超音波凝固切開装置

「このがんは切れますか」「有名な外科医に切ってもらった」という表現があるように、「手術を行うこと」を単に「切る」と表現することもある。実際、多くの手術は「切る」作業の繰り返しだ。

だが、単に「切る」行為だけをとっても、メスやハサミのような金属製の刃物から、電気メスや超音波凝固切開装置のような電気的デバイスまで、器具の進歩は著しい。安全性を求めて、「切る」手段は日々進歩しているのだ。

器械で腸を切って縫う

「縫う」と「切る」を同時に行う

私は手術前にいつも、

「腸を縫うとき、昔は外科医が糸と針で縫っていましたが、今は器械が縫います」と説明する。すると、ほとんどの人は非常に驚き、そんな便利な器械があるのかと感心する。外科医といえば、針と糸で縫うイメージがあるからかもしれない。

だが、考えてもみてほしい。医療の世界に限らず、世の中の多くの手作業は、技術の進歩によって器械に任せられるようになってきた。

身の回りを見てみると、そのことがよくわかるだろう。洗濯機、食洗機、掃除機――。家庭には便利な器械がたくさんあるはずだ。「縫う」という作業を考えても、針と糸を使った裁縫は、多くがミシンのような器械に任せられる

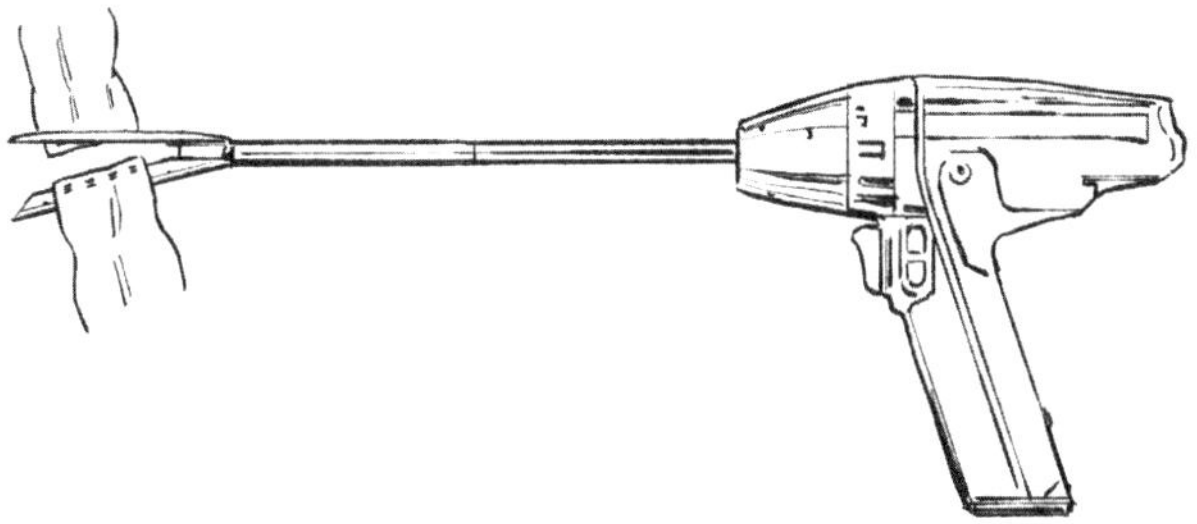

自動縫合器のしくみ

ようになっている。

腸を縫う器械を、一般に自動縫合器という。自動縫合器を使うと、「縫う」と「切る」を同時に行うことができる。まさに、布の端をカットしながらかがり縫いができるロックミシンと同じしくみである（私はよくこう説明するが、裁縫の経験のある少数の人にしか理解してもらえない）。

例えば大腸がんの手術を行う際は、がんの上流と下流で大腸を切除する。このとき、下準備なしに大腸を切ってしまうと、中の便が漏れ出してしまう。一方、自動縫合器を使えば、切ったラインの両側が自動的に縫い閉じられる。つまり、がんの上流と下流の切りたいラインで自動縫合器を作動させれば、腸に「封をした状態」で摘出できるのだ。

なお、自動縫合器は、ミシンのように糸で縫ってくれるのではない。無数のホチキスの針のような金属で、腸の壁を縫い閉じてくれるしくみだ。自動縫合器のことを「ステープラー」ともいうが、それはまさに、ホチキスで紙を綴じるのと同じしくみだからである。

ホチキスと違うのは、自動縫合器の針がホチキスの針よりはるかに小さいこと、そして、ホチキスを数百回打ち込むがごとく、無数の針で細かく縫い閉じられることだ。もちろん、この無数の針は一生涯、体内に残しておくことができる。かつて手術を受け、腸の縫合がなされた人の体を再度手術する機会はよくあるが、自動縫合器の針の上を「肉が盛る」ように組織が覆い、人体と同化している姿を目の当たりにできる。

自動縫合器の凄さ

さて、がんを含む腸を摘出した後は、上流と下流をつなぎ合わせなければならない。この際にはさまざまな方法が用いられるが、実は同じ自動縫合器を使ってつなぎ合わせることが可能だ。

つなぎ合わせたい二本の腸の端に小さな穴を空け、自動縫合器の上下のブレードをそれぞれの穴に挿入して器械を作動させれば、腸の壁の両サイドが繋《つな》がってくれる。この穴は、最後にもう一度自動縫合器を走らせることで、縫い閉じることができる。

言葉で説明するのは非常にややこしいのだが、このように自動縫合器を使用して腸と腸を縫い合わせる手技は「機能的端々吻合《きのうてきたんたんふんごう》」と呼ばれ、比較的よく行われる吻合法の一つである。同様の手法は、胃や小腸、大腸などに幅広く適用できる。

自動縫合器を使うと、人間の手では到底不可能なスピード、細かさ、精度で腸を縫うことができる。ここで説明したのは「リニアステープラー」と呼ばれる直線形の自動縫合器だが、円形の「サーキュラーステープラー」など、他にもさまざまなタイプの自動縫合器が存在する。手術機器メーカーはしのぎを削って新たな自動縫合器を開発し、それが市場に投入され、手術の安全性を高めてきたのだ。

こうした便利な器械の利点は、実は「利便性」だけにあるのではない。作業クオリティが一定に維持されることも有利な点だ。高度な器械が手術に導入されることで、手術の完成度は高い水準で維持され、技術が広く均てん化される。

仮に「神の手を持つ孤高の外科医」がいたとして、その外科医の手術を受けられる少数の患者が幸せになれる世界より、全国あまねく、あらゆる患者が高品質な手術を受けられる世界のほうが望ましいのはいうまでもないだろう。

縫合器の歴史

外科医の中には、自動縫合器のことを「ペッツ」と呼ぶ人も多い。あるいは、自動縫合器で縫う際のステープル（金属の針）を「ペッツ」と呼ぶ外科医もいる。

この「ペッツ」の愛称は、一九二〇年に現在の自動縫合器の原型となる器械を開発した、ハンガリーの外科医アラダー・フォン・ペッツにちなんだものだ（2）。電気メスを「ボビー」と呼ぶのと同じ理屈である。

そもそも、手縫いの代わりに器械で縫合するしくみが生まれたのは、二十世紀になってからだ。ハンガリーの外科医ヒューマー・ハルトルが、胃を切った際の断端を縫い閉じるための縫合器を初めて開発したのが一九〇八年である（3−5）。だが、この器械は組み立てに二時間もかかる上に、重量は三・五キログラムとかなり重く、実用に耐える製品とは言い難かった。

その後、試行錯誤を経て生まれたペッツの縫合器は、今の縫合器と同様に「切離」と「縫合」が同時にできる器械であった。重量も一・八キログラムまで軽量化され、縫合器が普及するきっかけとなったのだ。

その後、約百年の月日を経て、縫合器は改良を繰り返してきた。手動でハンドルを複数回握り込んで作動させるものから、近年は充電器を搭載した電動の製品が主流になりつつある。また、開発当初は金属製のリユース製品であった縫合器だが、今では多くの部分がディスポーザブル、すなわち使い捨てになっている。一人ひとり新たにパッケージを空け、使用後は破棄するのである。

前述の電気メスや超音波凝固切開装置も、同じくほとんどがディスポーザブルだ。滅菌が必要なリユースの金属製に比べると、ディスポーザブル製品には軽い材質のものが多く、複雑な機構を搭載することも可能になる。また、患者ごとに新たな製品を使うことで、血液や体液を介した感染リスクも低い。安全性や利便性の観点から、ディスポーザブルの機器はますます増えているのだ。

縫合不全という合併症

誤って包丁で切った指の傷を数針縫ったとしても、一週間ほどすれば抜糸できる。つまり、最初は糸がなければ傷口は閉じた状態を維持できないが、時間が経つと「糸がなくても傷は閉じたままになる」ということだ。

誰もが当たり前のようにこの事実を受け入れているが、これは、とてつもない人体の機能である。例えば、木材どうしをねじで留めるとか、紙をホチキスで留めるといった作業をしたとして、「一週間経てばネジやホチキスの針を取っても接着したままになる」などということはありえない。傷の縁を寄せておくだけで自然に組織が再生し、元通りに戻ってしまうというのは、「ふつうのこと」ではないのだ。

実際、糖尿病やステロイド製剤の使用など、何らかの持病で傷の治癒力が落ちている人は少なからずいる。その場合、健康な人なら数日で治る傷が、数週間経ってもなかなか治らない、という問題が起こりうる。

傷を縫って一、二週間後に糸を外すと、再びパックリ傷が開く――。その瞬間に私たちは、「傷を治すのは医師ではなく、人体なのだ」という事実を改めて痛感するのだ。

結局のところ、外科医にできるのは「傷を寄せておくこと」だけである。確かに傷を高い精度で「寄せておくこと」は大切だが、実際に傷が治るのは患者自身の力によるものなのだ。

腸を縫い合わせた場合も、事情は同じである。腸をどれだけ細かく縫合しても、そのわずかな隙間は、人体が自力で組織を再生させることでしか埋められない。治癒力が落ちた人の場合、縫い目にほころびが生じ、数日後に「隙間漏れ」を起こしてしまうことがある。この現象を医学用語で「縫合不全」という。

手術の際には一寸の隙間もなく縫い合わせたにもかかわらず、一週間後に縫合不全を起こし、縫い目がパックリ開いた姿を目の当たりにすることもあるのだ。

縫合不全の発生リスクは、患者自身の治癒力だけでなく、縫い目の部分の腸の丈夫さ、血流の豊富さなどにも関連する。ひとたび縫合不全を起こすと、腸の内容物がお腹に広がり、重篤な腹膜炎を起こす。縫合不全は、命に関わることもある代表的な合併症の一つだ。

ビルロートが世界で初めて胃がんの手術を成功させたのは一八八〇年代だが、一八九四年時点での胃切除手術後の死亡率は五四パーセントと非常に高く、主な死因は縫合不全であった。この割合は、縫合器を含め技術の進歩によってゆるやかに改善してきた。二〇〇〇年代後半のデータでは、胃の切除後の縫合不全率は〇～五パーセントまで低下している(6)。

消化管の手術の中では、骨盤内の奥深くで腸をつなぎ合わせる直腸がんの手術で縫合不全の割合が比較的高く、技術が進歩した近年においても一〇パーセント前後である(7)。どれだけ器械が進歩し、外科医が腕を磨こうとも、これをゼロにすることは難しいのだ。

手術時のガーゼは超重要

ガーゼの置き忘れはなぜ起こるのか

手術時のガーゼの置き忘れがニュースになることは珍しくない。日本医療機能評価機構の調査によれば、二〇一二年から二〇一七年の間で毎年二〇件以上のガーゼ置き忘れが報告されている(8)。

このような話を聞くと、「何という怠慢か」と憤る人が多いかもしれない。「きちんと注意すれば置き忘れなど起こらないはずだ。なぜそんな〝うっかりミス〟が何度も起こるのか」と、驚く人も多いだろう。

確かに、ガーゼの置き忘れが大きな問題であるのは間違いない。だが、実はガーゼはむしろ「念には念を入れて注意しないと容易にお腹の中に忘れてしまうもの」である。

手術中には、とにかくたくさんのガーゼを使う。手術が長ければ長いほど使用するガーゼは多く、数十枚ものガーゼを繰り返し体内に入れたり出したりする。ガーゼは水や血液に濡れて小さく固まり、臓器や内臓脂肪で満たされた体内で容易に隠れてしまう。体内に隠れたガーゼを探すのは、うっそうと木が茂った森の中で人を探すことに近い。置き忘れ防止対策がきちんとなされない限りガーゼは「ほぼ確実に置き忘れる」のである。

そこで、「今ガーゼを何枚使用し、体内に何枚入っているか」をカウントする「ガーゼカウント」と呼ばれる業務がある。これを行うのが、手術室看護師である。

「三枚入れて、二枚出して、一枚入れて、出血が多いから四枚一度に入れて、ガーゼが血液で汚れてきたから塊でごっそり取り出して、用意していたガーゼを使い切ったので一〇枚追加、ガーゼが一枚床に落ちる——」

手術中はこのような現象が何時間もの間、延々と続く。これを担当看護師が逐一把握し、記録していくのだ。

手術室看護師たちは、頭をフル回転させながら必要な器械を渡し、患者の全身状態を管理し、目まぐるしく変化する状況に対応しつつ、その合間にガーゼの枚数を逐一確認する。医師、看護師の間で、

「マイナス一枚です」

「二枚入りました」

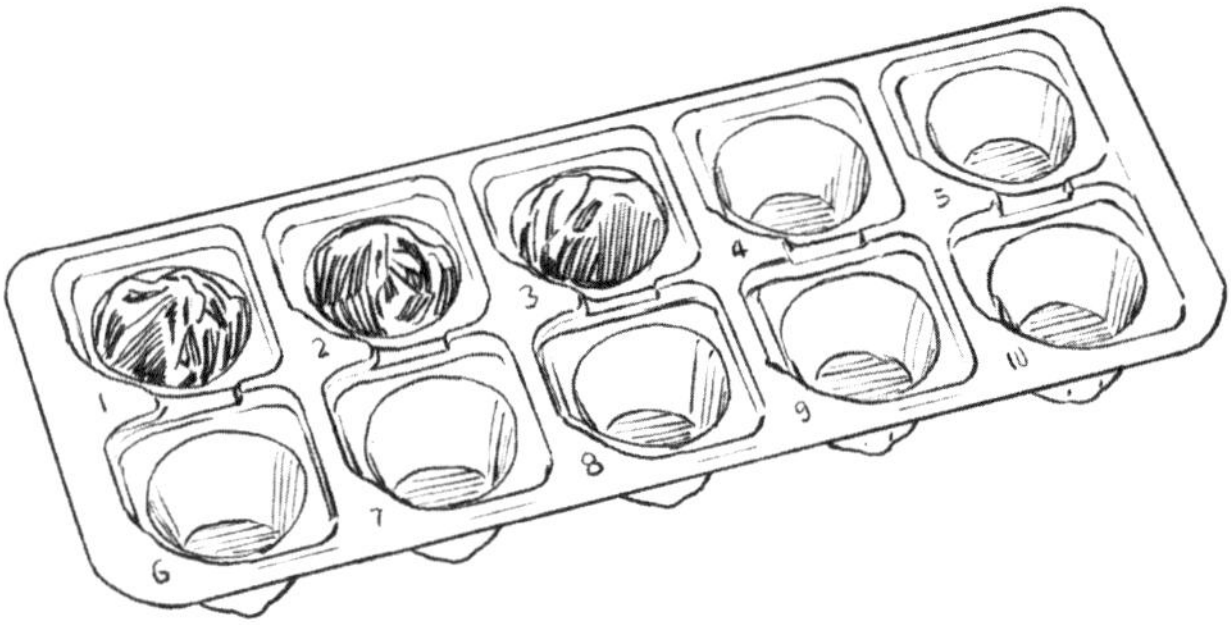

ガーゼカウントの器具

というように、お互いに声を掛け合いながら枚数を記録していく。

「ガーゼを数えること」を目的としたトレイなどの商品が販売され、手術室ではよく使用される。おびただしい数の、血液や体液で濡れた使用済みのガーゼは、数えるだけでも一苦労だからだ。

使用済みのティッシュペーパーを十数枚、塊になった状態で渡され、何枚あるか数えるよう指示されたとしたら、と想像してみてほしい。相当注意しないと、誤って二枚の塊を一枚とカウントしてしまうかもしれない。手術中のガーゼもそれと同じである。一つ一つ丁寧にほぐし、数え間違いのないよう細心の注意を払わなければならないのだ。

ガーゼを使う目的

手術時は、滅菌された専用のガーゼを使う。用途はさまざまだ。

例えば、血液をガーゼに吸わせて除去するのはガーゼの重要な役割である。人間の体には、隅々まで血管が張り巡らされている。指先の皮膚をほんの少し切っただけでも出血するのは、目には見えないほど細い毛細血管が指先まで広がっているからだ。

手術の際は、細かな出血が必ず起こり、その都度血液を除去しなければ目標が血液で見えなくなる。外科医はたびたびガーゼを使って血液を拭き、ドライな視野を維持しなければ安全な手術を継続できない。

ガーゼで除去するのは血液だけではない。体内には、さまざまな液体が流れている。リンパ液、胃液、腸液、膵液《すいえき》、胆汁《たんじゅう》、尿など、手術する臓器に応じて術野（手術を行うエリア）に流れ出る液体はさまざまだ。こうした液体を逐一拭き取るのもガーゼの役割だ。

さらには、臓器をよける堤防としてガーゼを用いることもある。分厚いガーゼを複数お腹の中に入れ、よけた小腸がワーキングスペースを妨げないよう維持することも多い。ガーゼなしでは手術は成り立たないのだ。

手術の最後には、ガーゼカウントの数字が正しいかを確認する。もしここで数が合わなければ、体内でガーゼの捜索が始まる。

体内に隠れてしまうのはガーゼだけではない。ピンセットのような金属製の器具ですら、臓器や内臓脂肪の隙間に埋もれてしまうことがある。よって、「ガーゼカウント」だけでなく「器械カウント」も行う。最初にカウントしたそれぞれの器械の数と、返却された数が確実に一致しているかどうかを一つ一つ確認するのだ。

この過程のどこかにカウントの間違いが発生した場合、ガーゼや器具の置き忘れが発生することになる。特に、大出血などによって緊迫した場面になると、短時間に何十枚ものガーゼの出し入れが行われるため、カウントミスが起こるリスクが高くなる。

そこで近年は、X線を透過しない（X線検査で写る）金属を含むガーゼを使用し、手術の最後にポータブルX線装置（移動式のX線検査機器）で検査をするのが一般的だ。むろん、これを使ってもなお、骨などに重なってガーゼが見落とされるケースはあり、置き忘れを完全に防げるわけではない。

二〇二〇年には富士フイルムが、ディープラーニングを用いて「手術用ガーゼの認識機能」を開発した（9）。X線検査でガーゼの置き忘れを自動認識してくれるというものだ。コストとの兼ね合いになるだろうが、リスクの高い仕事ほど「人間の記憶と目に頼らないシステム」を導入すべきであるのは間違いないだろう。

医療と滅菌ガーゼ

ガーゼは、あらい目で繊維を織り合わせた生地を指す、広い意味の言葉だ。その語源ははっきりしないが、「絹」を表すアラビア語の「qazz」や、「生糸」を表すペルシャ語「kaz」に由来するという説が有力だ(10)。そしてこれらの単語は、絹の起源であるパレスチナの町ガザ（Gaza）に由来する。

ガーゼを医療用の目的で初めて用いたのは、トリアージや世界初の「救急車」を発明したフランスの外科医ドミニク・ジャン・ラレーだとされている。第3章で述べた通り、十八世紀に活躍した、ナポレオン軍の主任外科医だ。

だが、現代のように手術での利用が普及したのは、やはりリスター以後である。リスターは、手術後の感染症を極限まで減らそうと腐心する中で、患者に触れるすべてのものを消毒しようと試みた。

十九世紀後半、リスターは消毒薬である石炭酸を染み込ませたガーゼを初めて開発し、手術の前に準備した。その後、石炭酸以外にもさまざまな消毒液を試し、理想的な薬浸ガーゼを目指して試行錯誤した。

一方、細菌学者のロベルト・コッホが、細菌が病気を引き起こすことを証明して以来、細菌を根絶やしにする「無菌法（asepsis）」が模索された。パストゥールは、一二〇度を超える高温で細菌を殺滅できることを確認し、パストゥールの助手であったシャルル・シャンベランが、一八八〇年に世界で初めて高圧蒸気滅菌器を発明した（11）。いわゆる圧力釜のような構造によって一二〇度を超える環境を実現し、あらゆる細菌の殺滅を可能にしたのである。

無理難題への挑戦

もちろん人体を高温蒸気で滅菌するわけにはいかないが、手術時に体内に直接触れる金属製の手術器具やガーゼ、リネンなどは、この方法で無菌にできるようになった。高圧蒸気滅菌器は「オートクレーブ」と呼ばれ、現代の医療現場でもっともよく用いられる滅菌機器の原型となった。

今、手術で体内に用いる材料はすべて、無菌状態で供給される。耐熱製品にはオートクレーブが使用されるほか、耐熱でないプラスチック製品やゴム製品などに対するガス滅菌

（エチレンオキサイドガス滅菌）は、製品梱包《こんぽう》後に滅菌が可能な方法だ。特殊な梱包資材を五〇〜六〇度のガスが透過し、製品が滅菌される。

自然界にあまねく存在する微生物を、「手術を行う領域だけゼロにする」という無理難題に、多くの科学者たちは果敢に挑戦してきた。今私たちが当たり前のように享受する無菌操作は、手術後の感染症を極限まで減らすべく尽力してきた医師、科学者たちの努力の結晶なのである。

重力で腸を移動させる

逆立ちしたときのお腹の中

もし今あなたが逆立ちをしたとしたら、お腹の中ではどんなことが起こるだろうか？　実は、小腸や一部の大腸は重力によって頭側に移動し、下腹部には広い空間ができる。お腹の中にはぎっしりと臓器が詰まっているわけではない。空間にはそれなりに余裕があるのだ。

お腹の中で、もっとも広い領域を占めるのが小腸である。約六メートルある小腸は、お腹の中を重力のままに動く。寝ているときはお腹全体に均等に広がり、立ち上がると足側に、逆立ちをすると頭側に移動する。

むろん、お腹の中で長いウナギを飼っているかのように、小腸が独立して水中に浮かんでいるわけではない。ちょうど、海の中でゆらゆら揺れるイソギンチャクのように、背中から「生えている」と考えるとよいだろう。

その足の部分は脂肪組織でできた黄色い壁であり、その中を無数の血管が小腸に向かって走行する。小腸に栄養を送るためである。この黄色い壁のことを「間膜《かんまく》」と呼ぶ。

一方、大腸は小腸より少し太く、長さは一・五〜二メートルほどある。大腸はお腹の右下から一筆書きでカタカナの「ワ」を描くように時計回りに走行する。

大腸は小腸と異なり、背中に張りついて固定された領域と、自由に動ける領域がある。だからこそ、〝カタカナの「ワ」を描くように〟と、言葉で形態を表現できるのだ（小腸はあまりに自由に動けるため形態を言葉で表現できない）。

重力を利用して行う腹腔鏡手術

近年、腹腔鏡《ふくくうきょう》手術が広く普及している。腹腔鏡手術とは、お腹に小さな穴を複数開けて行う手術のことだ。細長いカメラを挿入して腹腔内の映像をモニターに映し出し、外科医はモニターを見ながら手術をする。

直径五〜一〇ミリメートルの穴からは、外科医は手を入れられない。そこで、まず穴に「トロッカー」と呼ばれる長さ一〇センチメートルほどの筒を挿入し、そこから三〇センチメートル程度の細長い道具を挿入して操作する。腹腔鏡手術専用の鉗子である。

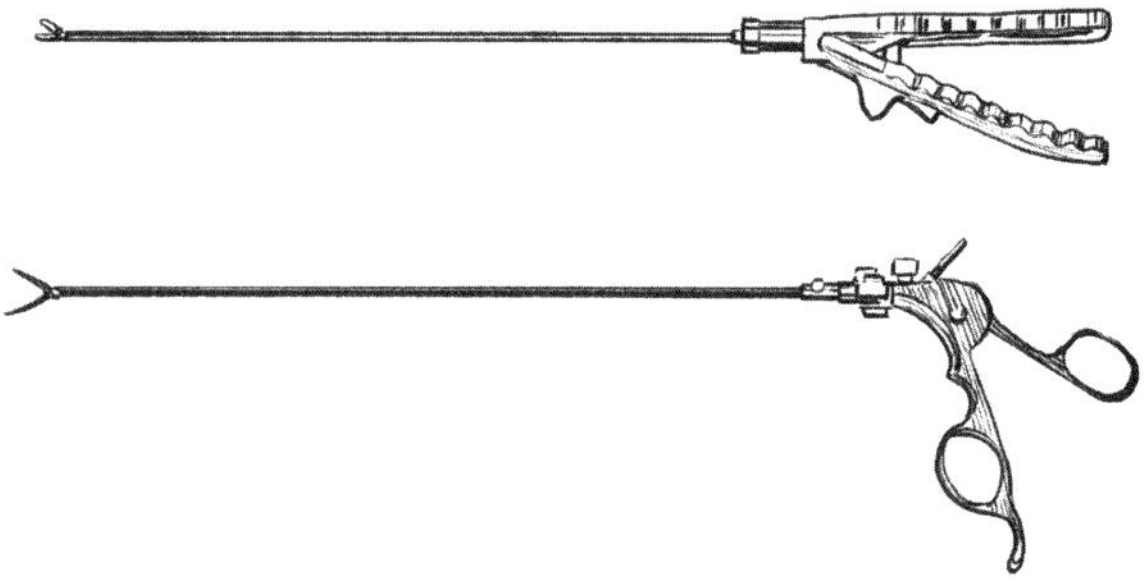

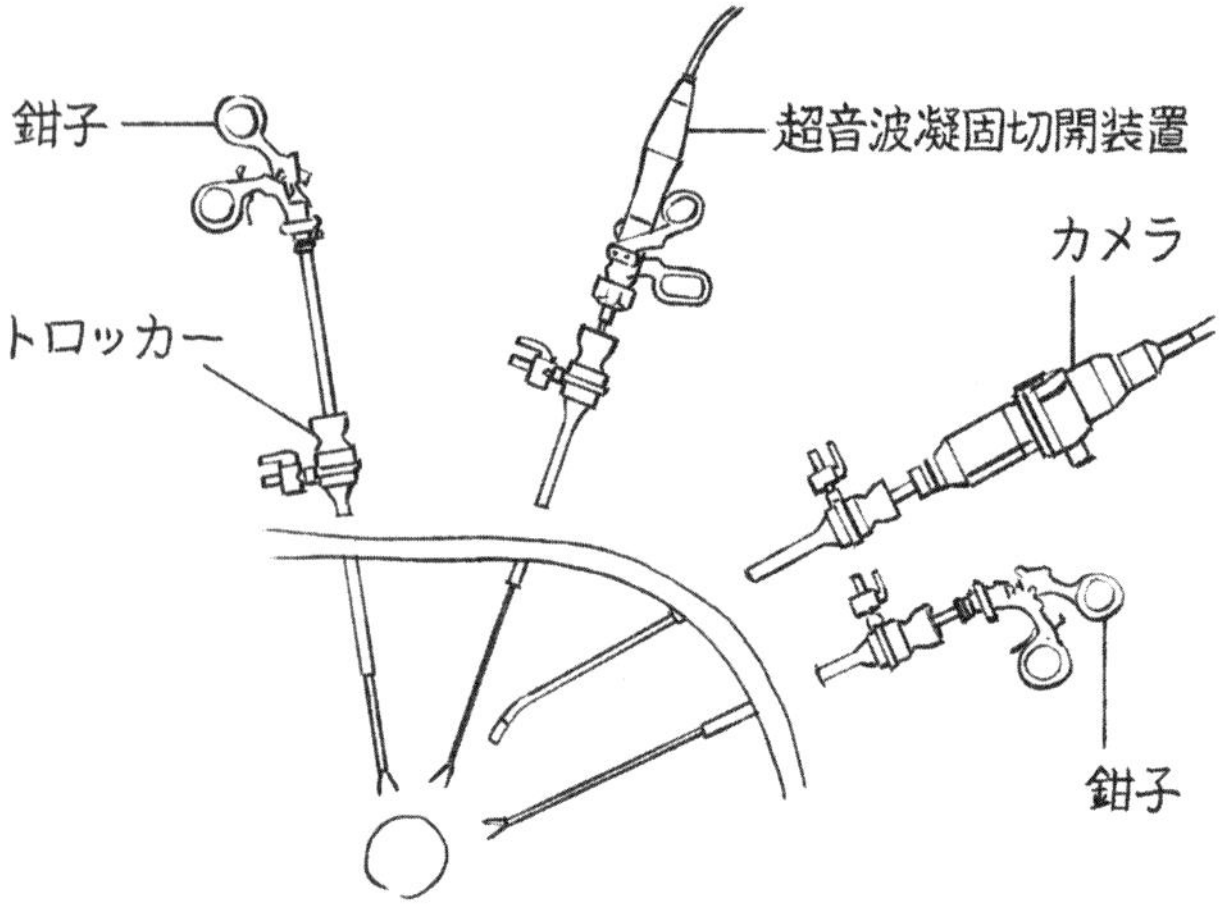

腹腔鏡手術用の鉗子（上）、腹腔鏡手術の様子（下）

この鉗子は、いわばマジックハンドや高枝切りバサミのようなしくみである。手元の操作で先端が動くのだ。先端の機構は、ピンセットやハサミなどさまざまである。前述の電気メスや超音波凝固切開装置、自動縫合器なども、腹腔鏡用の細長いタイプがある。腹腔鏡手術の進歩に伴い、専用のデバイスが多く開発されてきたのである。

実は腹腔鏡手術では、重力をうまく利用して臓器を移動させることが大切になる。特に直腸や子宮、膀胱《ぼうこう》、前立腺など骨盤の奥深くにある臓器の手術では、手術ベッドを大きく頭側に傾けなければならない。腹腔内に横たわる多量の小腸を頭側に移動させ、骨盤内にワーキングスペースを確保するためだ。「手で臓器をよける」という操作ができない腹腔鏡手術では、重力の力を借りることが肝要なのである。

腹腔鏡手術では、対象となる臓器によって適切な体位、ベッドを傾ける方向、角度は異なる。いかに適切に腹腔内のスペースを確保するか。切る、縫う、といった操作そのものだけでなく、こうした準備もまた手術の質の向上のために重要なのだ。

スペース確保がしづらい患者としやすい患者

実は、ワーキングスペースの確保が短時間で容易にできる患者もいれば、かなりの時間を要するほど難しい患者もいる。つまり、「スペースの確保のしやすさ」には個人差がある。特に大きな影響を与えるのが、「内臓脂肪の量」である。肥満の人と痩せた人とでは、内臓脂肪の量に大きな差があるからだ。

肥満の人の体内は、多量の黄色い内臓脂肪で満たされている。目的の臓器が脂肪に埋もれ、最初は見ることすら困難なケースもある。一方で、痩せた人は内臓脂肪の量が少なく、スペースも確保しやすい。同じ手術であっても、内臓脂肪が多い人は少ない人より何時間か余分にかかることすらある。

余談だが、外科医が手術前によくされる質問に、

「ついでにお腹の脂肪も取ってもらえませんか？」

というものがある。これに対してはいつも、残念ながら期待されるだけの脂肪は取り除けない旨を説明する。内臓脂肪というのは、ラードのように独立して存在する油ではなく、スプーンですくって除去できるような類のものでもないからだ。

内臓脂肪、すなわち脂肪組織は、臓器を取り巻き、臓器の一部となっているに等しい。脂肪組織内にはおびただしい数の血管が走行し、これが臓器に栄養を送っている。

たとえるなら、たっぷりと具材が入った関西風のお好み焼きを、具材を残したまま生地だけを取ることがいかに難しいかを想像するとよい。具材は臓器、生地は脂肪組織だ。

一方、「エビだけを一つ取る」なら難しくはない。これが臓器の摘出に相当する。一般的な手術では、臓器を摘出する際に周囲の脂肪組織を一緒にまとめて取ることも多い。これはまさに、お好み焼き用のコテでエビと周囲の生地を一緒に切り取るのと同じである。

つまり臓器を摘出するときは、一部の内臓脂肪が除去されるものの、それは「痩せたい人の期待」に応えられるような量ではないのだ。

腹腔鏡手術の歴史と進歩

以前は腹腔鏡手術に「最先端の治療」というイメージを持つ人が多かったが、近年はもはや「標準的な治療」といえる時代になった。例えば、日本での大腸がんの手術は八〇パーセント以上が腹腔鏡で行われている。胆嚢《たんのう》の手術は九〇パーセント以上だ(12)。

腹腔鏡手術の利点は小さな傷だけではない。高精細のカメラが近接して映し出す拡大映像を見ながら手術ができることも、腹腔鏡手術の大きな利点だ。また、深くて狭い空間にカメラが潜り込み、肉眼では見づらい景色を鮮やかに映し出してくれる。

つまり腹腔鏡は、患者のみならず、外科医にとってもメリットの大きいツールだ。だからこそ、腹腔鏡手術はこれほどに普及したのである。

医学史上、お腹に開けた小さな穴から体内を覗《のぞ》き見る実験を初めて行ったのは、ドイツの外科医ゲオルグ・ケリングである。一九〇一年のことだ(13)。彼はイヌのお腹に穴を開けて空気を送り込み、お腹を膨らませてカメラで腹腔内を観察することに成功した。

ケリングは学会でこの技術を発表し、将来は腹腔鏡手術が開腹手術に置き換わる運命にある、と語った。まさに慧眼であった。不運にもケリングは、第二次世界大戦終盤の一九四五年に連合国軍によって行われたドイツへの空襲、ドレスデン爆撃でこの世を去ったが、その後も長らく彼の描いた未来は実現しなかった。科学技術が追いつかなかったのである。

一つの障壁は、光源だ。体内をカメラで観察しながら手術を行うには、強力な光が必要になる。当然ながら、体内は真っ暗だからである。腹腔内のみならず、鼻の穴、喉の奥、肛門の中など、外界から一歩でも体の中に入った瞬間、光なしでは何も見えなくなる。

当初は、細長い内視鏡の先端に電球を取りつけ、これで体内を照らしていた。小さな穴を通してカメラを体内に挿入する以上、内視鏡は非常に細くなければならず、必然的に先端の電球は小型で暗かった。

ここに、文字通り一筋の光明を差し込んだのが、ドイツの医療機器メーカー、カールストルツ社だ。一九六〇年、カールストルツ社は、内視鏡の歴史を変える革新的な光源を生み出すことに成功する。

カールストルツ社が用いたのは、強い外部光源からの反射光を、細長い筒の中に通して先端から放つしくみだ。「冷光源」と呼ばれるこの技術は、電球よりはるかに明るく、かつ「熱を持たない」という安全性に長《た》けた特徴があった。

そもそも明るい光を放つツールは、「熱くなる」のが常識であった。ろうそくの炎にしても、電球にしても、蛍光灯にしてもそうである。だが、体内で使用する内視鏡が高温を放つと、熱傷などによって臓器を傷める恐れがある。こうしたリスクを回避したのが、冷光源だった。

この技術によって、ようやく外科医は明るくクリアな視野のもと安全な手術が可能になった。カールストルツ社は、今なお手術用内視鏡のリーディングカンパニーである(14)。

もう一つの障壁が、出血だ。明るい視野によって腹腔内の観察はできても、臓器や血管を切る、剝がす、といった際に起こる出血を小さな穴からコントロールする術《すべ》がない。これでは手術を安全に遂行するのは不可能だ。

そこで、血液を止める、吸引する、といった操作ができる腹腔鏡用デバイスを次々と開発したのが、ドイツの産婦人科医であり「腹腔鏡の父」とも呼ばれる、クルト・ゼムである。一九七〇年代にゼムが生み出した数々のデバイスにより、医療に革命が起きた。それまで「診断」が主な目的だった腹腔鏡が、「治療」に使えるようになったのだ。

検査から手術へ――。腹腔鏡の立ち位置が大きく変わり始めた。

一九八〇年、ゼムは世界で初めて腹腔鏡で虫垂《ちゅうすい》切除術を成功させた。当時は、あえて手術の難度を上げるような行為に否定的な意見が多く、外科医たちはゼムを激しく非難した。だが、時代の流れは止まらなかった。一九八七年にフランスの外科医フィリップ・モレが、世界で初めて腹腔鏡を用いて胆嚢を摘出する手術を行い、その後も腹腔鏡は他の臓器に次々と適用されていった(13)。

こうした進歩の背景にあったのは、映像技術や手術機器の性能の飛躍的な向上だ。科学技術の進歩とともに、腹腔鏡手術は広く受け入れられたのである。

ちなみに現代の腹腔鏡手術では、最初に二酸化炭素を腹腔内に入れ、お腹を膨らませて手術を行う。十分なスペースを確保するためである。

なぜ二酸化炭素なのか。実は二酸化炭素は血液に溶けやすく、肺から体外に速やかに排出

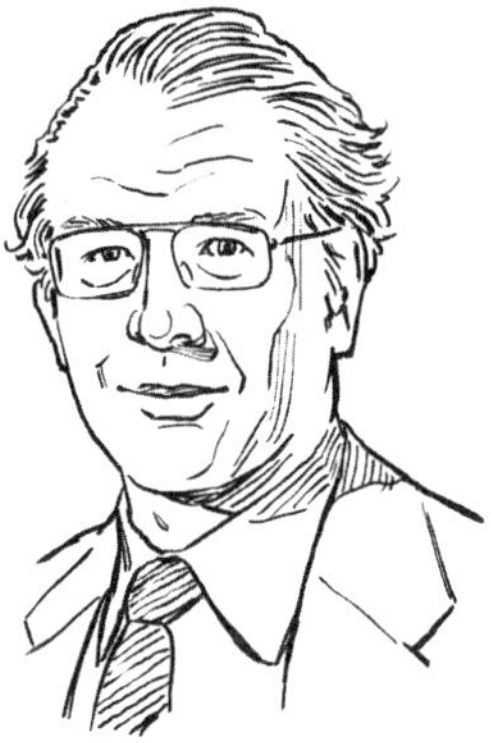

ゼム

される気体だからだ。その上、電気メスなど火花を生じるデバイスを体内で使うため、可燃性でない気体を使わなければならないのも、二酸化炭素を選ぶ重要な理由である。実は、一九六〇年代に二酸化炭素の送気装置を初めて開発したのも、「腹腔鏡の父」ゼムであった。

なぜ彼は、これほどまでに多くの新規デバイスを次々に導入できたのだろうか？

実は、ゼムの父と兄は医療機器メーカーを経営していたのだ。かつての古典的な手術に比べ、腹腔鏡手術は医療機器の進歩に大きく依存する。ゼムはこの分野において、他の外科医より圧倒的に有利な立場にあったのである。

ロボットが牽引する新しい外科学

アメリカ陸軍と遠隔手術

二十一世紀になり、手術にさらなる変革が起きている。ロボット支援手術の普及である。

一九九四年にアメリカのComputer Motion社は、外科医の指示でカメラを操作してくれる世界初の手術用ロボット「AESOP（イソップ：Automated Endoscopic System for Optimal Positioning）」を開発した（15・16）。通常の腹腔鏡手術では、助手がカメラを持ち、術者の見たいところを映す。AESOPは、このカメラをロボットアームが持ってくれるしくみであった。

術者が声で指示すると、カメラは上下左右に自在に動く。手ブレがないため視野が安定するほか、人員削減にもつながるメリットがあった。

一方、今世界的に普及しているマスタースレーブ型の手術支援ロボットは、Computer Motion社の「ZEUS（ゼウス）」に始まる。「マスタースレーブ」とは、「マスター（主人）」と「スレーブ（奴隷）」を合わせた言葉だ。ロボットにおけるマスタースレーブとは、人（マスター）が手元で操作した動きを、ロボットアーム（奴隷）が完全にトレースするしくみを意味する（※この用語は差別的であるとしてしばしば議論になっている）。

ZEUSは、コンソール（操縦席）に座った外科医がロボットアームを意のままに操るという新たな概念を手術に持ち込み、二〇〇一年にアメリカで承認された。だが、のちに世界的な普及を果たした手術支援ロボットは、ZEUSではなかった。

一九八〇年代後半、アメリカ陸軍とスタンフォード研究所が、別の手術支援ロボットの開発に着手していた。当初の目的は、戦場での遠隔手術であった。

一九九五年にはIntuitive Surgical社が設立され、新たなマスタースレイブ型手術支援ロボットが誕生する。「da Vinci Surgical System（ダビンチサージカルシステム）」である。ルネサンス期の天才レオナルド・ダ・ヴィンチから名を借りたそのロボットは、３Ｄモニターと操作性の高いアームによって、まさに「直感的（intuitive）」な動きを実現した。さらに、手ブレ防止機能と、「手元で三センチメートル動かせばロボットアームが一センチメートル動く」といったモーションスケール機能により、細かく精緻な操作ができる。da Vinciは多くの点でZEUSを上回っていたのだ。

二〇〇三年、Intuitive Surgical社はComputer Motion社を吸収合併し、数千もの特許を武器に世界シェア約七割という圧倒的な地位に上り詰めた。近年では約一〇兆円規模ともいわれるこの市場を、まさに一強として牽引《けんいん》してきたのである。

日本でも保険適応の拡大によってロボット支援手術は急激に増えている。これまで全国五〇〇台以上が導入され、二〇一七年に比べ、胃の手術で約一〇倍、直腸の手術で約二〇倍（二〇二一年）と恐るべきスピードでロボット支援手術が普及しているのだ（17）。

手塚治虫が由来

だが近年、da Vinciの主要な特許がいよいよ期限切れを迎え、この分野に約三〇社が参戦するという群雄割拠の様相を呈している。日本でも、産業用ロボットのパイオニア、川崎重工業と、医療機器メーカー、シスメックス社の合同出資により二〇一三年に設立されたメディカロイド社の手術支援ロボット「hinotoriサージカルロボットシステム」が二〇二〇年に承認された。da Vinciと同様に、外科医は操縦席（サージョンコックピットと呼ぶ）に座り、ロボットアームを遠隔操作するマスタースレーブ型のロボットである。その名の由来は、漫画家手塚治虫の作品『火の鳥』だ。

手術支援ロボットの普及は、手術の操作だけでなく、外科学そのものを大きく変革しつつある。ロボットが膨大な術中データを蓄積して学習し、外科医のパフォーマンスについてフィードバックしたり、手術操作をナビゲーションしたりするなど、手術のあり方自体を大きく変えようとしているのだ。

近年、テクノロジーの飛躍的な進歩は、私たちの生活を恐るべき速度で進化させてきた。それと並行するように、外科学はテクノロジーとの融合によって加速度的に進歩している。

現代を生きる外科医たちが思い知ったのは、外科学がいかにテクノロジーと親和性が高いかという事実だ。コッヘルやハルステッドら、外科学の地平を開拓したかつての巨人たちはおろか、腹腔鏡手術の土台を築き上げたゼムですら、このような未来を想像することはできなかっただろう。

私たちは今、外科学が歴史上もっとも急速に成長する、その瞬間を最前列で目撃しているのだ。

第5章

人体を脅かすもの

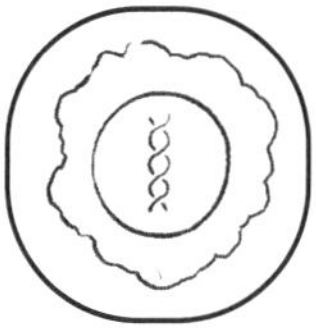

病気は千もあるが、

健康は一つしかない。

カール・ルートヴィヒ・ベルネ

（文芸評論家）

悲惨な
ウイルス漏洩事件

天然痘で死亡した最後の人類

一九八〇年、世界保健機関（WHO）は天然痘撲滅宣言を行った。人類史上初めて、一つの病原体が世界から根絶されたのである。ワクチンの普及によるものだ。

ひとたび感染すると致死率は二〇～五〇パーセントに及び、二十世紀だけでも推定三億人以上という膨大な数の人類を死に追いやってきたこのウイルスは、今や自然界に存在しない（1・2）。研究を目的として、アメリカとロシアの研究施設に保管されているのみである。

歴史上、天然痘で死亡した最後の人類となった女性は、悲惨な事故とともに広く知られている。撲滅宣言から二年前のことだ。

イギリス、バーミンガム大学の解剖学教室で医療用写真を現像する仕事をしていた四十歳のジャネット・パーカーは、一九七八年八月、突然の体調不良を訴えた。頭痛や筋肉痛、全身にひどい発疹が現れたのだ。彼女の入院後、主治医は驚くべき検査結果を手にすることになる。パーカーの体液から天然痘ウイルスが検出されたのである。

当時、天然痘患者はもはや全世界からほとんど姿を消していた。一九七一年に南米で、一九七五年にアジアで天然痘が根絶され、一九七七年十月にソマリアの病院職員が一人罹患《りかん》したのを最後に、世界では一例も報告がなかった(3)。

天然痘に特効薬は存在しない。パーカーは一カ月後の九月、隔離施設で死亡した。全身を防護服に覆われた医療スタッフ以外に、彼女は誰とも会うことができないまま孤独な最期を迎えた。

自然界にはほぼ存在しないはずのウイルスに、まして先進国の大都市に住むパーカーが、なぜ感染したのか。それは、想定外の事故によるものだった(4)。

彼女が所属する解剖学教室の真下には、微生物学教室の実験室があった。この実験室で天然痘ウイルスの研究を主宰する教授のヘンリー・ベドスンは、成果を急いでいた。天然痘の撲滅宣言を目前に、研究施設が次々に閉鎖を余儀なくされていたからだ。ウイルスを保管する研究室を、できる限り減らしたいというWHOの方針によるものだった。

ベドスンは熱心なウイルス学者だった。中東の危険地域を訪れて研究活動を行うなど、天然痘の撲滅を目指してウイルス研究に打ち込んでいた。彼はＷＨＯに嘆願し、一九七八年末までの数カ月間、かろうじて研究継続を許可されていた。

事故が起きたのは、そんな矢先だった。実験室から漏れ出した天然痘ウイルスが、気づかないうちにパーカーの身体に侵入したのである。ウイルスが通気孔を通って真上の解剖学教室に到達したと見られるが、はっきりした理由はわかっていない。いずれにしても、パーカーが不運にも研究室内で天然痘に感染したのは確実だった。

調査の結果、責任を問われたベドスンには非難が集中した。気を病んだ彼は、一九七八年九月、自宅で喉を切って自殺した。あまりにも悲惨なこの事件は世界中の研究機関を揺るがし、施設の安全性を見直す大きな契機となった。

現在、病原微生物を扱うあらゆる研究室は、極めて厳格な基準を満たさなければならない。人命を奪う恐ろしい外敵でありながら、私たちはその存在を肉眼で検知できず、逃避行動をとることすらできないからだ。

世界史を変えた感染症

天然痘ほど、人類の歴史に大きな影響を与えてきた感染症はないだろう。致死的な感染症は時に、大国の軍事力をもはるかに上回る力を持つが、天然痘はその好例だ。

十五世紀の大航海時代、ヨーロッパの人たちは南北アメリカ大陸を「発見」し、先住民たちの国家を次々に滅ぼした。彼らは気づかないうちに、銃や馬よりはるかに強力な「武器」を持ち込んでいた。ウイルスである。

かつて南米に栄えたアステカ帝国やインカ帝国は、数百万人もの人口を有する強大な国家であった。だが十六世紀前半、スペイン人のフランシスコ・ピサロやエルナン・コルテスが率いるわずかな手勢によって征服されてしまう。

なぜ、このようなことが起きたのか。その大きな要因になったのが、スペイン人らが持ち込んだ天然痘ウイルスだ(5)。外界と一度も接触したことのなかった先住民たちは、ウイルスに対して一切の抵抗力を持たなかった。天然痘によって人口が激減し、すでに戦闘力が失われていた帝国は、こうして安々と征服されてしまったのだ。

天然痘は凄まじい勢いで新大陸に広まり、おびただしい数の人命を奪った。1ミリメートトルの一万分の一という、あまりにも小さな物体が、世界の勢力図すら変えてしまうほどの破壊力を持っているのだ。いや、むしろ人体はこれほどまでに弱く脆《もろ》い、というほうが正確かもしれない。

ワクチンを生んだ天然痘

天然痘は、ポックスウイルス科に属する天然痘ウイルスが原因の感染症である。ポックス（pox）とはラテン語で斑点を意味し、天然痘患者の全身に現れる特徴的な発疹に由来する。

天然痘は、医学史上初めてワクチンの生成に成功した感染症でもある。天然痘ワクチンを開発したのは、イギリスの医師エドワード・ジェンナーである。十八世紀のことだ。

当時はもちろん、ウイルスの存在は知られていなかった。そもそも微生物が病気の原因になることすら知られていなかった時代だ。だが一つだけ、誰もが経験上よく知る事実があった。

天然痘にかかったのち運良く生き延びれば、それ以後は二度と天然痘にかからない――。不思議な現象だった。身体が特定の病気に抵抗力を獲得するのだ。

もし重い病気にかからずに抵抗力だけを獲得する方法があるなら、それに越したことはない。そこでジェンナーが注目したのは、牛痘という病気だった。

牛から感染するこの病気では、天然痘に似た発疹が現れるものの、症状ははるかに軽い。だが、牛痘にかかった人はなぜか天然痘にかからなくなる。酪農地帯に生まれたジェンナーは、若い頃からこの事実を知っていた。

ジェンナーがたどり着いたのは、牛痘に感染した人の膿《うみ》を健常者に接種すれば、天然痘に対する抵抗力を獲得させることができるのではないか、という仮説だった。

予防接種という概念がなかった当時、ジェンナーの発想は異端だった。二三人にこの手法（「種痘」と呼ばれた）を行い、一七九八年に研究結果を発表したジェンナーは、医学界で笑いものにされた。誰もその効果を信用しなかったからだ。

「種痘を打たれたら牛になる」という根も葉もない噂がたち、イギリスの風刺作家は、のちに免疫学の教科書にも掲載される有名な風刺画を描いた。その風刺画では、中央に立ついかめしい表情の医師が、女性に無理やり注射を打とうとしている。恐怖に顔を歪《ゆが》める彼女の周囲には、鼻や腕から牛の顔が生えた人や、口の中から牛が出ている人が集まり、阿《あ》鼻《び》叫喚の様相だ。ジェンナーの理論を揶《や》揄《ゆ》したものである。

だが、種痘の効果が確かなものだとわかると、ジェンナーの成果を否定することはできなくなった。種痘は世界中に広まり、天然痘の患者は激減したのである。

目に見えない脅威

一酸化炭素は怖い

経済産業省が発行する「CO（一酸化炭素）中毒事故防止技術」というテキストには、一酸化炭素中毒に関して「専門家でも誤診する場合がある」との注意書きがある（6）。

実際、医師は一酸化炭素中毒について「見逃されやすい救急疾患」として再三教育され、救急医療の教科書には必ず詳細な解説が掲載されている。

なぜ見逃しやすいのだろうか？　それには理由がある。

まず、一酸化炭素中毒の患者は、体に酸素が足りていないのに「血色が良い」という点だ。私たちは、顔が青白い状態を「顔色が悪い」と表現する一方で、適度に赤らんだ状態なら「顔色がいい」「色つやがいい」とポジティブな印象を持つ傾向がある。そのため、一酸化炭素中毒患者の血色の良さは、一見すると病的に思われにくいのだ。

　では、なぜ一酸化炭素中毒の患者は「血色が良い」のだろうか。これを理解するには、体内での酸素運搬のしくみを知る必要がある。

　私たちは、呼吸によって大気から酸素を取り込まなければ生きられない。全身の臓器が正常に機能するには、酸素を使ってエネルギーを産生する必要があるからだ。

　酸素は鼻や口から取り込まれ、肺から血管内に入り、血流に乗って全身を巡る。ただし、酸素がそれ自体で血管内を移動するのではない。血液中の赤血球がいわば「輸送トラック」となり、全身に張り巡らされた「高速道路」である血管を通って全身に運搬されるのだ。

　赤血球にはヘモグロビンという成分が含まれ、これが酸素と結合したり離れたりすることで、酸素の「積み下ろし」ができる。つまり、ヘモグロビンはいわば輸送トラックの「荷台」である。

　さて、実は酸素が結合したヘモグロビン（酸素化ヘモグロビン）と、結合していないヘモグロビン（脱酸素化ヘモグロビン）は色合いが異なる。酸素化ヘモグロビンは明るい赤、脱酸素化ヘモグロビンは青みがかった暗い赤を呈するのだ。酸素を多く含む動脈血は明るい赤色に、酸素の少ない静脈血は暗い赤色になるのは、それが理由である。

　酸素が足りないときに、皮膚が青白くなることを「チアノーゼ」という。これは、脱酸素化へモグロビンが増え、透けて見える毛細血管の中の血液が青みがかっているために起こる現象だ。

一酸化炭素が恐ろしいのは、酸素の二〇〇倍以上もヘモグロビンに結合しやすいことだ。一酸化炭素を少量でも吸入すると、ヘモグロビンは一酸化炭素と次々に結合し、血液中にあっという間に浸透してしまう。「荷台」を一酸化炭素で占められた赤血球は、酸素を運搬できなくなる。

厄介なのは、一酸化炭素ヘモグロビンが明るい赤色を呈することだ。これが、一酸化炭素中毒の患者の血色が良い理由である。臓器は著しい酸素不足に陥り、顔色が良いまま「窒息」するのである。

さらに厄介なのは、血中酸素飽和度を表す「SpO_2」という指標を持ってしても、一酸化炭素中毒は見抜けないことだ。

SpO_2は、指に装着するだけで血液中の酸素飽和度を簡易的に測定できる検査機器「パルスオキシメータ」を用いて得られる数値だ。血圧計や体温計とともに、医療現場では毎日のように使用されるモニタリング機器である。

この機器は、指先の血管内に流れる血液中の酸素化ヘモグロビンの割合を検出し、これを「パーセント」で表示する。正常値は約九八～九九パーセント、つまり、「ほとんどのヘモグロビンが酸素と結合している状態」が正常だ。

パルスオキシメータは血液の「赤みの差（吸光特性の差）」を感知して、酸素飽和度を簡易的に知らせるしくみだ。だが、一酸化炭素ヘモグロビンと酸素化ヘモグロビンを区別できないパルスオキシメータは、一酸化炭素中毒でも正常値を表示してしまうのである。

一酸化炭素中毒を診断するには、血液を採取し、血液中の一酸化炭素濃度を測定しなければならない。疑わなければ見抜けない――。それが「見逃されやすい」といわれる所以《ゆえん》だ。

一酸化炭素中毒の症状

空気中の一酸化炭素は、たとえ低い濃度であっても人体にさまざまな症状を引き起こす。わずか〇・一六パーセントでも二十分で吐き気やめまいが起こり、二時間で死亡する。一・二八パーセントに達すると、わずか一～三分で死に至る（６）。

一酸化炭素は、自宅や車内などの身近な空間でも発生し得る気体で、一酸化炭素中毒は毎年絶えず発生している。例えば、暖房器具の不完全燃焼は、その最たる例だ。また、屋外で使用すべきコンロや七輪、火鉢などの火気器具を屋内で使用したことが原因で、一酸化炭素

空気中の一酸化炭素濃度	吸入時間と中毒症状
0.02%	2～3時間で軽度の頭痛
0.04%	1～2時間で頭痛、吐き気
0.08%	45分で頭痛、めまい、吐き気、2時間で失神
0.16%	20分で頭痛、めまい、吐き気、2時間で死亡
0.32%	5～10分で頭痛、めまい、30分で死亡
0.64%	2～3分で頭痛、めまい、15～30分で死亡
1.28%	1～3分で死亡

一酸化炭素の吸入時間と中毒症状

中毒になる例もある。

二〇二二年十二月には、自家用車内で女性が亡くなった事例が報道された。積雪で車のマフラーが埋まり、換気が不十分なまま車内に一酸化炭素が蓄積したためだ。その地域では前夜から停電が起きていて、自宅前の車内で暖を取っていた最中に事故が起きたと考えられている。

東京消防庁の管轄内では、二〇一七年からの五年間に、住宅で三三件の一酸化炭素中毒事故が発生し、四五人が救急搬送されている。もっとも発生件数が多いのは一月と十二月、その次に多いのは二月だ。火気器具の使用が多くなる時期だからである(7)。

一酸化炭素が人間にとって何より脅威な

のは、それが全くの無色無臭であることだ。異臭がしたり、怪しげな色の煙が上がったりするのであれば、私たちはその危険性に気づくことができる。ところが一酸化炭素は、不快な臭いもなければ肉眼で観察することもできない。

むろん、生きていくのに不可欠な酸素ですら無色無臭であり、私たちはその存在を感知する術《すべ》を持たない。ある意味で人間の生とは、これほどに危ういのである。

長らく知られなかった肺がんリスク

急増した肺がん

イギリス総合統計機関は一九四七年、国内で起こる不穏な現象を捉えた。肺がんによる死亡が、直近二十年で一五倍に増加していたのである(8)。

原因不明の病気が、凄まじい勢いで国民の健康を脅かしている。早急に対策を講じる必要があった。専門家らが集まって会議を開き、原因として考えられる候補をあげた。大気汚染、排気ガス、アスファルトの素材、インフルエンザ、日照不足、あらゆる原因が検証されたが、決め手はなかった。

肺がんの危険因子を探るため、イギリスの疫学者オースティン・ブラッドフォード・ヒルは、医師のリチャード・ドールとともに研究を開始した。ロンドンにある二〇の病院で入院患者に聞き取り調査を行い、肺がん患者とそれ以外の患者との間に何らかの違いが見られるかどうかを調べたのである（9）。

がんはそもそも複合的な因子が絡み合って発生する病気だ。原因の特定は、そう簡単ではないと予想された。だが得られた結果は、疑いようのない一つの事実を示していた。肺がんには、明白な危険因子があったのだ。喫煙である。

一九五〇年、ヒルとドールはこの研究結果を権威ある医学雑誌『British Medical Journal（BMJ）』に発表し、さらに大規模な前向き調査「British Doctors Study」を計画した（10・11）。イギリス国内の医師、約六万人に調査用紙を送り、返信のあった約四万人を喫煙者と非喫煙者に分け、それぞれ何人が肺がんで死亡するかを追跡するという壮大な研究である。

医師を対象としたこの計画は、まさに妙案だった。イギリスの医師は、全員が医師登録簿に名前を登録し、仕事を続ける限り登録簿を更新し続けなければならない。つまり、イギリスの医師を対象にすれば、死亡したかどうかの追跡調査が容易だったの

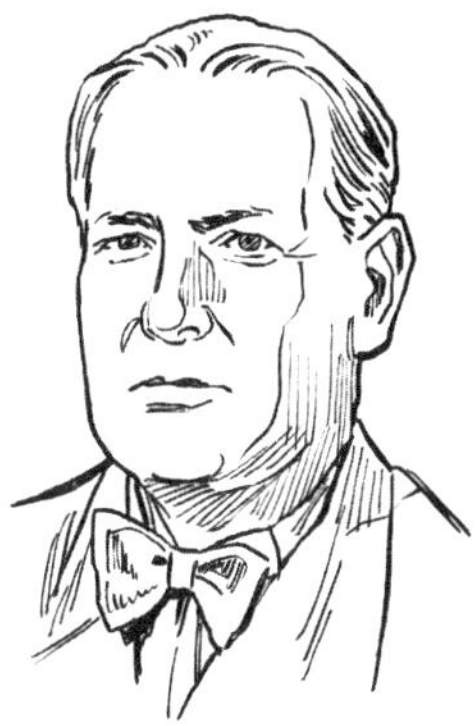

ヒル

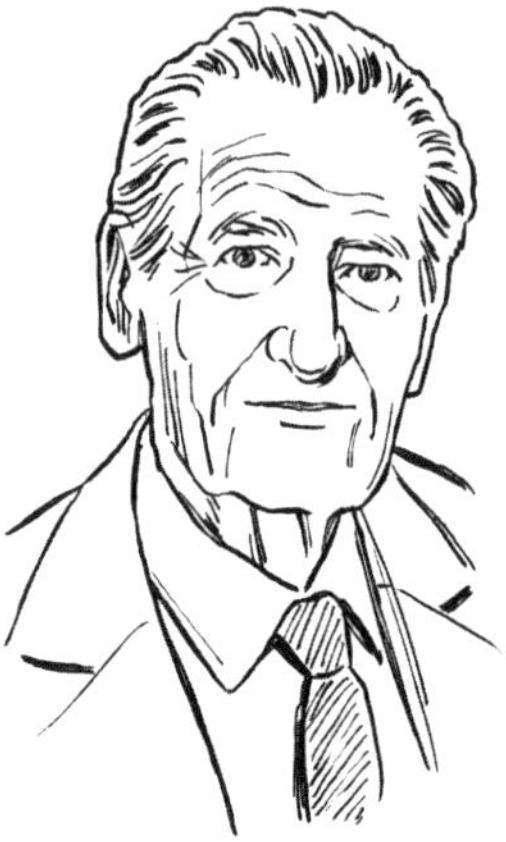

ドール

だ。その上、医師による喫煙習慣の自己申告は、信頼性が高いはずだ。すべてにおいて、条件の整った「被験者」がイギリスの医師だった。

かくして一九五四年、この研究結果がBMJ誌に公開された。結果は衝撃的だった。喫煙者における肺がんの年間死亡率は、非喫煙者の四五倍も高かったのである(11)。

それまで喫煙の害についてはほとんど知られておらず、いくつかの小さな報告が散発的になされる程度であった。むしろたばこは長年に渡り、「健康に良い」と宣伝されてきた。だが、ヒルとドールの警告を皮切りに次々と研究が行われ、その結果が医学雑誌に続々と掲載された。いずれも、肺がんと喫煙との間にある、明らかな関係性を示していた。

単一の病原体が引き起こす感染症とは違い、何十年にも渡る慢性的な経過で病気が発生するプロセスはシンプルではない。ここでは、統計学的な手法によって、寄与度が大きな危険因子を探り出すアプローチが必要になる。

実はこの時期から現在に至る約半世紀は、疫学が大いに進歩した時代だ。疫学とは、大人数の人間集団を対象とし、健康に関するさまざまな事象の頻度《ひんど》や分布、影響を与える因子を明らかにし、社会的な対策に役立てる学問のことである。

例えば、ボストン郊外のフラミンガム町に住む五〇〇〇人もの健康状態を徹底的に追跡し、高血圧や肥満、糖尿病、高コレステロールなどが心血管病の危険因子になることを歴史上初めて明らかにしたフラミンガム研究は、その最たる例である。

慢性疾患の危険因子を明らかにし、病気との関連性を探り出す方法論は、この時代の疫学者たちによって劇的に磨かれた。たばこの有害性を明らかにする営みは、こうした流れの中で実現したのだ。

たばこはどのように普及したのか

たばこは、ナス科たばこ属の植物を原料とする嗜好品《しこう》で、もっとも多い種は「ニコチアナ・タバカム」である。この学名「ニコチアナ」や、成分の「ニコチン」は、十六世紀にフランスにたばこを広めたフランス人外交官ジャン・ニコの名前に由来する。

たばこの起源は、「新大陸」にある。一四九二年、アメリカ大陸を「発見」したイタリア人探検家クリストファー・コロンブス率いる探検隊は、先住民たちの間に広がる不思議な習慣を初めて目撃する。彼らは、たばこの葉を燃やして煙を吸う「喫煙」や、たばこの葉を口の中で噛む「噛みたばこ」、粉状にした葉を鼻から吸い込む「嗅ぎたばこ」など、さまざまな方法でたばこを楽しんでいたのだ。

特に「吸うたばこ」である喫煙には、たばこの葉で巻く葉巻、トウモロコシの皮などで巻いた巻きたばこ、パイプを使って吸うパイプたばこなど、煙を吸う方法にさまざまな種類があり、ヨーロッパ人たちの興味を引いた。

のちに、トウモロコシやジャガイモなどの穀物とともに、たばこは新大陸から世界中に広まり、各地で栽培されるようになったのだ。

さらに、十九〜二十世紀には紙巻たばこ（シガレット）の大量生産が可能になったことで、世界中でたばこが爆発的に普及した。その背景には、ニコチンに対する喫煙者の病的な依存があった。血液中のニコチン濃度が一定以下になると強い不快感を覚えるため、喫煙者は喫煙を繰り返す。喫煙すればするほど、体はニコチンに依存的になる。この悪循環が、たばこの世界的な売り上げを支えていたのだ。

たばこの売り上げは指数関数的に増え、巨大企業を次々と生み出し、とてつもない勢いで新たな市場を形成していった。二十世紀中頃のアメリカでは、たばこの年間売上高は約五〇億ドル、一人あたりの消費量は年間四〇〇〇本という、かつてない規模に膨れ上がっていた（8）。

ヒルとドールの研究がなされたのは、このような時代であった。当然、破竹の勢いで急成長してきたたばこ産業にとって、「喫煙が健康被害を引き起こす」など決してあってはならないことだった。

たばこ産業は莫大《ばくだい》な広告費を使い、この流れを止めるべく猛攻勢を仕掛けた。医師をたばこのCMに登場させ、安全性を主張し、消費者に不安や恐怖を与えないよう、あの手この手を使って研究結果を巧みに否定しようとした。

だが、流れは止まらなかった。現在に至るまで、おびただしい数の研究が、あまりに恐ろしいたばこの有害性を明らかにしてきたからだ。

たばこには約七〇種類の発がん性物質が含まれ、一六種類のがんを引き起こす。喫煙者は肺がんに一五〜三〇倍かかりやすく、寿命が十年短く、一本たばこを吸うごとに寿命が十一分短くなる（12－14）。

また、喫煙は気管支に炎症を引き起こし、肺胞を破壊する。こうして起こる慢性閉塞《へいそく》性肺疾患（COPD）は、ひとたび起こると元通りに戻す手立てはない。ひどい息切れで日常生活もままならなくなってしまう。

喫煙者本人のみならず、周囲の人がたばこの副流煙に晒《さら》される受動喫煙のリスクも明らかになってきた。たばこを吸わない人であっても、副流煙によって、肺がんや脳卒中、冠動脈疾患（心筋梗塞や狭心症）のリスクが二〇〜三〇パーセント増える（15）。

手術を受ける患者にとっても、喫煙は重大なリスクになる。喫煙者は、手術後に肺や心臓の疾患（呼吸器・循環器疾患）を起こしやすく、非喫煙者より手術後の死亡率が高い。喫煙は、傷が感染するリスクも上昇させる。たばこの害は、これほどまでに大きいのだ。

日本でも爆発的に普及したたばこ

一九六〇年代、日本人男性の喫煙率は約八〇パーセントであった。驚くべきことに、ピークであった一九六六年は八三・七パーセント、中でも四十代男性はもっとも多い年齢層で、八七パーセントを超えていた（16）。これほど多くの人が好む嗜好品など、他に類を見ない。

当時は電車やバスの車内にも、当たり前のように灰皿があった。一九六四年（昭和三十九年）に開業した新幹線も、全車両でたばこを吸うことができた。以前は飛行機にも喫煙席が設けられており、機内で全面禁煙が当たり前になったのは一九九九年頃からである。

学校の職員室、病院、レストラン、映画館、あらゆるところで多くの人がたばこを吸った。

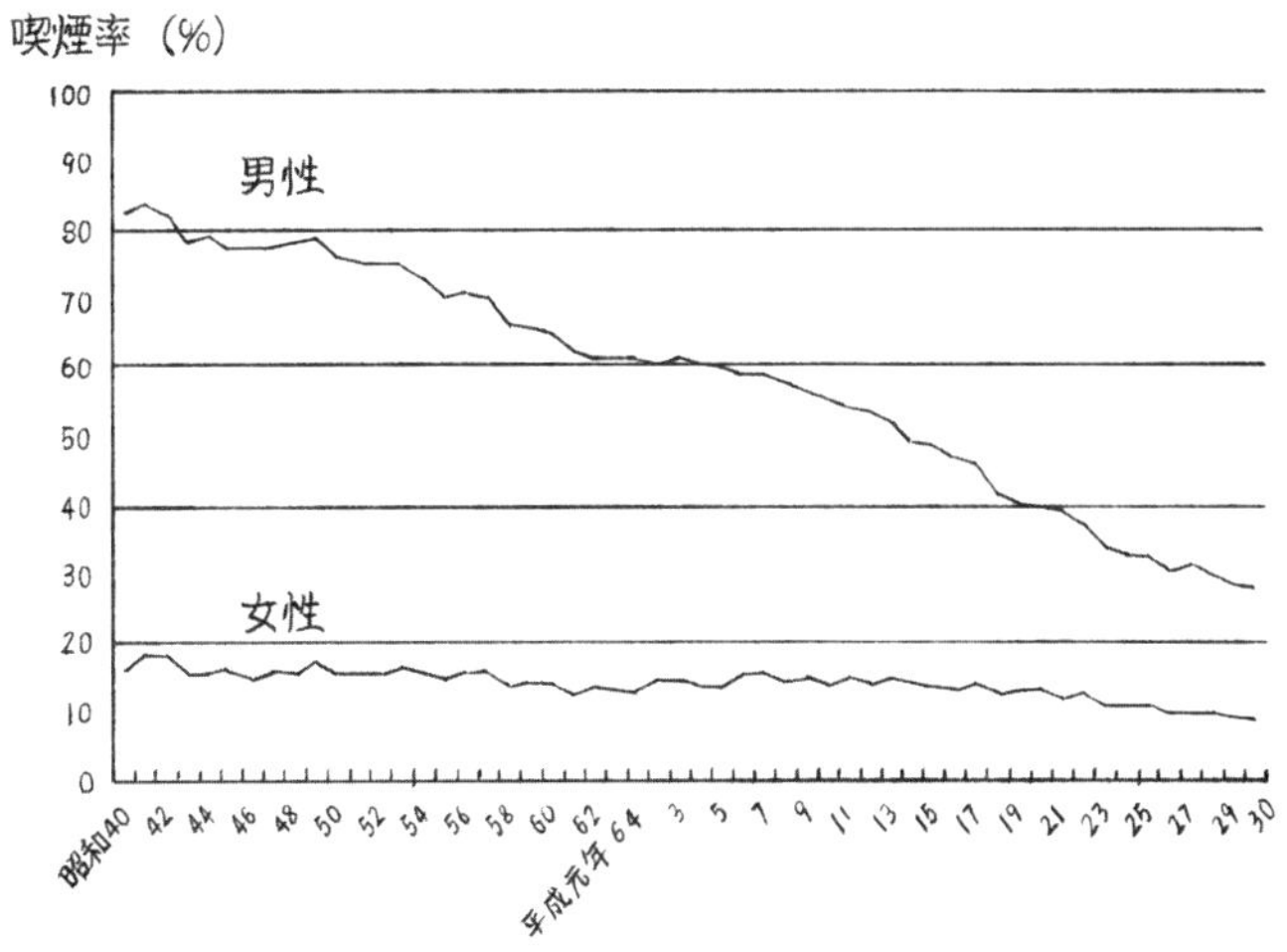

日本人の喫煙率

テレビでも、さまざまなたばこの銘柄のCMが流れ、時の人気俳優たちが悠々と紫煙をくゆらす姿に若者たちは憧れた。

だが、世界の趨勢《すうせい》と同じく喫煙率は年々減少し、日本では二〇一六年（平成二十八年）に男性の喫煙率が初めて三〇パーセントを下回った（16）。男女合計の喫煙率は今や二〇パーセントを切っている。直接的なたばこのCMは禁止され、公共の空間でたばこを吸える場所は極めて限定されている。

人類史において、たばこの爆発的な普及と劇的な収束は、驚愕《きょうがく》するほど短期間で起きた出来事だ。その歴史を振り返ると、人体を守ろうとする医学の営みを知ることができるのだ。

生命を完全に破壊する光線

東海村の原子力事故

一九九九年九月三十日、千葉市にある放射線医学総合研究所に、三人の作業員がヘリコプターで救急搬送された。彼らは急性放射線障害で重篤な状態にあった。原因は、茨城県那珂《なか》郡東海村にあるジェー・シー・オー（JCO）社の核燃料加工施設で発生した原子力事故であった。

もっとも重症だった作業員の一人は、事故の際、至近距離で凄まじい量の放射線（中性子線）を浴びた。彼の体を突き抜けた多量の放射線は、全身の細胞核内にあるDNAをバラバラに破壊した。その瞬間、ありとあらゆる細胞が分裂能力を失った。生命の設計図が失われたのだ。

事故翌日、東京大学医学部附属病院の集中治療室に移ったときは、むしろ拍子抜けするほど症状は軽かった。全身に軽い日焼けをした程度で、水ぶくれの一つもなく、意識もはっきりしていた(17・18)。だが、その後の体に起こった変化は壮絶だった。

放射線は細胞分裂が盛んな部位に多大な影響を及ぼす。血球をつくる力は完全に失われ、破壊された免疫システムは再起不能に陥った。血球のもととなる造血幹細胞を移植する治療、造血幹細胞移植が行われ、無菌室で治療が続けられた。

ひとたび古い皮膚が剝がれ落ちると、それ以後は全く再生が起こらない。体の表面から大量の水分と血液が失われていく。消化管の表面を覆う粘膜が失われて再生せず、膨大な量の下痢と出血が続く。毎日一〇リットルもの点滴で水分を補充しても追いつかず、とてつもない速度で体から液体成分が失われた。

国内では初めての、世界的にもほとんど例のない重大な被曝事故であった。見たこともない様子で劣化し、生きる力を失っていく体に、医療スタッフらは懸命に立ち向かった。だが事故から八十三日後、彼は多臓器不全で亡くなった。三十五歳、妻と小学三年生の息子がいる健康な男性だった。医学の限界というほかなかった。

のちにＪＣＯの作業工程における杜撰《ずさん》な安全管理が問題視され、所長を含む六人に対し業務上過失致死などの罪で有罪が確定した。

この事故で反応を起こしたウランは、わずか〇・〇〇一グラムであった(18)。放射線という目に見えない脅威に、人体はあまりにも脆い存在だ。正しい知識と、それに基づく適切な管理なくして身を守ることは決してできない。

放射線に無知であった人類

放射線の存在を初めて知ったのは、ドイツの物理学者ヴィルヘルム・レントゲンである。一八九五年、高電圧の真空管を用いて実験を行っていた彼は、偶然にも奇妙な光線を発見する。真空管から放たれたその光線は、真空管を覆う黒い厚紙を透過し、スクリーンをかすかに照らしていた。

彼がこの光線に手をかざしたとき、驚くべきことが起きた。スクリーンには、自分の手の骨が映し出されたのだ。体内を覗《のぞ》き見る技術が初めて生まれた瞬間だった。

彼が「X線」と名づけた新種の光線は、瞬く間に世界中に広まった。X線を使った検査は「レントゲン」と呼ばれるようになり、人体に対する安全な利用法が確立した。造影X線検査やCTなど、X線を利用した検査は医療現場に不可欠なものとなり、病気の診断というプロセスを根底から変えた。一九〇一年、レントゲンはノーベル物理学賞を受賞する。

レントゲンによる歴史的な発見の翌年、今度は同様の光線が自然界に存在するという驚くべき事実が明らかになった。フランスの物理学者アンリ・ベクレルは、ウラン鉱石と一緒に置いていた写真乾板が自然に感光することに気づいた。レントゲンの論文にヒントを得ていたベクレルは、これがウランから発せられた放射線によるものだと確信する。

　ウランは十八世紀に鉱山から発見された元素で、同時期に発見された惑星、天王星（Uranus、ウラヌス）が由来だ。だが、これが放射性元素であることを発見したのは、ベクレルが初めてだった。現在、放射能の量を表す単位として使われる「ベクレル」は彼の名前に由来する。

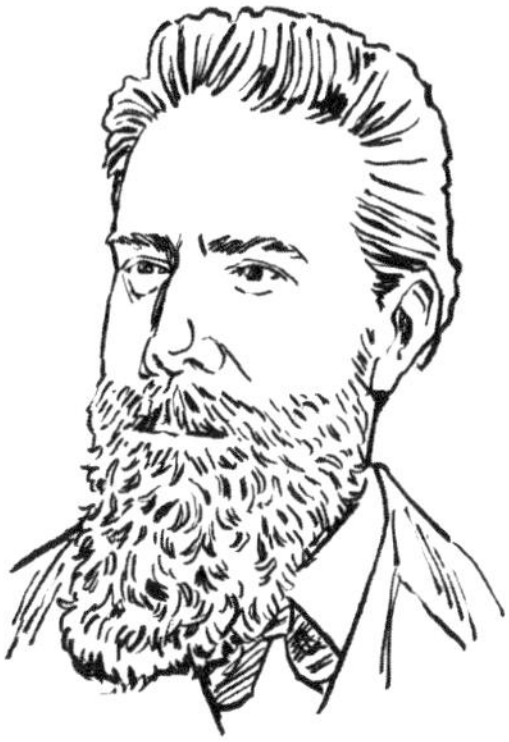

レントゲン

　さらに一八九八年、ポーランド出身の物理学者マリ・キュリーは、その夫ピエール・キュリーとともに、自然界に存在する新たな放射性元素を発見する。

　今のチェコ共和国西部にあるヨアヒムスタール鉱山の鉱石から、彼らが苦労の末に抽出したのは、ポロニウムとラジウムであった。

　ポロニウムはマリ・キュリーの母国ポー

ランドから、ラジウムはラテン語の「光線（radius）」にちなんで名づけられた。また彼女は、放射線を出す能力のことを「放射能（radioactivity）」と名づけた。科学における全く新たな一分野を切り開いたベクレルとキュリー夫妻の三人は、一九〇三年、ノーベル物理学賞を受賞する。

だが当時、放射線が持つ人体への危険性は、まだはっきりとはわかっていなかった。

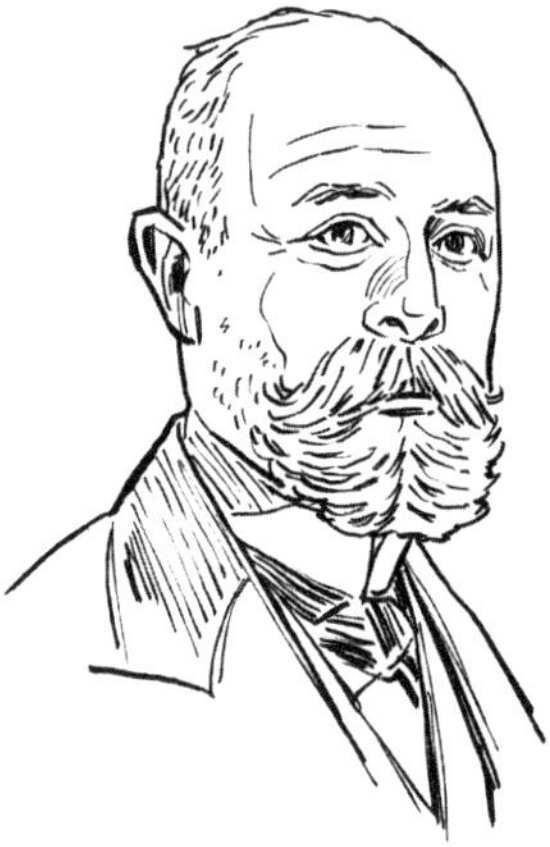

ベクレル

むしろきれいに光り輝くラジウムは、さまざまな人気商品を生み出した。一九二〇年代には、ラジウム入りの石鹸、美容クリーム、歯磨き粉などが発売され、ラジウム入りの飲料は健康に良いと宣伝された。

中でも世界的に有名な大問題を引き起こしたのが、アメリカ、ニュージャージー州にあった米国ラジウム社だ。一九一七年、同社はラジウムを利用した夜光塗料を開発し、これを時計や計器の文字盤に使った。特に戦争中の夜間戦では、自然に発光するラジウムは圧倒的に便利だった。この時期、アメリカでは軍用に四〇〇万個以上の夜光時計がつくられた(19)。

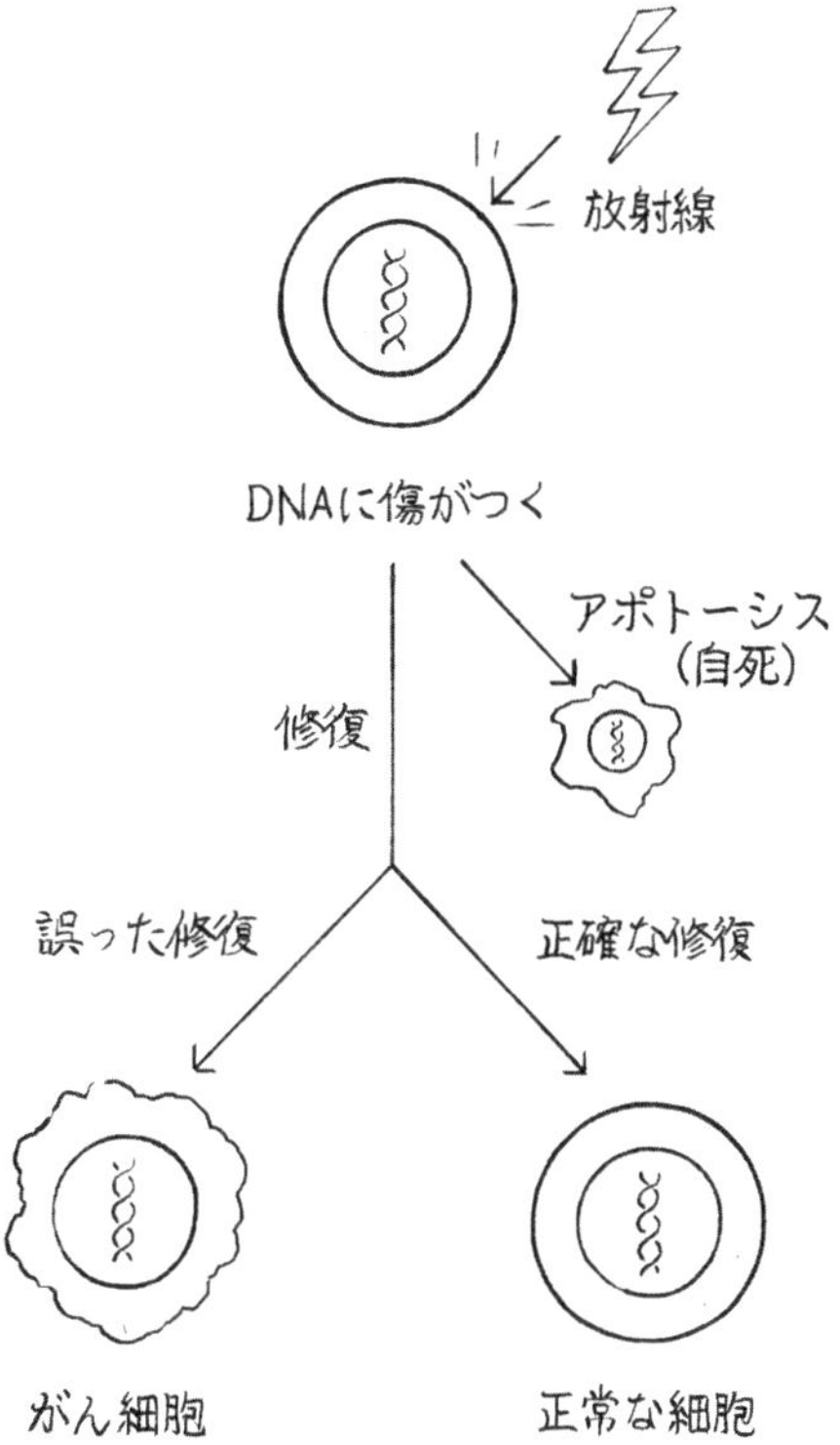

放射線による細胞のがん化

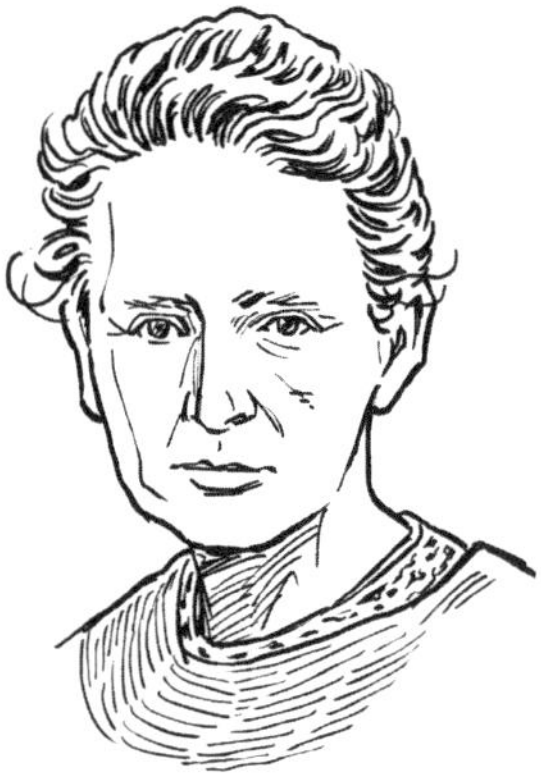

キュリー

この塗料を塗る作業は、若い女性工員たちが担当した。繊細な作業であるだけに、女性たちは何度も筆を舐《な》めて穂先を整えた。これが彼女らの体を蝕《むしば》んだ。繰り返す被曝によって、放射線障害が生じたのだ。顎の骨が壊死《えし》し、舌や首、顎に腫瘍ができた。骨髄が障害され、慢性的な貧血や白血病などさまざまな病気を発症し、多くの人が亡くなった(20)。

放射線によってDNAが損傷されると、細胞は修復機構によってこれを修復する。修復が不可能な場合は自死（アポトーシス）を起こすが、修復がうまくいかないまま生き残ってしまうと、時にがん化して無秩序に増殖する。放射線によって起こる、数ある障害の一つである。

マリ・キュリーの功績と不運な死

マリ・キュリーは、第一次世界大戦中の戦場で、負傷者の治療にも大きく貢献した。それが「プチ・キュリー（petites Curies）」と名づけられた移動式のX線装置だ。

ヴィルヘルム・レントゲンが発明したX線は、戦争で負傷した兵士の骨折の部位や、体内に残った弾丸、その破片の位置を特定するのに大いに役立つツールであった。マリ・キュリーは、X線装置を搭載した車両を自ら戦場に導入することで、X線を用いた画像診断に尽力したのである。

だが、一九三四年、不運にもマリ・キュリーは、骨髄の障害によって起こる再生不良性貧血でこの世を去った。長年に渡り放射性物質を用いて実験を繰り返したことが原因とされているが、近年は、第一次世界大戦中の度重なるX線検査への立ち会いの方が大きな要因になったと考えられている(21・22)。

むろん、再生不良性貧血や白血病などの血液疾患は、放射線被曝がなくても生じる病気である。病気と発症要因の因果関係はシンプルではなく、医学が発展した現代においても、その特定は困難だ。

だがいずれにしても、現代の医療現場で当たり前に行われるような、高度な被曝防止策がとられなかったことが、当時多くの人の命を縮めた可能性は高いだろう。

放射線を用いたがん治療

放射線による細胞へのダメージを逆手に取り、がん治療に生かしたのが放射線治療だ。

前述の通り、私たちの細胞にはDNAの損傷を修復するしくみが多数備わっている。なぜなら、DNAの損傷自体は紫外線等の環境因子によって日常的に起こっており、修復機構がなければ私たちは生きていけないからである。むしろ、生命の設計図たるDNAに損傷を引き起こす光線が、地球上に日々降り注いでいるからこそ、DNA修復システムを備えた生物が進化の過程で生き残ってきたのである。

また、細胞分裂の際にはDNAを複製する必要があるが、この複製の際にも一定の割合でエラーが起こる。こうした「コピーミス」を修復するのも、このしくみの役割だ。

一方、がん細胞はDNAを修復するしくみが十分に機能していないため、放射線のダメージを受けた際、正常細胞より死に至りやすい。また、がん細胞は正常細胞に比して細胞分裂が盛んで、放射線による影響を受けやすいのも特徴だ。この違いを利用してがんに治療効果を発揮するのが放射線治療のコンセプトである。

放射線治療は、体外から狙った領域に放射線を当て、病変に高いエネルギーを与えることでがんを破壊する。あるいは、放射性物質を体内に差し込んでがんの近くから放射線を当てる小線源治療や、放射性物質を製剤として投与し、それが治療対象となる病変に集まる性質を利用した内照射など、さまざまな種類がある。

十九世紀末から二十世紀初頭、私たち人類は放射線という新たな概念を知り、その性質を明らかにしてきた。その間に多くの人たちが障害に苦しみ、命を失ってきた。だが同時に、放射線は「診断」と「治療」の両面で多くの人命を救い、医療においてなくてはならない存在になった。

放射線にまつわる歴史を振り返ると、私は人類の愚かさと底力を思い知るのだ。

発症すると必ず死ぬ病気

狂犬病は多くの人命を奪う

致死率ほぼ一〇〇パーセント。世界でもっとも致死率が高い病気としてギネス記録にも掲載される感染症がある(23)。狂犬病だ。

毎年、世界で五~六万人が狂犬病で死亡している(24)。大半は狂犬病にかかったイヌに噛まれて感染したケースだが、ネコやコウモリ、キツネなどの野生動物から感染することもある。世界のほとんどの地域で狂犬病は絶えず発生し、多くの人命を奪っている。

ところが、日本でこの事実はあまり知られていない。イヌやネコに噛まれたことのある人は少なくないだろうが、日々狂犬病のリスクに怯《おび》えている日本人はいないはずだ。日本は世界でもまれに見る、狂犬病清浄地域だからである。

狂犬病清浄地域とは、狂犬病が蔓延《まんえん》していない地域のことだ。日本以外の狂犬病清浄地域は、アイスランド、オーストラリア、グアム、ニュージーランド、ハワイ、フィジー諸島の六地域しかない(25)。つまり、ごく一部の島国や島嶼《とうしょ》地域だけである。

日本なら狂犬病にかかる心配はないという事実は、当たり前ではない。これは、一九五〇年の狂犬病予防法の公布以後、先人たちが命の危険に晒されながら築き上げた貴重な環境だ。一九五〇年以前は、日本でも多くの人が狂犬病で亡くなっていた。だが、狂犬病予防法によって飼い犬の登録やワクチン接種が徹底され、一九五七年に狂犬病が撲滅されたのだ。

それ以後、日本での狂犬病感染例はない。一九七〇年に一人、二〇〇六年に二人、二〇二〇年に一人、いずれも海外でイヌに嚙まれたのち日本で発症し、死亡した例があるのみである。

だが、この恵まれた環境を維持することは、さほど容易ではない。狂犬病に感染した動物が日本に侵入する危険性は常にあるからだ。

動物検疫所では、海外からの動物の輸入について、厳密な規則を定めている(26)。特に狂犬病清浄地域以外からイヌやネコを日本に連れてくる場合、まず皮下へのマイクロチップの埋め込み、二回以上のワクチン接種と抗体検査、さらには日本到着まで百八十日間以上の待機期間が必要となる。

こうした地道な努力があるからこそ、私たちは日本で狂犬病の心配をすることなく生活できるのである。

紀元前から知られた狂犬病

狂犬病は、狂犬病ウイルスが引き起こす人畜共通感染症である。人間を含むすべての哺乳類が狂犬病に感染しうるが、人から人に感染することはない。またワクチン接種によって予防が可能だ。

感染から発症までの潜伏期間は一〜二カ月と長いのが特徴である。ひとたび発症すると治療法はなく、ほぼ一〇〇パーセント助からない。一方、狂犬病の蔓延地域でイヌやネコなどの野生動物に咬《か》まれ、狂犬病に感染した可能性がある場合は、発症を予防するためにワクチン接種を受けなければならない。これを暴露後ワクチン接種という。

日本から一歩外に出れば、狂犬病は日常的な病気である。海外での動物咬傷《こうしょう》のリスクを知っていることが何より大切だ。

狂犬病はさまざまな症状を引き起こす。発熱や頭痛、食欲不振、嘔吐などの感冒症状から始まり、興奮、錯乱状態になって幻覚が現れ、攻撃的になる。最終的には昏睡《こんすい》状態となり、呼吸停止に至って死亡する。

狂犬病の特徴的な症状に、「恐水症状」がある。その名の通り、「水を恐れる」というものだ。狂犬病ウイルスは神経に侵入し、その機能を侵す。水を飲もうとすると、神経が過敏になっているために喉の筋肉が痙攣《けいれん》し、患者が水を飲むことに過剰な恐怖を抱くのである。

こうした過敏反応は風が吹くだけでも起こり、これを「恐風症状」という。症状に対する恐怖が、こうした特異な現象につながるのである。

狂犬病は紀元前から知られた病気で、古代バビロニアのハンムラビ法典にも狂犬病に関する記載があるという(27)。また一世紀の古代ローマの医学書『医学論』で、この病気は「恐水病（hydrophobia）」と命名されている(28)。はるか昔から、この恐ろしい症状は知られていたのだ。

だが何千年もの間、病気の実態は知られず、予防法もないままだった。狂犬病ワクチンが開発されたのは十九世紀になってからだ。その最大の功労者は、フランスの化学者ルイ・パストゥールである。

狂犬病ワクチンを生み出した救世主

毎年九月二十八日は、「世界狂犬病デー」として世界各国で啓発イベントが開催されている。この日は、パストゥールの命日である。

十九世紀後半、パストゥールは、かつてのジェンナーと同様の方法で病気を予防したいと考えていた。ただし、ジェンナーの用いた牛痘のように似た病気を利用するのではなく、人為的にワクチンを生成したい。その願いは一つの偶然によって実現した。

一八七九年、パストゥールは家禽《かきん》コレラという細菌感染症の研究をしていた(29)。家禽コレラとは、鳥類に感染し、七〇パーセント以上を死に至らしめる家畜の病気だ(30)。パストゥールは、家禽コレラの原因菌をニワトリに注射し、病気の進行を記録していた。

ある日彼は、ニワトリに細菌を注射するよう助手に指示し、休暇に入った。ところが、助手はこの指示をすっかり忘れ、注射をしたのは一カ月も経ってからであった(31)。このミスが予想外の発見につながった。致死的だったはずの細菌は、軽い症状を呈する程度まで弱毒化しており、かつニワトリは家禽コレラに免疫を獲得したのである。

人為的に病原体から感染力を奪い、これを人に注射することで免疫のみを獲得させる。まさにこれこそが、現代まで続くワクチンの概念そのものであった。

パストゥールが次に目をつけたのが、狂犬病だった。パリで狂犬病のイヌが増えているのを懸念した獣医師が、彼に研究を依頼したのだ。

パストゥールは、家禽コレラと同様に病原体の弱毒化を試みた。用いたのはウサギの脊髄《せきずい》だ。狂犬病に感染させたウサギの脊髄を乾燥させることで、病原性はほとんど失われ、かつ発症を予防できるワクチンが生み出されたのである。

当時、ウイルスの存在はまだ知られていなかった。それでもパストゥールは、細菌よりはるかに小さい何らかの病原体が狂犬病を引き起こしていると予想した。天才の直感が証明されるのは、彼の死後、ウイルスを観察できる電子顕微鏡が発明されてからである。

一八八五年、パストゥールは狂犬病のイヌに噛まれた九歳の少年にワクチン接種を行い、少年は一命をとりとめた。まさに奇跡的な出来事であった。その後、何百人もの人が狂犬病ワクチンによって救われ、その成果は世界に大きな衝撃を与えた。

狂犬病ワクチンの開発を契機にパストゥールのもとには莫大な寄付が集まり、一八八七年、この基金をもとに研究所が設立された。これが今パリにあるパストゥール研究所である。

パストゥールが初めて築いたワクチンの概念は、免疫学に大きな影響を与え、ジフテリア、ペスト、麻疹など、致命的な病気に対するワクチンが次々とつくられたのである。

テロに用いられた神経毒

地下鉄サリン事件

一九九五年三月二十日、東京都内で未曾有の無差別テロ事件が起きた。化学兵器である毒ガス、サリンが地下鉄の車内に撒《ま》かれたのである。

午前八時頃の通勤ラッシュ時に、丸ノ内線、日比谷線、千代田線の三路線、計五車両で同時多発的に散布された神経毒により、一三人の尊い命が失われ、負傷者は六〇〇〇人近くに上った(32)。事件を企てたのは、宗教団体オウム真理教であった。過去に類を見ない、大都市での化学兵器テロ事件は世界中を揺るがした。

サリンは有機リン化合物の一種で、一九三八年にナチスドイツによって開発された化学兵器だ。「サリン(Sarin)」の名称は、当時開発に携わったナチスの化学者ら四人の名前から取られたものである。

有機リン化合物は、炭素とリンの結合を持つ化合物の総称で、一般には殺虫剤や農薬として広く使用されている。実際、殺虫剤や農薬の誤飲、あるいは自傷・自殺目的での摂取によって中毒患者が病院に救急搬送されるケースは少なからずある。よって有機リン中毒は、救急医療の分野で重要な薬物中毒の一つである。

有機リン化合物の一つ、サリンが人体に猛毒として作用するのは、それが人体で働く神経伝達物質アセチルコリンに似た構造であるためだ。なぜ、この構造が生命の危機を引き起こすのか。それは、人体における神経系のしくみを知ると容易にわかる。

神経は全身に張り巡らされた線路のようなもので、これを通して脳は各器官に絶えず司令を送ることができる。神経を線路にたとえるのは、それが単一の長いケーブルではなく、小さなレールが無数に連なった構造であるためだ。電車に乗っていると「ガタンゴトン」と定期的な振動を感じるが、これはもちろん、電車が一定の距離ごとにレールのつなぎ目を通過するからである。

神経においてレールに相当するのが神経細胞である。人体は約三七兆個の目に見えないほど小さい細胞から構成されているが、中でも情報伝達を担う神経細胞は「ニューロン」という特別な名称で呼ばれる。

一方、線路にレールのつなぎ目があるように、ニューロンとニューロンの間にもつなぎ目がある。このつなぎ目を「シナプス」、ニューロンどうしの隙間を「シナプス間隙《かんげき》」と呼ぶ。

想像してみよう。有線イヤホンのケーブルを途中で切ると、音楽を聞くことはできなくなる。断裂したケーブルの間隙（隙間）を、電気信号が飛び越えることはできないからだ。

では、ニューロンどうしの間に存在する間隙を、信号はどのように飛び越えるのだろうか。それが、神経伝達物質の機能だ。小さな化合物である神経伝達物質が、まるで無数の飛脚のごとくこの隙間を移動するのである。進化の過程で動物が生み出した、恐るべき精巧なシステムだ。

ニューロンの構造と伝達のしくみ

ニューロンは独特の構造を持ち、「細胞体」と呼ばれる部分と、そこから出る「軸索《じくさく》」「樹状《じゅじょう》突起」と呼ばれる二種類の突起から成る。軸索の末端には「シナプス小胞」と呼ばれる袋があり、ここから放出された神経伝達物質が隣のニューロンの受容体に結合することで、情報伝達が成立する。

神経伝達物質が作用するのは、ニューロンとニューロンの間だけではない。例えば筋肉を動かす司令は、最終的には終着駅である筋肉（筋線維）に到達する。つまり、最後は

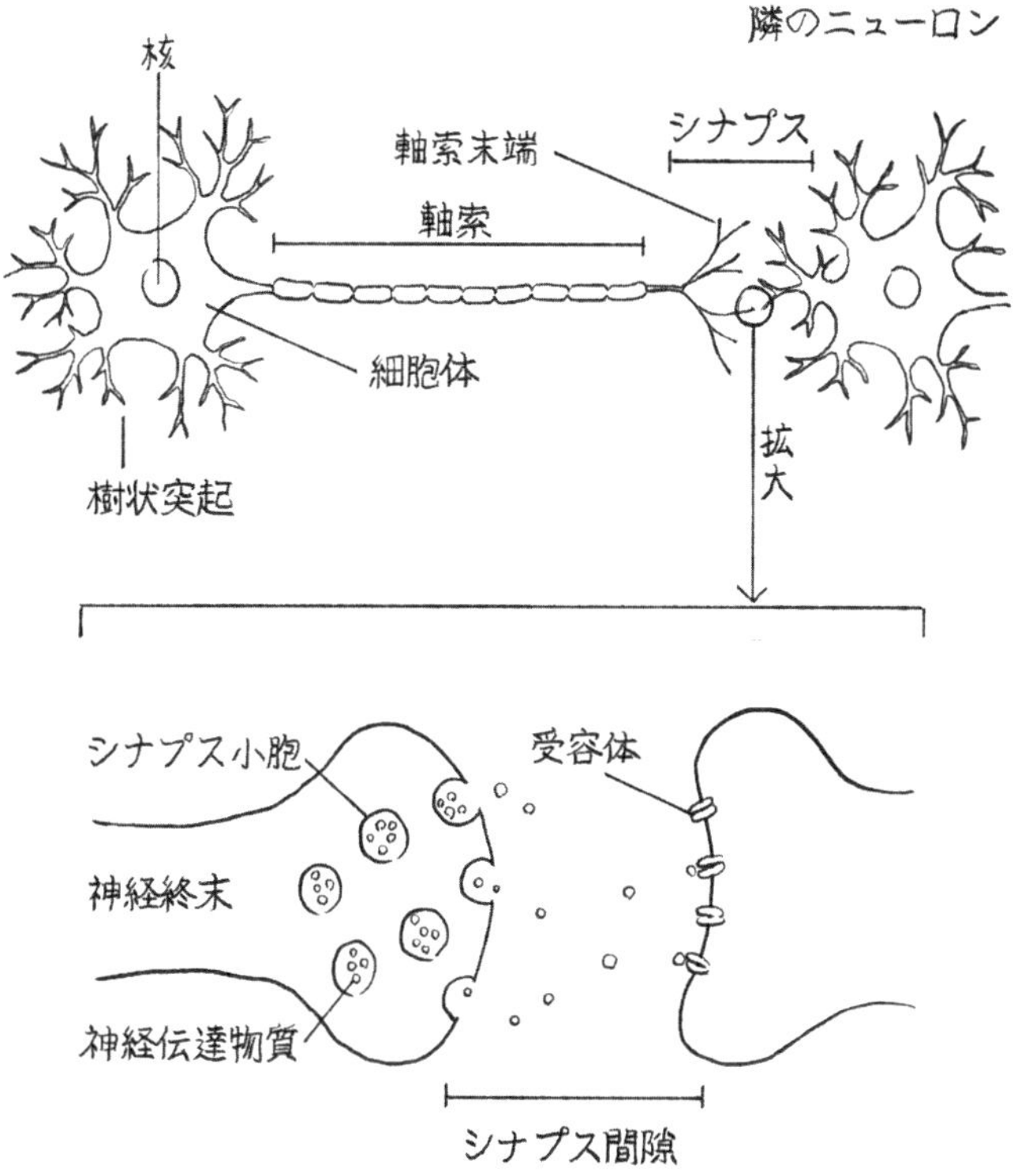

ニューロンと伝達のしくみ

「ニューロンと筋線維の間」を飛び越えなければならない。ニューロンと筋線維の間、すなわち運動神経の末端は特に「神経筋接合部」と呼ばれ、これもシナプスの一種として神経伝達物質が情報伝達を担う。

神経伝達物質には、アドレナリンやセロトニン、ドーパミンなど多くの種類があり、それぞれ異なる機能を持つ。アセチルコリンもその一つだ。アセチルコリンが担うのは、副交感神経の末端と神経筋接合部である。話がややこしくなってきたが、複雑な説明はここまでだ。

第1章でも書いた通り、副交感神経とは「自律神経」というシステムの一つで、もう一方が交感神経である。「自律」という名が示す通り、状況に応じて自動的に体の機能を調節し、生命維持を担うしくみだ。副交感神経は、ゆっくり食事をしたりリラックスしたりしているときに働く一方、交感神経は興奮状態にあるときに働く系であり、それぞれが正反対の作用を持つ。瞳孔の大きさや血圧、心拍数の上下、血管の拡張・縮小など、全身の臓器にそれぞれが対照的な作用をもたらすのだ。

さて、神経伝達物質は、必要なときに生成され、情報伝達の仕事を終えれば速やかに分解されなければならない。アセチルコリンは、反応を終えるとアセチルコリンエステラーゼという酵素によって速やかに分解される。

このアセチルコリンによる伝達のしくみを解明したイギリスの薬理学者ヘンリー・ハレッ

	自律神経系	
	交感神経系	副交感神経系
瞳孔	大きくなる(散瞳)	小さくなる(縮瞳)
気管	拡張	収縮
血圧	上がる	下がる
心拍数	増える	減る
消化液の分泌	減る	増える
消化管の運動	抑制	促進
汗腺	発汗増加	——
膀胱	蓄尿	排尿
末梢血管	収縮	拡張

自律神経の働き

ト・デールと、アメリカの薬理学者オットー・レーヴィーは一九三六年にノーベル医学生理学賞を受賞している。

本題に戻ろう。

サリンは、アセチルコリンエステラーゼに結合することで、その機能を阻害する。分解されなくなったアセチルコリンは過剰に蓄積し、筋肉が痙攣するような持続的な収縮を起こす。副交感神経が過剰に作用し、縮瞳《しゅくどう》(瞳孔が縮小する)、嘔吐、下痢、血圧低下などの多彩な症状が引き起こされ、重度の場合は呼吸停止に至って死亡するのだ。

時間との戦い

地下鉄サリン事件では、駅構内で数千人

がパニックに陥る中、大勢の被害者が周辺の病院に搬送された。特に多くの患者を受け入れたのが、築地の聖路加国際病院だ。当時の日野原重明院長が、通常診療をすべて中止して患者を受け入れるよう指示したからである。結果的に、同病院は六四〇名という前代未聞の救急搬送を引き受けた(33)。

聖路加国際病院では、大きな礼拝堂や廊下でも診療が行われた。ここにも酸素の配管設備などが整い、非常時には病室として機能するよう設計されていたからだ。

日野原がこの設計にこだわったのには理由があった。一九四五年、東京大空襲で大勢の患者が病院に入れず治療を受けられないまま亡くなったのを、彼は医師として目撃していた。大災害に耐えうる病院をつくることは、そのとき彼が自らに課した使命だったのだ(33)。

他にも数多くの医療機関が緊急体制で患者を受け入れ、医療スタッフたちは懸命の治療に当たった。だが、治療は難航した。有機リン中毒の解毒剤、ＰＡＭ(プラリドキシムヨウ化メチル)の在庫が足りなかったのだ。

ＰＡＭは本来、農薬中毒の治療薬だ。大都市の中心部で農薬中毒が同時多発的に起こることなど想定しようがなかった。都内のＰＡＭをかき集めても太刀打ちできる患者数ではない。

ＰＡＭはアセチルコリンエステラーゼの活性を復活させる作用を持つが、発症早期に投与されなければ効果はない。サリンによるアセチルコリンエステラーゼの阻害作用は、時間とともに不可逆的（回復不能）になるからだ。この作用をエージングという。

まさに時間との戦いだった。

ＰＡＭを扱う薬品卸売業のスズケン社は、できる限り多くのＰＡＭを東京にかき集める計画を立てた。名古屋の本社から新幹線「こだま」に乗りこんだ社員が、浜松、静岡、新横浜駅のホームからリレーのようにＰＡＭを受け取り、都内に届けたのである。これにより計二三〇人分のＰＡＭが都内の病院に届けられた。

また当時、有機リン系農薬を製造する住友化学のグループ企業であった住友製薬（現・住友ファーマ）は、国内で唯一ＰＡＭを製造、販売していた。住友製薬はこの危機に際し、大阪の商品センターから東京へありったけのＰＡＭを緊急空輸した。その結果、事件当日の夕に二〇〇〇人分、夜には二五〇〇人分のＰＡＭが医療機関に次々と配送された（34）。

他にも、事件現場で救助・救命活動に当たった救急隊員たち、除染活動に当たった自衛隊員、各医療機関で対化学兵器治療マニュアルに基づいて助言を行った自衛隊の医官や看護官、全日空をはじめＰＡＭの緊急輸送に全面協力したスタッフたち。あらゆる人々の協力が、被害の拡大を食い止めたのである。

おわりに

医学を学ぶと、二つの相反《あいはん》する感情を抱く。

一つは、「人体はいかによくできているか」という感嘆。もう一つは、「人体はいかに弱くて脆《もろ》いか」という落胆だ。

人体を形作る構造は、それぞれが驚くほど優れた機能を持つ。これらが進化の過程で自然に生み出されたという事実は、にわかに信じがたいほどである。

だが一方で、自然界にありふれた物質や、目に見えないほど小さな生き物によって、人体の生命維持機能はあっという間に破綻する。自動車や電子機器に比べても、人体というのは想像を絶するほど脆い。医学を学び、医師として多くの病気や外傷に接すると、人体のあまりの弱さを身にしみて実感するのだ。

私たちの体は、その組成を考えれば、単なる「有機物の塊」に過ぎない。確かにその機能は神秘的なほどに素晴らしいが、容易に壊れてしまうほどか弱い。そして私たちは、細菌やウイルスをはじめ、人体を破壊する多くの外的要因に囲まれて生きている。

さらに、人体は経年劣化する仕様になっている。人体に危害を加えるすべての外敵を免れたとしても、「加齢」からは逃れられない。人の寿命は所詮限られ、多かれ少なかれ、数十年で自然に機能を止める。どれだけ個人が努力をしようと、この「期限」を超えて生き続けることは不可能だ。

すべての人は近い将来、必ず命を失う。

二十世紀初頭、日本人の平均寿命は四十代であった。しかし現在、平均寿命は九十代にも迫る勢いである。医学は、かつての人々が想像すらできなかった世界を実現した。

だが考えてみれば、医学が伸ばした人体の消費期限は、わずか四十年程度だともいえる。地球に初めて生命が生まれて約四十億年が経つ。その悠久の年月に比べれば、医学が私たちに与えた時間はあまりに短い。

しかし、大変驚くべきことに、医学はこの「勝ち目の薄い戦い」に全力で挑み続け、時に大敗しながら、何とか小さな辛勝を積み重ねてきた。誰もが一年でも長くこの世界に生き続ける意味があると信じ、人類は知恵と技術を磨き、医学を進歩させてきた。

私は医師として、臨床の現場で医学を駆使して患者と日々向き合っている。一年でも長く生きるために、手術を受けたいと願う人がいる。共に生きられる一年に涙を流し、感謝する家族がいる。

その姿を見れば、たった一年という月日が、人類にとっていかに大きな価値を持つかを思い知る。医学はこの価値観の中で、長足の進歩を遂げてきたのだ。

ともすれば容易に壊れてしまう人体を、それでも守り抜きたいと願う医学の「健気さ」を、私は本書で書きたいと思った。本書を読まれた読者の皆さんには、人体の脆《ぜい》弱《じゃく》性と、それに果敢に挑戦してきた医学の素晴らしさを知っていただけたらと思う。

だが、長く生きたいという人類の無理難題を解決してきた医学は、近年大きな矛盾に直面している。たとえ「長く生きること」は実現しても、寝たきりになったり、日常生活に大きな制限が加わったりする人生は、果たして真に医学が人類に提供したかった価値なのだろうか。

いや、そうではないはずだ。

そこで近年は、「健康寿命」という概念が語られるようになった。健康寿命とは、「健康上の問題で日常生活が制限されることなく生活できる期間」のことだ。二〇一九年の日本の健康寿命は、男性七十二・六八歳、女性七十五・三八歳。平均寿命より約十年短い。
医学は本来、人生を豊かにするために存在するものだ。その「豊かさ」は、必ずしも「生きる長さ」によって規定されるとは限らない。医学が死という「負け」の決まった戦いに挑んでいるのだとしたら、「良い負け方」を提供するのも医学の役割なのだろう。

本書は、前作『すばらしい人体』に対するアンチテーゼとして、人体の脆さにスポットライトを当てた。今作のタイトルが『すばらしい医学』であるのは、人体の脆さを語ることと、医学の素晴らしさを語ることは表裏一体だからである。人体が弱く儚《はかな》いからこそ、人類はその叡智《えいち》を結集して医学を前進させてきたのである。

本書を読んで、医学を学ぶことの楽しさ、人体に対する知的好奇心を満たす快感を味わっていただけたとしたら、著者としてはこれ以上ない喜びだ。
そして、これまで数々の厳しい戦いに命を賭けてきた医学者、科学者たちの堂々たる姿が、読者にとって少しでも明日を生きる勇気と活力になればと願う。

二〇二三年八月　山本健人

読書案内

あれは高校二年生の秋。まだ暑さの残る京都の街を訪れた私は、初めて京都大学医学部のキャンパスに足を踏み入れた。あの時のことは、今でも鮮明に覚えている。

キャンパスの中央を貫く一本の太い道、その左右に威風堂々と建ち並ぶレンガ造りの講堂や研究室。吹き抜ける秋風が、街路樹の葉を揺らす。サラサラという音が、かえってキャンパスの静謐《せいひつ》さを際立たせた。

ここで行われた数々の研究が、世界の医学を変えてきたのだ。

言葉にならない思いがあった。ここで医学を学び、医学研究に携わることができれば、どれほど幸せだろうか——。

かくして私は、二〇〇四年に京都大学医学部の学生となった。その時の学部長は、本《ほん》庶佑《じょたすく》先生。あえて説明するまでもないが、のちに免疫チェックポイント阻害薬ニボルマブ（オプジーボ）の開発に貢献した功績でノーベル賞を受賞する、世界的な医学研究者である。

医学部の講義は刺激的だった。実は、学生時代に受けた講義で印象に残った数々のエピソードが、私の執筆のモチベーションになっている。講義を聞きながら、「これは面白い！」と膝を打ったテーマは、今でも記憶に深く刻まれているのだ。

大学卒業後、私は七年間の臨床経験を経て、再び京大医学部のキャンパスに舞い戻った。大学院で、新規がん治療薬に関する基礎研究に従事するためだ。私の専門分野は大腸がんで、指導教官であった武藤誠先生は大腸がんマウスモデルの世界的権威である。大学院修了後も、私は外科医として診療を行う傍ら、大学の客員研究員として大腸がんに関する研究を継続している。私自身の研究成果そのものは今のところ凡庸なのだが、憧れのキャンパスで医学研究の一翼を担えたことは、私の人生において小さな誇りである。

医学というのは、本当に楽しい学問だ。医学を学ぶことの喜びを何とか伝えたいと、私は前作『すばらしい人体』、今作『すばらしい医学』を著した。だが、あまりにも広大で、あまりにも深いこの世界の魅力を、私が独力で伝えられるとは到底思えない。私にできるのは、ひとまず皆さんをこの世界の「入口」まで案内すること、そして、そこから先への道標《みちしるべ》を示すことだろう。

その「道標」こそが、この「読書案内」である。ここでは、さらに医学を楽しんでいただきたく、ノンフィクション、図鑑、漫画、小説とさまざまなジャンルの本を紹介する。ぜひ、本書の余韻の残るうちに、ご覧いただければと思う。

『医学の歴史』（梶田昭著、講談社学術文庫、二〇〇三）

古代から現代まで、西洋医学のみならず、東洋医学、インド医学、イスラム医学と、世界中のさまざまな場所で生まれ、交錯しながら進歩した医学の歴史を追いかける、王道の医学史である。

歴史の流れは主軸に置きつつ、著名な医師や科学者の功績、人物像に触れながら物語は展開するため、全体にどことなく「温かさ」が底流している。また、医師である著者の思い、悲喜が随所に表れ、それがユーモアあふれる表現で描かれているのも特徴だ。

特に歴史が好きな人なら、飽きることなく一気に読める一冊である。

『人体大全　なぜ生まれ、死ぬその日まで無意識に動き続けられるのか』

（ビル・ブライソン著、桐谷知未訳、新潮社、二〇二一）

人体に関する本はこれまで数多く出版されてきたが、この本は「大全」の名にふさわしく、まさに頭からつま先まで、一つも余すところなく人体を語ってくれる。ただし、

「人体の不思議」のみならず、医学の進歩に貢献した著名な医師や医学研究者についても語られ、医学の歴史に興味がある人も楽しめる作品だ。五〇〇ページ以上の大著なのだが、圧倒的に面白く、引き込まれるように通読できてしまう。

著者はアメリカ出身のノンフィクション作家で、医学の専門家ではない。それが理由なのか、人体を終始「意外な角度」から観察していて、その構造、機能について語る際に用いる表現もユニークである。

『黒衣の外科医たち 恐ろしくも驚異的な手術の歴史』

(アーノルド・ファン・デ・ラール著、福井久美子訳、鈴木晃仁監訳、晶文社、二〇二二)

「黒衣」とは、本書でも紹介した通り、かつてヨーロッパの外科医たちが手術時に羽織ったフロックコートのことだ。麻酔も消毒もない時代、外科医は素手で手術を行い、絶えず無防備に返り血を浴びていた。着ていたコートは血液で固まり、自立するほどだったという。今からは想像すらできない手術の歴史を、思う存分堪能できるのがこの本だ。

リスターやビルロート、コッヘル、ハルステッドなど、外科学の歴史に必ず登場する有名な外科医はもちろんのこと、あまり知られていない外科医も多く登場し、その成功や失敗を知れるのが興味深い。

本書で外科学の歴史に関心を持った方は、この本でさらに「生々しいリアル」を体感してほしいと思う。

『世にも危険な医療の世界史』
（リディア・ケイン、ネイト・ピーダーセン著、福井久美子訳、文藝春秋、二〇一九）


水銀やヒ素などが治療薬として広く用いられたり、本書でも紹介したコカインやラジウム、アヘンなどが嗜好品《しこう》として好まれたりと、今では決してありえない世界が、ほんの少し前までは当たり前のように存在した。

「世にも危険な医療」というタイトルにもある通り、およそ「医療」とは言えないような、安全性も倫理性も欠いた治療が、実際に患者に施されていたという事実には背筋が寒くなる思いである。

この本は、現代では「トンデモ医療」と言わざるを得ないかつての医療行為を、全二七種類紹介している。ミステリーのごとく楽しく読めるものの、実際にはすべて実話であり、「生まれる時代が違えば……」とリアルな恐怖を感じてしまう。ある意味で、人間の愚かさを思い知る一冊だ。

『朽ちていった命 被曝治療83日間の記録』（NHK「東海村臨界事故」取材班著、新潮文庫、二〇〇六）

一九九九年九月に起きた、茨城県東海村での臨界事故について取材したノンフィクションである。本書の第5章でもこの事故を紹介し、放射線が人体に与える影響について解説した。一方この本は、患者の治療に当たった医療者たちにスポットを当てている。

一〇シーベルトの放射線を浴びた場合、死亡率はほぼ一〇〇パーセントとされる。ところが、この事故で最も重症だった作業員の被曝量は、約二〇シーベルト。世界的にも前例がなく、効果的な治療法も明らかでない。もはや絶望的な状況で、何とか命を繋ごうと全力を尽くした医療スタッフらの思い、葛藤は筆舌に尽くしがたい。

この本で語られるのは、胸をえぐられるほど辛く悲惨な現実だ。幸運にも生に恵まれた私たちにできるのは、歯を食いしばり、刮目《かつもく》して、この事故の真実と向き合うことだろう。

『ナイチンゲール伝 図説 看護覚え書とともに』（茨木保著、医学書院、二〇一四）

ナイチンゲールの伝記や漫画はたいてい、彼女の献身的で慈愛に満ちた側面を描いたものが多い。確かに「クリミアの天使」の愛称はよく知られているが、実際には、「天使」という言葉から想像される優しさや温かさだけが彼女の代名詞とは言い難い。

実際のナイチンゲールは、相手が目上でも物怖じせず、誤りは歯に衣着せぬ言葉で批判し、現状の改善を目指して突き進む、凄まじい行動力の持ち主だ。科学的にも厳格だった彼女の理論の数々は、今の医療にも通用する極めて重要なものである。

こうしたナイチンゲールの素顔を、医師である著者が漫画で描き出したのが、この『ナイチンゲール伝』である。前半はナイチンゲールの伝記であるが、後半は、現代の看護教育でも今なおバイブルとして扱われる「看護覚え書」の漫画版である。歴史に残る名著の中でナイチンゲールが語る看護論やマネジメント論は、医療者でなくとも一読に値するだろう。

『Newton大図鑑シリーズ くすり大図鑑』（掛谷秀昭監修、ニュートンプレス、二〇二一）

本書の第2章では、世界的に広く使われる薬の作用や発明の歴史、実用化に尽力した医師や科学者たちについて紹介した。これを読んで薬に興味を持った人にお勧めしたいのが、この『くすり大図鑑』である。

この本は「大図鑑」という名にふさわしく、美しい写真やイラストとともに数々の薬が紹介され、ワクワクしながら読み進めることができる。例えば本書でも紹介した、毒から糖尿病の新薬が開発されたアメリカドクトカゲのリアルなイラストも掲載されている。文字だけで読む以上の楽しさを味わえるのが図鑑の魅力だ。

『新薬に挑んだ日本人科学者たち 世界の患者を救った創薬の物語』（塚﨑朝子著、講談社ブルーバックス、二〇一三）

世界に誇る新薬を開発した日本人研究者たちにスポットを当て、一般にはあまり知られていない開発の舞台裏を描いた作品である。

脂質異常症の治療薬スタチンや、消化性潰瘍治療薬のファモチジン（ガスター）が日本で生まれた経緯は本書でも紹介したが、その他にも、痛風の薬、心不全の薬、アルツハイマーの薬、免疫抑制薬など、日本の科学者によって開発された新薬は多くあり、そのどれもが今の医療現場でなくてはならない薬になっている。

新薬開発にまつわる研究者たちの苦労、数々の失敗と、薄氷を踏むように成し遂げた勝利には、誰もが勇気づけられるだろう。

『キリンのひづめ、ヒトの指 比べてわかる生き物の進化』（郡司芽久著、NHK出版、二〇二二）

「キリン博士」として知られる著者は、動物園で亡くなったキリンの遺体を解剖し、キリンの進化について研究する解剖学者である。この本では、キリンをはじめ、さまざまな動物と人間の器官が比較され、その解剖学的な構造や機能が紹介されている。対象は、肺、心臓、皮膚、消化器官など全身に及び、その一つ一つに目を見張るような驚き、新たな発見への心地良さがある。

人間以外の動物について知ることは、「人間について知ること」と表裏一体だ。他者との比較によってこそ、自分自身を知ることができる。この本を読むと、人間の臓器について学ぶだけでは人間を深く知ることはできない、という真実に気付かされるのだ。

『プロジェクト・ヘイル・メアリー(上・下)』(アンディ・ウィアー著、小野田和子訳、早川書房、二〇二一)

最後は毛色を変えてSF小説を紹介する。著者は、デビュー作『火星の人』(ハヤカワ文庫)が『オデッセイ』のタイトルで映画化されたことでも有名な、本格SF作家である。

著者の三作目の長編となる『プロジェクト・ヘイル・メアリー』は、最初から最後まで知的好奇心を刺激される、抜群に面白い作品だ。その本格的な「科学」の語り口には、誰もが圧倒されるだろうと思う。

では、なぜ私がここでSF小説を紹介したか。残念ながらこの小説は完全な「ネタバレ厳禁系」であり、その理由は一言も明かせない。だが、読めばきっと、私がこの小説を紹介した理由がわかるだろう。

巻末付録
超圧縮
医学の歴史

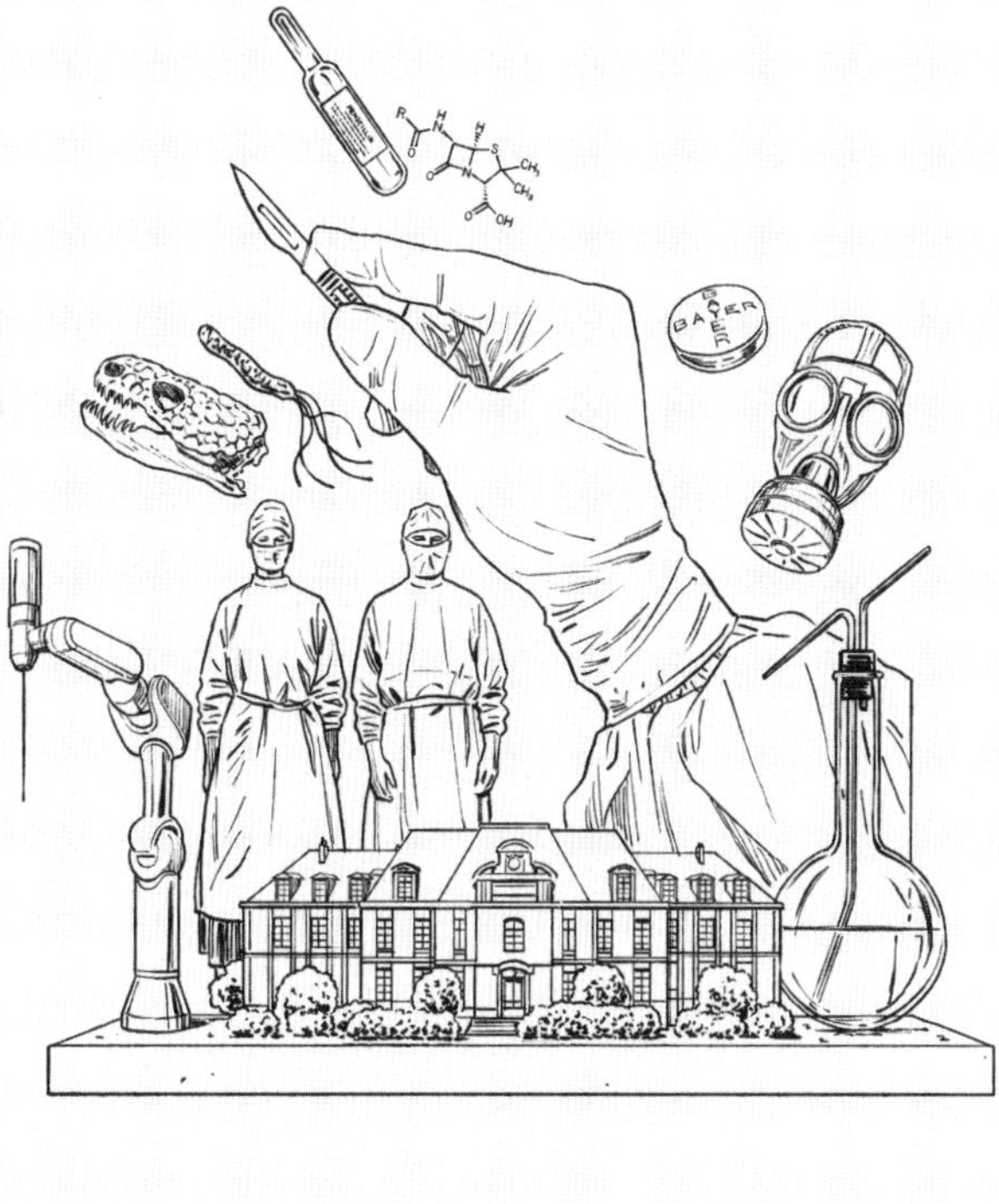

医学の父「ヒポクラテス」

今私たちが享受する医学は、どのようにして興り、どのように発展してきたのだろうか。医学の歴史を「超ダイジェスト版」で振り返ってみよう。

紀元前八世紀後半、ギリシャ各地にポリス（都市国家）が誕生し、古代ギリシャ文明が形作られた。古代ギリシャは知的活動の中心で、数学、天文学、哲学などさまざまな学問分野の基礎が築かれた。医学においても、現代に繋《つな》がる歴史の萌芽《ほうが》は古代ギリシャにある。

紀元前五世紀頃、ギリシャに生まれた医師**ヒポクラテス**は「医学の父」と呼ばれ、今ある西洋医学の基礎をつくった人物だ。彼は、患者の脈拍や呼吸、肌のつや、尿、便などを観察して詳細に記録し、のちの医師たちが参考にできる症例集をつくり上げた。七〇篇を超える医学書『ヒポクラテス集典』は、歴史に残る大作である。

特に、後世に重大な影響を与えたヒポクラテスの理論が、「四体液説」だ。人体には、血液、黄胆汁《おうたんじゅう》、黒胆汁《こくたんじゅう》、粘液の四種の体液が存在し、「体液の不均衡」が原因で病気が生じると彼は説いた。この理論は、以後二千年近く正しいと信じられた。

ヒポクラテスの教えを発展させたのが、二世紀頃に古代ローマで活躍した医師**クラディウ**

ス・ガレノスである。ガレノスは古代ギリシャの文献をまとめ上げ、膨大な著作を生み出した。また、動物を解剖して得た知識をもとに、多くの解剖学的知見と病気の治療についてまとめた。その分量たるや計五〇〇～一〇〇〇万語に上るとされる。

ガレノスの医学書は十八世紀に至るまで権威的な存在となり、西洋医学に多大な影響を与えた。ガレノスは「医師の君主」として長く尊敬され、医学史における圧倒的な存在となった。

中世ヨーロッパでは、古代ギリシャ、ローマの著作がアラビア語に訳され、イスラム世界に広まった。イスラム世界最大の学者とされ、「学問の棟梁《とうりょう》」とも呼ばれる存在が、ペルシャの医師**アヴィケンナ**（イブン・スィーナー）である。

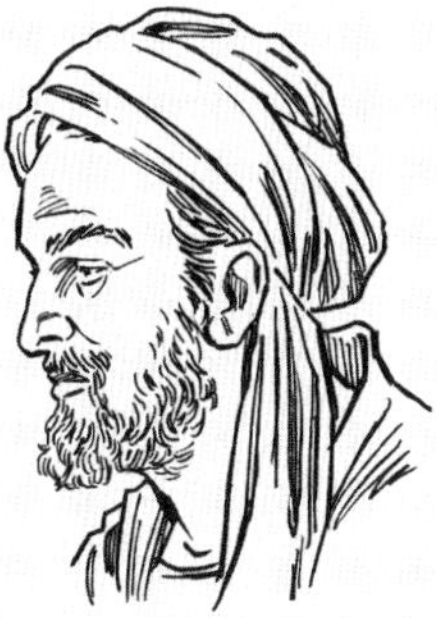

アヴィケンナ

彼は古代ギリシャ、ローマの医学理論を体系的にまとめ、『医学典範』を著した。全五巻に及ぶこの大作は、優れた教材として中世ヨーロッパの各地で医学教育に長く用いられた。

十一世紀後半から十四世紀頃、ギリシャ語やアラビア語の多くの著作がラテン語に訳され、過去の文献が医学教育に広く利用された。当時の医学は、古代の権威ある書物から学ぶべきもの、という考えが常識であった。

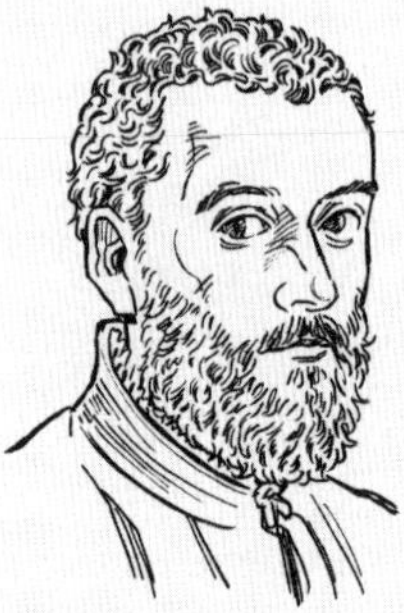

ヴェサリウス

異端の医師と解剖学

例えば解剖学の講義は、解剖学者が権威あるガレノスの書物を読み上げる形式で行われた。人体解剖によって得られた知見がガレノスの理論と乖離《かいり》していると、「観察者か人体のほうが間違っている」とされた。ガレノスの権威が、医学の進歩を千年以上遅らせたとすら揶揄《やゆ》されるのは、こうした理由によるものだ。

この時代に活躍した医師**アンドレアス・ヴェサリウス**は異端だった。過去の権威的な書物からではなく、人体そのものを観察することによってのみ真実は得られるのだと考え、劇場型の講堂で自ら人体解剖を行った。彼が一五三四年につくり上げた解剖学書『ファブリカ』は、精緻な人体解剖図を豊富に掲載した、七〇〇ページ以上に渡る大著である。

「見えなかった世界」を見る

活版印刷術が普及したこの時代に『ファブリカ』は広く読まれ、近代医学の原点となった。『ファブリカ』が発行された一五三四年は、奇しくもニコラウス・コペルニクスが『天球の回転について』を著し、当時主流だった天動説を覆して地動説を唱えた年である。

これ以後、観察と実験という自然科学の手順を人体にも適用することで、ガレノスの築き上げた理論はゆっくりと覆されていく。

イギリスの医師**ウィリアム・ハーヴィー**は、二十年以上にわたって六〇種類以上の動物を解剖し、「血液が全身を循環している」という真実に初めてたどり着いた。それまでの「常識」は、肝臓でつくられた血液が満ち引きしながら全身に広がり、各臓器で消費されるというガレノスの理論だった。一六二八年、ハーヴィーは『血液循環論』を著してガレノスの理論を初めて否定した。

十六世紀後半に顕微鏡が発明されると、肉眼では見えなかった世界に光が当たるようになった。イギリスの科学者**ロバート・フック**は、顕微鏡でコルクを観察し、そこに小さな孔が無数に存在することに気づいた。一六六五年、彼は著作『ミクログラフィア』の中で、これを小さな部屋という意味で「セル（細胞）」と名づけた。

だが、細胞が生物の基本単位であることが知られたのは、十九世紀になってからだ。ドイツの病理学者**ルドルフ・ルートヴィヒ・ウィルヒョウ**は、「Omnis cellula e cellula（すべての細胞は細胞に由来する）」という理論を唱え、一八五八年に『細胞病理学』を著した。その中で彼は、人体を構成する基本単位である細胞の病的な変化によって病気が生じることを初めて主張した。

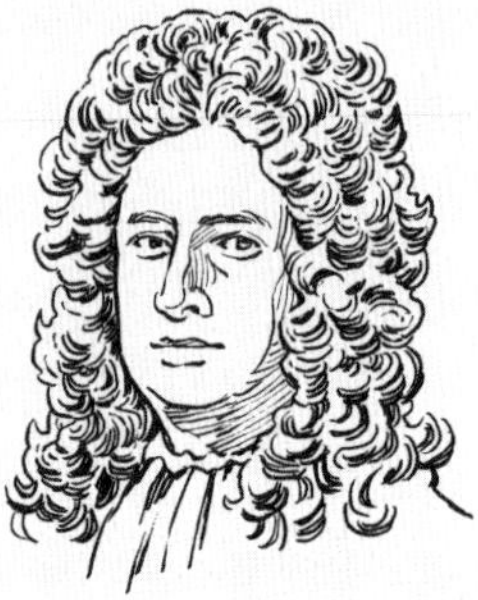

フック

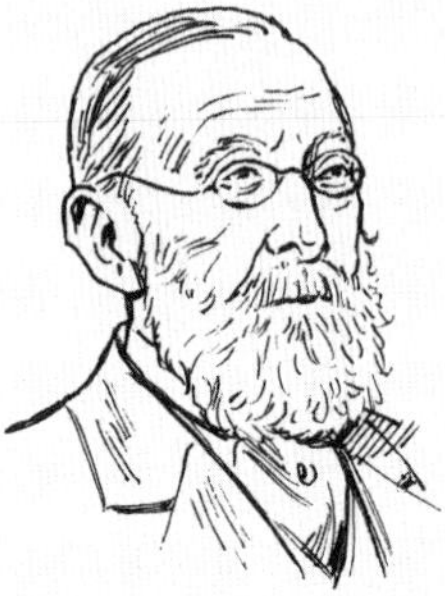

ウィルヒョウ

顕微鏡は、生物学をも大きく進歩させた。十七世紀、オランダの織物商、博物学者の**アントニ・ファン・レーウェンフック**は、肉眼では見えない微生物の存在を初めて報告し、フランスの化学者**ルイ・パストゥール**は、発酵や腐敗が微生物の働きによるものであることを発見した。

またパストゥールは、生物が何もないところから生じるとする「自然発生説」を一八五九年に初めて否定した。「自然発生説」は、十八〜十九世紀頃まで正しいと信じられてきた学説だ。

いつの間にかパンにはカビが生え、虫の死骸にはウジ虫が現れる。この現象に対して、「何もないところから生物が生まれた」のではなく、「どこかからやってきて付着した」ものだと常識的に理解できるのは、パストゥール以後の人々だけだ。

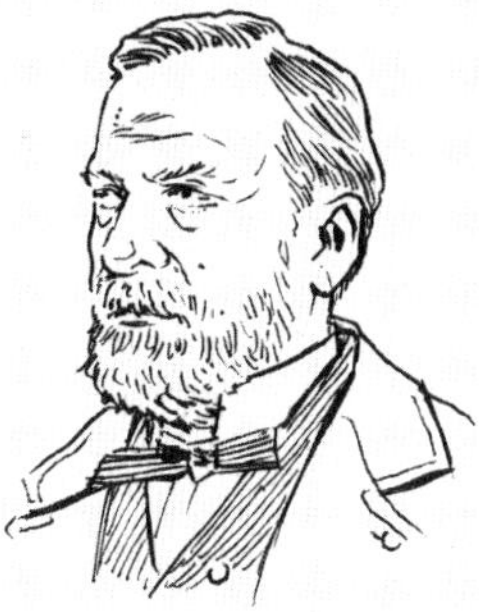

パストゥール

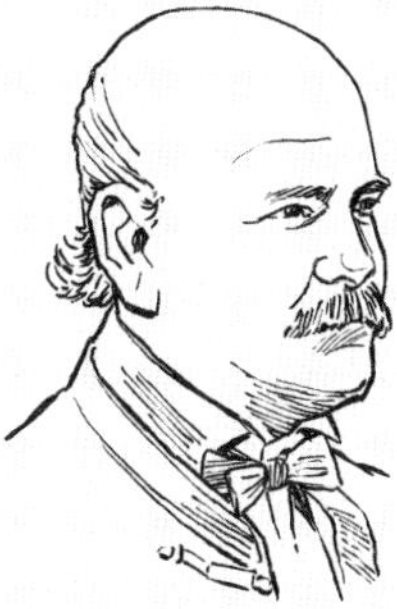

ゼンメルヴァイス

だが、微生物が病気の原因になるという事実は、長らく知られなかった。十九世紀中頃、ハンガリー人の産科医**イグナーツ・ゼンメルヴァイス**が、「手洗い」によって産後の患者に起こる産褥《さくじょく》熱（感染症の一種）を防げる事実に気づき、一八四七年にこの理論を発表した。だが当時、彼の主張を信じる人はいなかった。

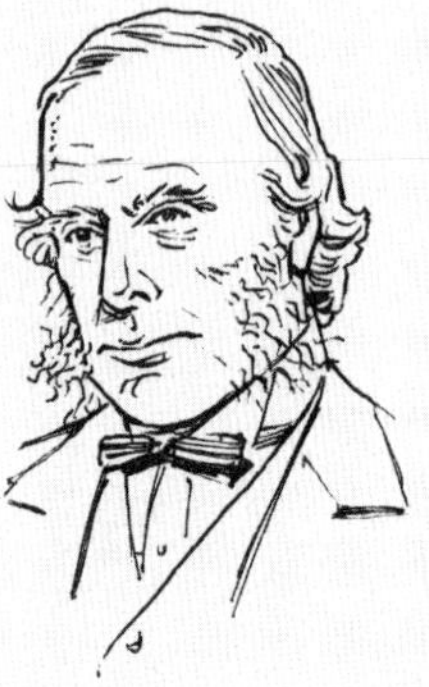

リスター

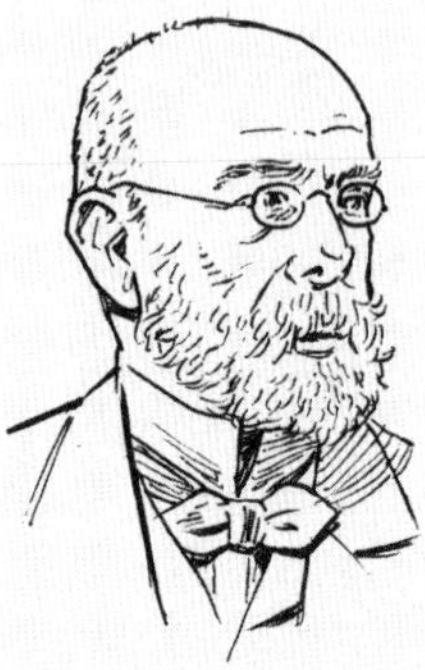

コッホ

感染症との戦い

この功績はゼンメルヴァイスの死後、イギリスの外科医**ジョゼフ・リスター**によって再評価された。パストゥールが発見した腐敗のプロセスを知ったリスターは、手術後に起こる傷の感染も同様に微生物の仕業ではないかと疑い、初めて消毒液を開発したのである。彼は一八六七年にこれを論文で報告し、手術に「消毒」という概念を初めて導入した。

同じような時期、ドイツの医師**ロベルト・コッホ**は、細菌を培養して動物に与えると、特定の病気を引き起こせる事実を発見した。彼は炭疽《たんそ》症、結核、コレラの原因となる細菌を発見し、一九〇五年にノーベル医学生理学賞を受賞した。またコッホの弟子、**北里柴三郎**は、ジフテリア、破傷風、ペストの原因菌を発見した。

コッホが発見した「細菌が病原因子になる」という事実は、医学を劇的に進歩させた。もし細菌を殺す薬ができれば病気を根治に導ける、という発想を生んだからだ。一九一〇年、ドイツの医師**パウル・エールリヒ**は、日本から留学中の細菌学者、**秦佐**《はたさ》**八郎**《はちろう》とともに細菌を殺せる化学物質を初めて発見し、これを「サルバルサン」と名づけた。

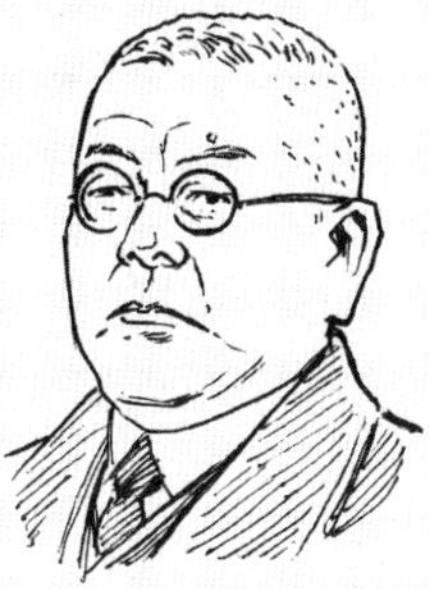

北里

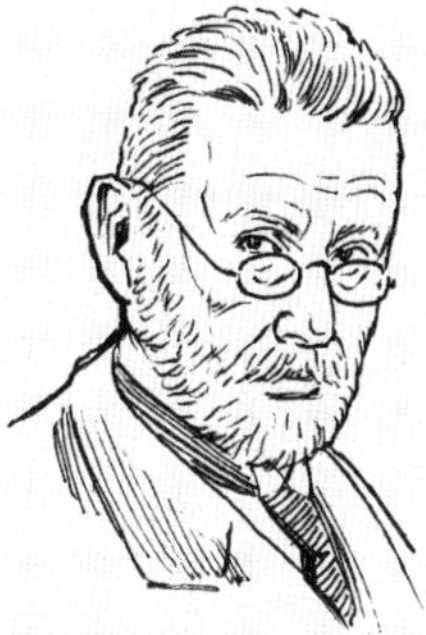

エールリヒ

だが、サルバルサンは梅毒以外の一般的な感染症に効果はなかった。

一九二〇年代、ブドウ球菌の研究をしていたイギリスの医師**アレクサンダー・フレミング**は、アオカビが分泌する物質に細菌の増殖を妨げる作用があることに気づき、この物質を「ペニシリン」と名づけた。のちにオックスフォード大学の研究者**ハワード・フローリー**と**アーネスト・ボリス・チェイン**がペニシリンの実用化に尽力し、一九四〇年代に大量生産が実現した。一九四五年、フレミング、フロー

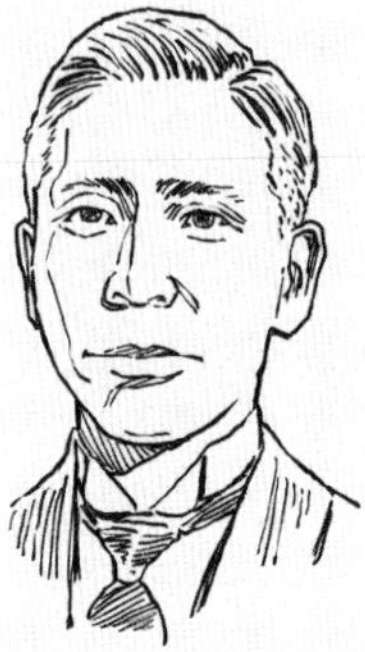

秦

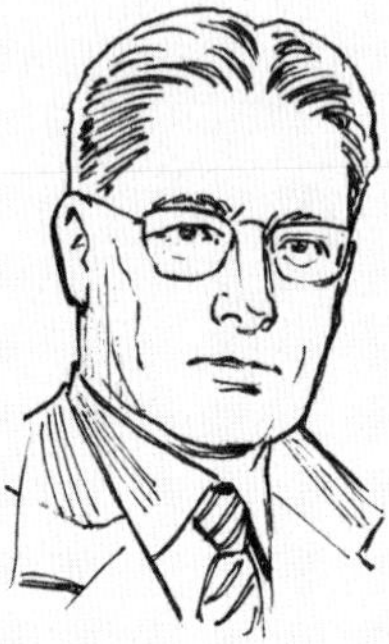

フローリー

リー、チェインの三人はノーベル医学生理学賞を受賞する。

ペニシリンのように、微生物が他の微生物から身を守るために分泌する物質は「抗生物質」と呼ばれ、新たな抗生物質の探索が進められた。土壌中の生物を研究していたアメリカの微生物学者**セルマン・ワクスマン**は、放線菌という細菌から抗生物質ストレプトマイシンを発見。結核の治療薬として実用化し、一九五二年にノーベル医学生理学賞を受賞した。

抗生物質は医学史上最大の発見であった。抗生物質の発見から今までわずか一世紀の間に、感染症による死亡は激減し、人の寿命は劇的に伸びたからだ。

一方、予防接種の歴史は、感染症の原因、治療法の解明よりいくぶん古い。「ひとたび重い病気にかかると同じ病気には二度とかからない」という現象は、昔から経験則として知られていたからだ。

歴史上初めて予防接種を発明したのは、イギリスの医師**エドワード・ジェンナー**である。ジェンナーは、牛からかかる病気「牛痘」の患者の膿《うみ》を人に接種することで、天然痘への免疫を獲得できることを発見。一七九八年にこの研究結果を発表した。「種痘」と呼ばれたこの手法は、世界に急速に広まった。

十九世紀後半にパストゥールは、人工的に弱毒化した病原体を用いた予防接種を初めて開発し、かつてのジェンナーの功績を讃えてこれを「ワクチン」と呼んだ。雌牛のラテン語「vacca」にちなんだ名称だ。

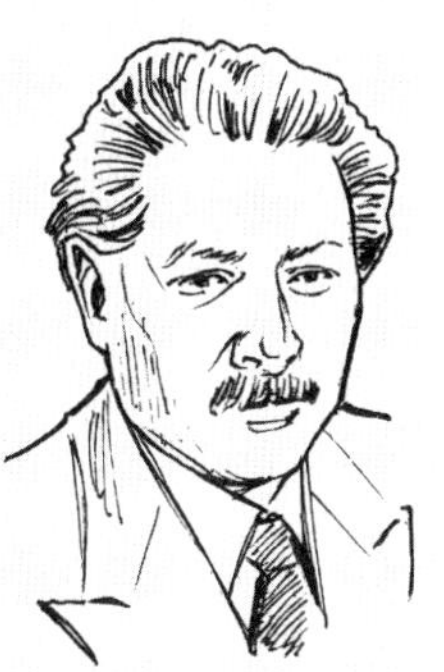

チェイン

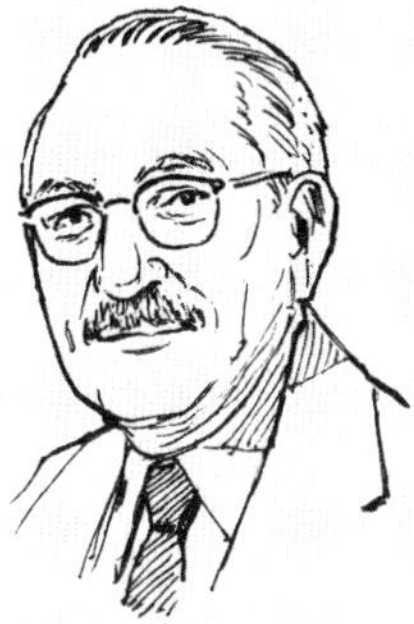

ワクスマン

「体内を可視化する」という革命

さて、ここまで病気の原因や治療について見てきたが、病気の診断にもっとも大き

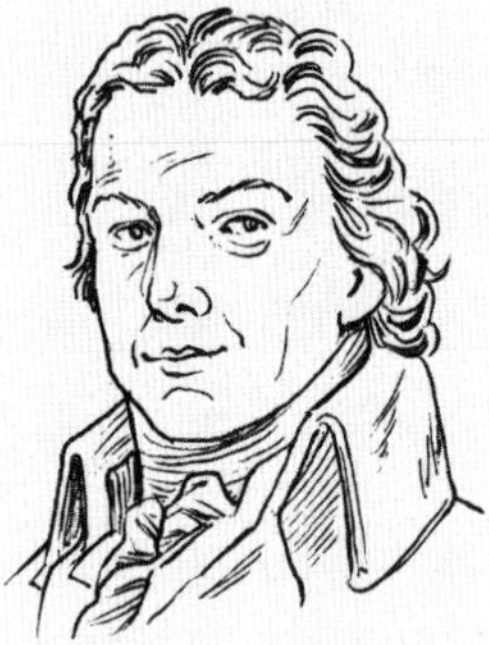

ジェンナー

な進歩をもたらしたのが、体内を可視化する技術だ。

一八九五年、ドイツの物理学者**ヴィルヘルム・レントゲン**は、真空管を用いた実験中に人体を透過する新しい光線を発見し、未知の変数を意味する「X」を用いて「X線」と名づけた。体内を覗《のぞ》き見ることができるこの画期的な技術は、すぐに世界に広まり、診断学を大きく進歩させる契機となった。X線を利用したさまざまな検査が生み出されたのだ。

例えば一九二九年、ドイツの医師**ヴェルナー・フォルスマン**は、自身の腕の血管からカテーテル（医療用の細い管）を挿入して心臓まで進め、これをX線で撮影した。当時は危険な行為として評価されなかったが、のちにアメリカの医師**ディッキンソン・リチャーズ**と**アンドレ・クールナン**はX線とカテーテルを用いた検査法を開発し、心血管のカテーテル検査を普及させた。フォルスマン、リチャーズ、クールナンの三人は、この功績で一九五六年にノーベル医学生理学賞を受賞した。

イギリスの技術者**ゴッドフリー・ハンスフィールド**は、一九六〇年代にアメリカの物理学者**アラン・コーマック**が発表した理論に基づき、「コンピュータ断層撮影（computed tomography）」という技術を開発した。「CT」と略されるこの手法は、全身のさまざまな方向からX線を照射し、その映像をコンピューターで解析して再構成するものだ。

CTは病気の診断において重要なツールとなり、ハンスフィールドとコーマックは一九七九年にノーベル医学生理学賞を受賞した。CTは現在、世界中の医療機関で毎日のように利用される、なくてはならない診断ツールである。

麻酔と外科手術

十九世紀以降、外科治療も急速に進歩した。最大の要因が全身麻酔の発明だ。

世界で初めて全身麻酔を行ったのは、紀州藩の医師、**華岡青洲**《はなおかせいしゅう》で、江戸時代の一八〇四年のことだ。だが、彼が開発した麻酔薬「通仙散《つうせんさん》」は用量の調節が難しく、世界的には普及しなかった。

一方、アメリカの歯科医**ウィリアム・モートン**は、一八四六年にエーテルの蒸気を使った全身麻酔を初めて成功させた。この手法は世界的に広まり、現在行われる全身麻酔法の基礎となった。モートンが全身麻酔の実演を行った手術室は、現在マサチューセッツ総合病院の敷地内に「エーテルドーム」として保存されている。

全身麻酔の普及によって、痛みのない手術が実現した。激しい痛みに悶《もだ》えながら手術を受けるのが当たり前だった時代を思えば、これは劇的な変革であった。

医学と巨人の肩

現代に至るまでの医学の歴史を、重要な人物を軸に「超ダイジェスト版」で振り返った。

学問の進歩とは、小さな一歩の積み重ねである。ここに書かれた人物は、確かに医学史上のキーパーソンではあるが、その素晴らしい功績は決して独力で成し遂げられたものではない。彼らは、他の多くの人々の支えと、後世の人々の評価によって歴史に名を残している。

また、たとえ百年に一人の天才でも、生まれ落ちた時代に入手できる知見に基づいてしか、その天才性を発揮できない。

かつてイギリスの科学者アイザック・ニュートンは、ロバート・フックに宛てた書簡に、「もし私が遠くを見渡せたのだとしたら、それはひとえに巨人の肩の上に乗っていたからです」と書いた。

新たな発見は、先人たちが積み重ねた成果の上にこそ成り立つものだからだ。

参考文献

第1章

(1) 日本救急医学会、医学用語解説集「低酸素脳症」
(https://www.jaam.jp/dictionary/dictionary/word/0115.html)

(2) 『内視鏡外科手術に関するアンケート調査 第16回集計結果報告』(日本内視鏡外科学会学術委員会著、二〇二二)

(3) 糖尿病ネットワーク「No.16. 子どもの目の病気」(https://dm-net.co.jp/metokenko/feature/16/)

(4) 公益社団法人日本眼科医会「子どもの弱視・斜視」(http://www.gankaikai.or.jp/health/betsu-003/)

(5) 日本弱視斜視学会「弱視」(https://www.jasa-web.jp/general/medical-list/amblyopia)

(6) 『レジデントのための専門科コンサルテーション(5章 精神科)』(山本健人編著、医学書院、二〇二二)

(7) "Acute epistaxis. How to spot the source and stop the flow" Alvi A, Joyner-Triplett N. *Postgrad med.* 1996;99:83-90,94-6.

(8) 『医者が教える正しい病院のかかり方』(山本健人著、幻冬舎新書、二〇一九)

(9) 『歯科衛生学シリーズ 歯・口腔の構造と機能 口腔解剖学・口腔組織発生学・口腔生理学』(一般社団法人全国歯科衛生士教育協議会監修、前田健康ほか著、医歯薬出版、二〇二二)

(10) 公益財団法人ライオン歯科衛生研究所「小学生のみなさんへ「歯」のずかん」(https://www.lion-dent-health.or.jp/hamigakids/children/picture_book_01_1/)

(11) 厚生労働省「カプノサイトファーガ感染症に関するQ&A」
(https://www.mhlw.go.jp/bunya/kenkou/kekkaku-kansenshou18/capnocytophaga.html)

(12) BBC Science Focus Magazine「Top 10: Which animals have the strongest bite?」
(https://www.sciencefocus.com/nature/top-10-which-animals-have-the-strongest-bite/)

(13) "Etymology of the Word "Stent"" Sterioff S. *Historical vignette*. 1997;72:377-9.

(14) 厚生労働省「酸素欠乏・一酸化炭素中毒の防止」
(https://www.mhlw.go.jp/content/11200000/000628946.pdf)

(15) 『標準法医学 第8版』（池田典昭・木下博之編、医学書院、二〇二二）

(16) 国立国語研究所「「病院の言葉」を分かりやすくする提案 4．誤嚥（ごえん）」
(https://www2.ninjal.ac.jp/byoin/teian/ruikeibetu/teiango/teiango-ruikei-a/goen.html)

(17) KnowVPD!「ヒブ感染症（ヘモフィルス・インフルエンザ菌b型感染症）」
(https://www.know-vpd.jp/vpdlist/hib.htm)

(18) 公益社団法人銀鈴会 特別寄稿「総合エンターテインメントプロデューサーつんく♂さんに聞く」
(https://www.ginreikai.net/サポートについて/特別寄稿/つんく-さんに聞く/)

(19) Masaryk University「Mass Methanol poisoning in the Czech Republic in 2012」
(https://www.muni.cz/en/research/publications/1358363)

(20) "$ALDH_2$, ADH_1B, and ADH_1C genotypes in Asians: a literature review" Eng MY, Luczak SE, Wall TL. *Alcohol Res Health*. 2007;30(1):22-7.

(21) 厚生労働省e-ヘルスネット「フラッシング反応」
(https://www.e-healthnet.mhlw.go.jp/information/dictionary/alcohol/ya-008.html)

(22) 山陽新聞夕刊「一日一題」（二〇一二年六月二十三日）「フローラ・ハイマン」
(https://medica.sanyonews.jp/article/2821/)

(23) 〝若年アスリートの健康管理〟橋本通 昭和学士会雑誌 2016;76:164-9.

(24) 『医学・医療の歴史をサラッと勉強』(朔元則著、原学園出版部、二〇二〇)

(25) 『肝がん白書 令和４年度』(一般社団法人日本肝臓学会、二〇二二年)

(26) "Prevalence and associated metabolic factors of nonalcoholic fatty liver disease in the general population from 2009 to 2010 in Japan: a multicenter large retrospective study" Eguchi Y, Hyogo H, Ono M, Mizuta T, Ono N, Fujimoto K, *et al. J Gastroenterol.* 2012;47(5):586-95.

(27) 『ＮＡＦＬＤ／ＮＡＳＨ診療ガイドライン２０２０(改訂第二版)』(日本消化器病学会・日本肝臓学会、南江堂、二〇二〇)

(28) "Non-alcoholic fatty liver disease and risk of incident cardiovascular disease: A meta-analysis" Targher G, Byrne CD, Lonardo A, Zoppini G, Barbui C. *J Hepatol.* 2016;65(3):589-600.

(29) "Global epidemiology of nonalcoholic fatty liver disease-Meta-analytic assessment of prevalence, incidence, and outcomes" Younossi ZM, Koenig AB, Abdelatif D, Fazel Y, Henry L, Wymer M. *Hepatology.* 2016;64(1):73-84.

(30) "Randomized controlled trial testing the effects of weight loss on nonalcoholic steatohepatitis" Promrat K, Kleiner DE, Niemeier HM, Jackvony E, Kearns M, Wands JR, *et al. Hepatology.* 2010;51(1):121-9.

(31) "A new definition for metabolic dysfunction-associated fatty liver disease: An international expert consensus statement" Eslam M, Newsome PN, Sarin SK, Anstee QM, Targher G, Romero-Gomez M, *et al. J Hepatol.* 2020;73(1):202-9.

(32) "Artificial intelligence/neural network system for the screening of nonalcoholic fatty liver disease and nonalcoholic steatohepatitis" Okanoue T, Shima T, Mitsumoto Y, Umemura A, Yamaguchi K, Itoh Y *et al. Hepatol Res.* 2021; 51(5):554-69

(33) "Transcriptomics Identify Thrombospondin-2 as a Biomarker for NASH and Advanced Liver Fibrosis" Kozumi K, Kodama T, Murai H, Sakane S, Govaere O, Cockell S *et al.* *Hepatology.* 2021;74(5):2452-66.

(34) "非アルコール性脂肪性肝疾患（ＮＡＦＬＤ）／非アルコール性脂肪肝炎（ＮＡＳＨ）"米田正人ほか．日本内科学会雑誌．110:729-37.

(35) "膵・胆管合流異常の診療ガイドライン"島田光生ほか．胆道．2012;26:678-90.

(36) "便潜血反応陽性を契機に発見された大腸癌症例の検討"永岡栄ほか．日本大腸肛門病会誌．1996;49:550-3.

(37) 一般社団法人日本腎臓学会「腎臓の構造と働き」(https://jsn.or.jp/general/kidneydisease/symptoms01.php)

(38) "Nintendinitis" Brasington R. *N Engl J Med.* 1990;322(20):1473-4.

(39) "Acute Wiiitis" Bonis J. *N Engl J Med.* 2007;356(23):2431-2.

第２章

(1) 『がん４０００年の歴史（上・下）』（シッダールタ・ムカジー著、ハヤカワ文庫、二〇一六）

(2) 『多発性骨髄腫に対するサリドマイドの適正使用ガイドライン』（日本臨床血液学会医薬品等適正使用評価委員会、二〇〇四）

(3) 国立研究開発法人日本医療研究開発機構「サリドマイド催奇性を引き起こすタンパク質の発見－サリドマイドによる副作用のメカニズムを提唱」(https://www.amed.go.jp/news/release_20210120-02.html)

(4) "Lysozyme: President's Address" Fleming A. *Proc R Soc Med.* 1932;26(2):71-84.

(5) "2．耐性菌感染症"永武毅．日本内科学会雑誌．2002;91:112-7.

(6) "2．バンコマイシン：Review and Prospect"平井由児．臨床薬理．2012;43:215-21.

(7) 〝2017年ガードナー国際賞受賞記念特集 世界の基礎医学と臨床医学をかえたスタチン〟児玉龍彦．化学と生物．2018;56:156-160.
(8) 〝史上最大の新薬〝スタチン〟の発見と開発〟遠藤章．本田財団レポート№.123．
(9) 〝スタチンの誕生 世の中の役に立つ科学者を目指して70年〟遠藤章．日農医誌． 2016;64:958-65.
(10) 医学会新聞（二〇一四年六月十六日）「スタチンの発見者、遠藤章氏に聞く」
(https://www.igaku-shoin.co.jp/paper/archive/y2014/PA03080_01)
(11) 高峰譲吉博士研究会「世界初、アドレナリンの抽出結晶化」
(https://npo-takamine.org/who_is_takaminejokichi/scientist_inventor/adrenaline/)
(12) 〝流出頭脳がアドレナリンを結晶化 高峰譲吉を支えた上中啓三の渡米〟石田三雄．近創史．2009;7:25-37.
(13) 第一三共株式会社「今も脈々と受け継がれるDNA。三共株式会社初代社長高峰譲吉のイノベーションへの熱い想い」(https://www.daiichisankyo.co.jp/our_stories/detail/index_6808.html)
(14) 高峰譲吉博士研究会「タカジアスターゼの発明と三共商店」
(https://npo-takamine.org/who_is_takaminejokichi/scientist_inventor/takadiastase/)
(15) Mayo Clinic「W. Bruce Fye Center For the History of Medicine: Discovery of Cortisone」
(https://libraryguides.mayo.edu/historicalunit/cortisone)
(16) "The effect of a hormone of the adrenal cortex (17-hydroxy-11-dehydrocorticosterone; compound E) and of pituitary adrenocorticotropic hormone on rheumatoid arthritis" Hench PS, Kendall EC, *et al.* *Proc Staff Meet Mayo Clin.* 1949;24(8):181-97.
(17) ThoughtCo.「Biography of Alfred Nobel, Inventor of Dynamite」
(https://www.thoughtco.com/alfred-nobel-biography-4176433)
(18) Britannica「Alfred Nobel Swedish inventor」(https://www.britannica.com/biography/Alfred-Nobel)
(19) New World Encyclopedia「Alfred Nobel」

(https://www.newworldencyclopedia.org/entry/Alfred_Nobel)

(20) "After 130 years, the molecular mechanism of action of nitroglycerin is revealed" Ignarro LJ. *Proc Natl Acad Sci U S A.* 2002;99(12):7816-7.

(21) QUARTZ「Viagra's famously surprising origin story is actually a pretty common way to find new drugs」(https://qz.com/1070732/viagras-famously-surprising-origin-story-is-actually-a-pretty-common-way-to-find-new-drugs)

(22) TIME「The Viagra Craze」(https://content.time.com/time/subscriber/article/0,33009,988274-5,00.html)

(23) The Royal Society Publishing「Sir James Whyte Black OM. 14 June 1924―22 March 2010」(https://royalsocietypublishing.org/doi/10.1098/rsbm.2019.0047)

(24)『新薬に挑んだ日本人科学者たち』(塚﨑朝子著、講談社ブルーバックス、二〇一三)

(25) 日本経済新聞(二〇一三年十月十一日)「はごろも、シーチキン672万個回収 アレルギー物質で」(https://www.nikkei.com/article/DGXNASDG1105L_R11C13A0CR8000/)

(26) 厚生労働省「ヒスタミンによる食中毒について」(https://www.mhlw.go.jp/stf/seisakunitsuite/bunya/0000130677.html)

(27) 消費者庁「ヒスタミン食中毒」(https://www.caa.go.jp/policies/policy/consumer_safety/food_safety/food_safety_portal/other/contents_001/)

(28) "Histamine and its receptors" Parsons ME, Ganellin CR. *Br J Pharmacol.* 2006;147 (Suppl 1):S127-35.

(29) 〝アレルギー性鼻炎治療における抗ヒスタミン薬の最近の話題〟橋口一弘、若林健一郎:日耳鼻.

2020;123:24-9.
(30) 総務省統計局「統計でみるあの時といま №3 第1回国勢調査時（大正9年）といま」(https://www.stat.go.jp/info/anotoki/pdf/census.pdf)
(31) 厚生労働省検疫所FORTH「コレラについて（ファクトシート）」(https://www.forth.go.jp/moreinfo/topics/2018/01111338.html)
(32) 厚生労働省検疫所FORTH「コレラ」(https://www.forth.go.jp/moreinfo/topics/name05.html)
(33) 〝日本における食塩水皮下注入から静脈内持続点滴注入法の定着までの歩み〟岩原良晴．日本医史学雑誌．2012;58:437-55.
(34) 長崎ちゃんぽんリンガーハット「よくある質問」(https://www.ringerhut.jp/customer_support/faq/)
(35) 〝抗凝固薬の歴史と展望〟齋藤英彦．血栓止血誌．2008;19:284-91.
(36) "Milestone 2: Warfarin: from rat poison to clinical use" Lim GB. *Nat Rev Cardiol.* 2017.
(37) 〝国内におけるワルファリン抵抗性ネズミの現況：いわゆるスーパーラットについて〟田中和之ほか．環境毒性学会誌．2009;12:61-70.

第3章

(1)『医学・医療の歴史をサラッと勉強』（朔元則著、原学園出版部、二〇二〇）
(2)『世にも危険な医療の世界史』（リディア・ケイン、ネイト・ピーダーセン著、福井久美子訳、文藝春秋、二〇一九）
(3)『改訂 新版 外科の歴史』（W・J・ビショップ著、川満富裕訳、時空出版、二〇一九）
(4)『医学をきずいた人びと 名医の伝記と近代医学の歴史（上・下）』（シャーウィン・B・ヌーランド著、曽田能宗訳、河出書房新社、一九九一）

(5) "甲状腺の生理学、病理学および外科学的研究（1909年）" 内野眞也. *Surgery Frontier.* 2013;20:49-55.

(6) 『医学全史 西洋から東洋・日本まで』（坂井建雄著、ちくま新書、二〇二〇）

◆『医療の歴史 穿孔開頭術から幹細胞治療までの1万2千年史』（スティーブ・パーカー著、千葉喜久枝訳、創元社、二〇一六）

◆『図説 医学の歴史』（坂井建雄著、医学書院、二〇一九）

◆『医学の歴史』（梶田昭著、講談社学術文庫、二〇〇三）

◆『がん 4000年の歴史（上・下）』（シッダールタ・ムカジー著、ハヤカワ文庫、二〇一六）

◆『手術器械の歴史』（C・J・S・トンプソン著、川満富裕訳、時空出版、二〇一一）

◆『黒衣の外科医たち 恐ろしくも驚異的な手術の歴史』（アーノルド・ファン・デ・ラール著、福井久美子訳、鈴木晃仁監修、晶文社、二〇二二）

◆『カラー図解 人体の正常構造の機能（全10巻）第四版』（坂井建雄、河原克雄編、日本医事新報社、二〇二一）

◆『歴史を変えた10の薬』（トーマス・ヘイガー著、久保美代子訳、すばる舎リンケージ、二〇二〇）

◆『Newton大図鑑シリーズくすり大図鑑』（掛谷秀昭監修、ニュートンプレス、二〇二一）

◆International Paramedics Day「DOMINIQUE-JEAN LARREY.」(https://www.internationalparamedicsday.com/dominique-jean-larrey-biography)

◆『解剖医ジョン・ハンターの数奇な生涯』（ウェンディ・ムーア著、矢野真千子訳、河出文庫、二〇一三）

◆A Celebration of Women Writers「NOTES ON NURSING What it is, and what it is not. BY FLORENCE NIGHTINGALE」(https://digital.library.upenn.edu/women/nightingale/nursing/nursing.html#III)

◆"甲状腺の生理・病理・外科 エミール・テオドール・コッヘル（Emil Theodor Kocher）" 永原國彦. 最新医学 2017;72:1324-7.

◆"Carl Koller: Mankind's Greatest Benefactor? The Story of Local Anesthesia" M Leonard. *J Dent Res.*

1998;77:535-8.

第4章

(1) Yale University Library「Electrosurgical in the Operating Room.」
(https://library.medicine.yale.edu/news/electrosurgical-operating-room)
(2) "Aladár Petz (1888-1956) and his world-renowned invention: the gastric stapler" Oláh A, Dézsi CA. *Dig Surg.* 2002;19(5):393-7; discussion 397-9.
(3) 〝外科手術器具「ペッツ」の名称の由来と用途は?【ハンガリーの外科医が縫合器の原型を開発した】〟渋谷哲男. 週刊日本医事新報. 4870.2017
(4) "The science of stapling and leaks" Baker RS, Foote J, Kemmeter P, Brady R, Vroegop T, Serveld M. *Obes Surg.* 2004;14(10):1290-8.
(5) "Non-suture anastomosis: the historical development" Hardy KJ. *Aust N Z J Surg.* 1990;60(8):625-33.
(6) 〝消化管器械吻合の歩みと共に〟中山隆市. 日臨外会誌. 2010;71:1393-412.
(7) "Outcomes of robot-assisted versus conventional laparoscopic low anterior resection in patients with rectal cancer: propensity-matched analysis of the National Clinical Database in Japan" Matsuyama T, Endo H, Yamamoto H, Takemasa I, Uehara K, Hanai T, *et al. BJS Open.* 2021;5(5).
(8) 日本経済新聞（二〇一八年四月三十日）「体内にガーゼ置き忘れ相次ぐ 日本医療機能評価機構が調査」
(https://www.nikkei.com/article/DGXMZO30005480Q8A430C1CR8000/)
(9) 日本経済新聞（二〇二〇年四月二日）「富士フイルム、超軽量移動型デジタルX線撮影装置にAI技術を用いた「手術用ガーゼの認識機能」をオプションとして追加」
(https://www.nikkei.com/article/DGXLRSP532304_S0A400C2000000/)

(10) "Gauze: Origin of the Word" Roguin A. *J Am Coll Surg.* 2021;233(3):494-5.

(11) STERIS Instrument Management Services「The History of Sterilisation Part 2」(https://www.steris-ims.co.uk/blog/the-history-of-sterilisation-part-2/)

(12)『内視鏡外科手術に関するアンケート調査 第16回集計結果報告』(日本内視鏡外科学会学術委員会著、二〇二二)

(13) "The Development of Laparoscopy-A Historical Overview" Alkatout I, Mechler U, Mettler L, Pape J, Maass N, Biebl M, *et al. Front Surg.* 2021;8:799442.

(14) PR TIMES「手術用光源の市場規模、2027年に7億6500万米ドル到達予測」(https://prtimes.jp/main/html/rd/p/000000383.000071640.html)

(15) 〝外科手術ロボット〟中村仁彦. 電学誌. 2004;124:229-32.

(16)「ロボット支援手術の現状と今後の展望～正当な評価と安全な普及に向けての取り組み～」日本内視鏡外科学会ニュースレター 2021;38

(17)「消化器外科領域のロボット支援手術の術者要件緩和について」日本内視鏡外科学会ニュースレター 2022;41

第5章

(1) NIID国立感染症研究所「天然痘(痘そう)とは」(https://www.niid.go.jp/niid/ja/kansennohanashi/445-smallpox-intro.html)

(2) "The eradication of smallpox--an overview of the past, present, and future" Henderson DA. *Vaccine.* 2011;29 Suppl 4:D7-9.

(3) Centers for Disease Control and Prevention「History of Smallpox」(https://www.cdc.gov/smallpox/history/history.html)

(4) Brirmingham Live「The Lonley death of Janet Parker」(https://janetparker.birminghamlive.co.uk/)
(5)『人類と感染症の歴史 未知なる恐怖を超えて』(加藤茂孝著、丸善出版、二〇一三)
(6) 経済産業省高圧ガス保安協会「CO中毒事故防止技術」(https://www.meti.go.jp/policy/safety_security/industrial_safety/sangyo/lpgas/anzen_torikumi/file_itakujigyou/2020_1_s.pdf)
(7) 東京消防庁「住宅で起きる一酸化炭素中毒事故に注意!-」(https://www.tfd.metro.tokyo.lg.jp/lfe/topics/nichijou/co.html)
(8)『がん 4000年の歴史(上・下)』(シッダールタ・ムカジー著、ハヤカワ文庫、二〇一六)
(9) "Smoking and carcinoma of the lung; preliminary report" Doll R, Hill AB. *Br Med J*. 1950;2(4682):739-48.
(10) Oxford Population Health「British Doctors Study」(https://www.ctsu.ox.ac.uk/research/british-doctors-study)
(11) "Mortality in relation to smoking: the British Doctors Study" Di Cicco ME, Ragazzo V, Jacinto T. *Breathe* (*Sheff*). 2016;12(3):275-6.
(12) Center for Disease Control and Prevention「What Are the Risk Factors for Lung Cancer?」(https://www.cdc.gov/cancer/lung/basic_info/risk_factors.htm)
(13) Center for Disease Control and Prevention「Tobacco-Related Mortality」(https://www.cdc.gov/tobacco/data_statistics/fact_sheets/health_effects/tobacco_related_mortality/index.htm)
(14) "Time for a smoke? One cigarette reduces your life by 11 minutes" Shaw M, Mitchell R, Dorling D. *BMJ*. 2000;320(7226):53.
(15) Center for Disease Control and Prevention「Health Problems Caused by Secondhand Smoke」

(https://www.cdc.gov/tobacco/secondhand-smoke/health.html)
(16) 公益財団法人健康・体力づくり事業財団 最新たばこ情報「成人喫煙率(JT全国喫煙者率調査)」(https://www.health-net.or.jp/tobacco/statistics/jt.html)
(17) Yahoo!ニュース(二〇一九年三月十二日)「20年前の「想定外」東海村JCO臨界事故の教訓は生かされたのか」(https://news.yahoo.co.jp/feature/1259/)
(18) 『朽ちていった命 被曝治療83日間の記録』(NHK「東海村臨界事故」取材班著、新潮文庫、二〇〇六)
(19) Timepiece Bank「The Introduction of Radium into the World of Watches」(https://www.timepiecebank.com/en/blog/the-introduction-of-radium-into-the-world-of-watches)
(20) CNN style「Radium Girls: The dark times of luminous watches」(https://edition.cnn.com/style/article/radium-girls-radioactive-paint/index.html)
(21) IEEE Spectrum for the technology insider「How Marie Curie Helped Save a Million Soldiers During World War I」(https://spectrum.ieee.org/how-marie-curie-helped-save-a-million-soldiers-during-world-war-i#)
(22) "X-rays, not radium, may have killed Curie" Butler D. *Nature*. 1995;377(6545):96.
(23) Guiness World Records「Highest mortality rate (non-inherited disease)」(https://www.guinnessworldrecords.com/world-records/640123-highest-mortality-rate-non-inherited-disease)
(24) 厚生労働省「狂犬病」(https://www.mhlw.go.jp/bunya/kenkou/kekkaku-kansenshou10/)
(25) 動物検疫所「指定地域(農林水産大臣が指定する狂犬病の清浄国・地域)」(https://www.maff.go.jp/aqs/animal/dog/rabies-free.html)
(26) 動物検疫所「犬、猫を輸入するには」(https://www.maff.go.jp/aqs/animal/dog/import-index.html)
(27) "わが国における犬の狂犬病の流行と防疫の歴史" 唐仁原景昭. 日本獣医史学会. 2002;39.

(28)〝第4回「狂犬病 パスツールがワクチン開発」〟加藤茂孝．モダンメディア．2015.61(3).2015
(29)Britannica「Vaccine development of Louis Pasteur」
(https://www.britannica.com/biography/Louis-Pasteur/Vaccine-development)
(30)家畜疾病図鑑Ｗｅｂ「家きんコレラ 急性で高い死亡率」
(https://www.naro.affrc.go.jp/org/niah/disease_dictionary/houtei/k23.html)
(31)The College of Physicians of Philadelphia History of Vaccines「Louis Pasteur, ForMemRS The Father of Germ Theory」(https://historyofvaccines.org/history/louis-pasteur-formemrs/timeline)
(32)公安調査庁「オウム真理教」(https://www.moj.go.jp/psia/aum-26nen.html)
(33)『地下鉄サリン 救急医療チーム 最後の決断』(ＮＨＫ「プロジェクトX」制作班編、ＮＨＫ出版、二〇〇一)
(34)『住友製薬20年史 １９８４-２００４』(住友製薬株式会社編、二〇〇五)

監修・協力

市原真(札幌厚生病院病理診断科)
木村真依子(日本腎臓学会腎臓専門医、日本透析医学会認定専門医)
木積一浩(大阪国際がんセンター 肝胆膵内科)
柴田育(歯科医・株式会社SPARKLINKS.代表取締役)
沼尚吾(京都大学医学部附属病院眼科・一般社団法人MedCrew代表理事)
堀向健太(東京慈恵会医科大学葛飾医療センター小児科)
前田陽平(ＪＣＨＯ大阪病院耳鼻咽喉科)
水野正一郎(西天満・仕事帰りのクリニック・日本整形外科学会専門医)
山崎真平(京都大学大学院医学研究科精神医学教室 客員研究員)

山本健人

やまもと・たけひと

2010年、京都大学医学部卒業。博士（医学）。外科専門医、消化器病専門医、消化器外科専門医、内視鏡外科技術認定医、感染症専門医、がん治療認定医など。運営する医療情報サイト「外科医の視点」は1000万超のページビューを記録。時事メディカル、ダイヤモンド・オンラインなどのウェブメディアで連載。Twitter（外科医けいゆう）アカウント、フォロワー約10万人。著書に『すばらしい人体　あなたの体をめぐる知的冒険』（ダイヤモンド社）、『医者が教える正しい病院のかかり方』（幻冬舎）、『もったいない患者対応』（じほう）ほか多数。

Twitterアカウント https://twitter.com/keiyou30

公式サイト　　　https://keiyouwhite.com

すばらしい医学

あなたの体の謎に迫る知的冒険

2023年9月12日　第1刷発行
2023年9月29日　第2刷発行

著　者　　山本健人
発行所　　ダイヤモンド社
〒150-8409　東京都渋谷区神宮前6-12-17
https://www.diamond.co.jp/
電話／03・5778・7233（編集）　03・5778・7240（販売）
ブックデザイン　　鈴木千佳子
装画・本文イラスト　竹田嘉文
ＤＴＰ　　宇田川由美子
校　正　　神保幸恵
製作進行　ダイヤモンド・グラフィック社
印刷 勇進印刷
製本 ブックアート
編集担当　田畑博文

　ISBN 978-4-478-11801-6